【中医珍本文库影印点校】珍藏版

南阳药证汇解

论药集

合集

《南阳药证汇解》清代医家吴槐绶著，吴槐绶，字子绂，浙江仁和人。生于1833年，卒年不详。
本书共论述仲景《伤寒论》及《金匮要略》两书中常用的161味药和251首方，以药统方，于方中解药。
每味药均详细说明其性味、功效、应用效果，而后列出以该药为君臣或为佐使的方剂，并论述该药在方中之作用。
《论药集》近人医家恽铁樵著，成书于公元1922年。
本书选辑二十一味作者自己曾服用过而有切身体验之药，结合《伤寒论》条文以及诸家注释而详加论述；
每味药皆首列其品种，次述其功效，再论其应用方法和注意要点，以便后来之医家临证时有所裨益。

（清）吴槐绶
（民国）恽树珏 著

山西出版传媒集团 山西科学技术出版社

图书在版编目（CIP）数据

南阳药证汇解·论药集合集 /（清）吴槐绶著. — 太原：山西科学技术出版社，2012.5（2021.8 重印）

（中医珍本文库影印点校：珍藏版）

ISBN 978-7-5377-4135-4

Ⅰ.①南… Ⅱ.①吴… Ⅲ.①中国医药学—古籍—中国—清代 Ⅳ.① R2-52

中国版本图书馆 CIP 数据核字 (2012) 第 051533 号

校注者：

胡双元　祥　云　刘　厚　郭小辰　徐智惠　武荣跃　吴海新

邹　鲁　赵树旺　常晓枫　郝国栋　李丽萍

南阳药证汇解·论药集合集

出 版 人　阎文凯

著　　者　（清）吴槐绶　（民国）恽树珏

责任编辑　杨兴华

封面设计　吕雁军

出版发行　山西出版传媒集团·山西科学技术出版社

地址：太原市建设南路 21 号　邮编　030012

编辑部电话　0351-4922078

发行部电话　0351-4922121

经　　销　全国新华书店

印　　刷　山东海印德印刷有限公司

开　　本　889mm × 1194mm　1/32

印　　张　10.875

字　　数　262 千字

版　　次　2012 年 5 月第 1 版

印　　次　2021 年 8 月山东第 2 次印刷

书　　号　ISBN 978-7-5377-4135-4

定　　价　38.00 元

总目录

南阳药证汇解

论药集

南阳药证汇解

(清)吴槐绶 撰

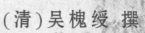

《南阳药证汇解》自序

汉南阳张仲景之著《金匮》，为外感内伤，疮痈胎产，诸杂证而作也。《伤寒》一书为六经之传变，救其逆治而作也，证详法备，诚可谓范围天下，而不过曲成万物，而不遗矣。自晋而还医书多，而医理晦，医业盛而医道乖，邪说风起，真理尘埋。仲圣心传，行将阒寂，此亦悲天悯人之士所为，黯然神伤者也。于是潜心冥想，斐然有圣作，明述之思，丙午仲春，乃著《金匮方证详解》。阅七月而告成，丁未初冬，又成伤寒理解殚两载之精神，传仲圣之薪火，虽悠悠忽忽已值伯玉知非之岁，当孔子学《易》之年，频忧愤于著述之时，实愉快于勤成之日，未始非一得意事也。然黄帝传医，神农解药，仲圣兼之于焉大备，顾医者所以尽人之性，药者所以尽物之性能，尽人之性，而不能尽物之性。又乌足以赞天地之化育哉。明时李时珍《本草纲目》繁征博引，至杂以稗官小说，梵志仙经书，则矜百十卷之多，语则无一二理之，当离奇怪诞，莫可折衷，揆之前圣背道驰矣。乃于戊申夏秋之交，成《南阳药证汇解》，举仲景所用之药，都一百六十一味。按其立方治证之意，分类排比，以明证之所主治者何方，方之所主治者何药，即于此药之下详列其所治

南陽藥證匯解自序

漢南陽張仲景之著金匱爲外感內傷瘡癰胎產諸雜證而作也傷寒一書爲六經之傳變救其逆治而作也證詳法備誠可謂範圍天下而不過曲成萬物而不遺矣自晉而還醫書多而醫理晦醫業盛而醫道乖邪說風起真理塵埋仲聖心傳行將闃寂此亦悲天憫人之士所爲黯然神傷者也於是潛心冥想斐然有聖作明述之思丙午仲春乃著金匱方證詳解閱七月而告成丁未初冬又成傷寒理解殫兩載之精神傳仲聖之薪火雖悠悠忽忽已值伯玉知非之歲當孔子學易之年頻憂憤於著述之時實愉快於勤成之日未始非一得意事也然黃帝傳醫神農解藥仲聖兼之於焉大備顧醫者所以盡人之性藥者所以盡物之性能盡人之性而不能盡物之性又烏足以贊天地之化育哉明時李時珍本草綱目繁徵博引至雜以稗官小說梵志仙經書則矜百十卷之多語則無一二理之當離奇怪誕莫可折衷揆之前聖背道馳矣乃於戊申夏秋之交成南陽藥證匯解舉仲景所用之藥都一百六十一味按其立方治證之意分類排比以明證之所主治者何方方之所主治者何藥即于此藥之下詳列其所治

之證以見此證之必須此藥乃可救弊而補偏亦以見此藥之可治此證何所取義而主方如仲景以甘草主方者十有一而此外所用甘草多至九十九方皆不得謂爲甘草方也能卽藥而究方卽方而究證合農黄仲聖之秘研深極幾有以會其過而神其用自可無庸乞靈於仲聖未用之藥也嗟乎天地不仁其死於水火兵刑者必百無一二醫理不明其死於疾病藥石者恒十之八九丈夫有志與其享茅土之封鼎鍾之養身死而名不稱何如康濟斯民昭茲來許也三不朽事業詎不在茲歟

仁和吴槐綬撰

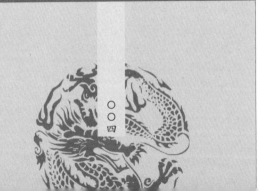

之证。以见此证之必须此药乃可救弊而补偏，亦以见此药之可治此证，何所取义而主方。如仲景以甘草主方者，十有一，而此外所用甘草多至九十九方，皆不得谓为甘草方也。能即药而究方，即方而究证，合农黄仲圣之秘研深极，几有以会其过而神。其用自可无庸乞灵于仲圣未用之药也，嗟乎！天地不仁，其死于水火兵刑者，必百无一二。医理不明，其死于疾病药石者，恒十之八九。丈夫有志，与其享茅土之封鼎钟之养身，死而名不称何如康济斯民，昭兹来许也，三不朽事业，讵不在兹欤。

仁和吴槐绶撰

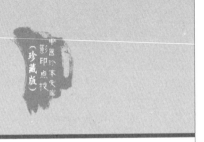

南阳药证汇解目录

卷一　草部

南陽藥證匯解目録

卷一　草部

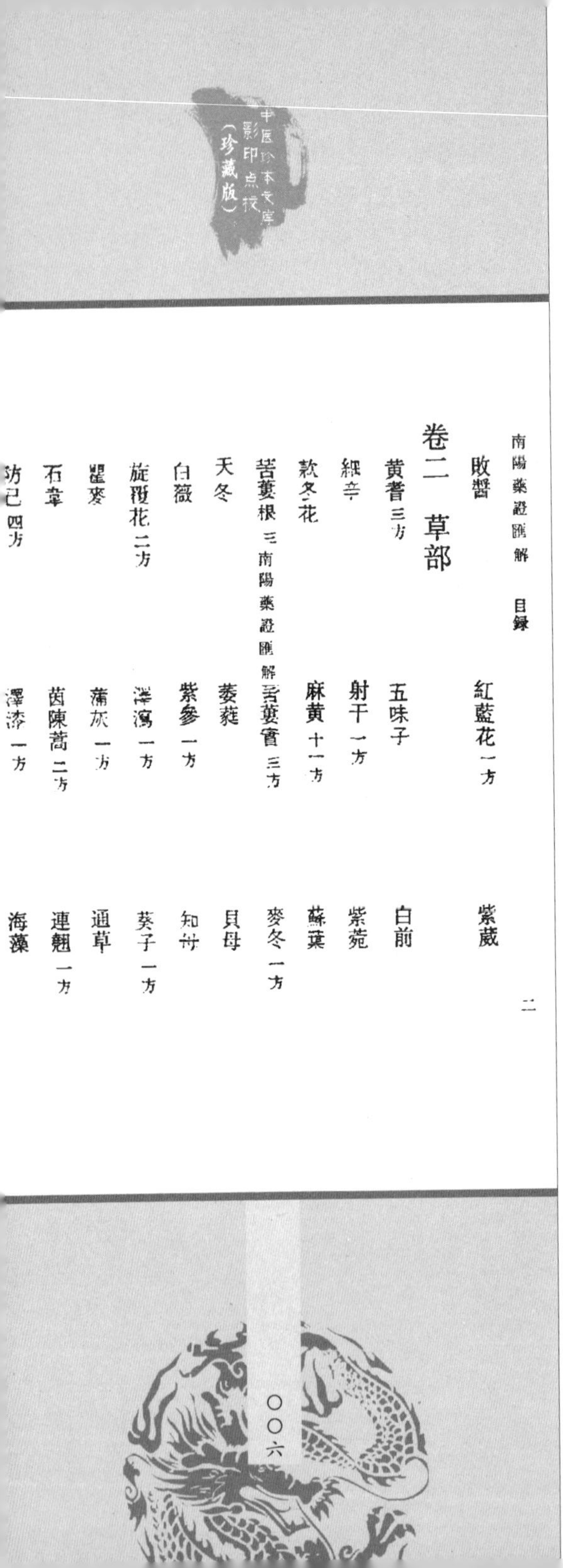

敗醬 紅藍花一方 紫葳

卷二 草部

黄耆三方 五味子 白前

細辛 射干一方 紫菀

款冬花 麻黄十一方 蘇葉

苦蔞根三 南陽藥證匯解 苦蔞實三方 麥冬一方

天冬 萎蕤 貝母

白薇 紫參一方 知母

旋覆花二方 澤瀉一方 葵子一方

瞿麥 蒲灰一方 通草

石韋 茵陳蒿二方 連翹一方

防己四方 澤漆一方 海藻

败酱 红蓝花一方 紫葳

卷二 草部

黄耆三方 五味子 白前

细辛 射干一方 紫菀

款冬花 麻黄十一方 苏叶

苦[1]蒌根三方 苦蒌实三方 麦冬一方

天冬 萎蕤 贝母

白薇 紫参一方 知母

旋覆花二方 泽泻一方

葵子一方

瞿麦 蒲灰一方 通草

石韦 茵陈蒿二方 连翘一方

防己四方 泽漆一方

海藻

---

① 苦，guāi，同栝。——编者加。

卷三　木部

卷四　米麦蔬果部

卷三　木部

卷四　米麥蔬果部

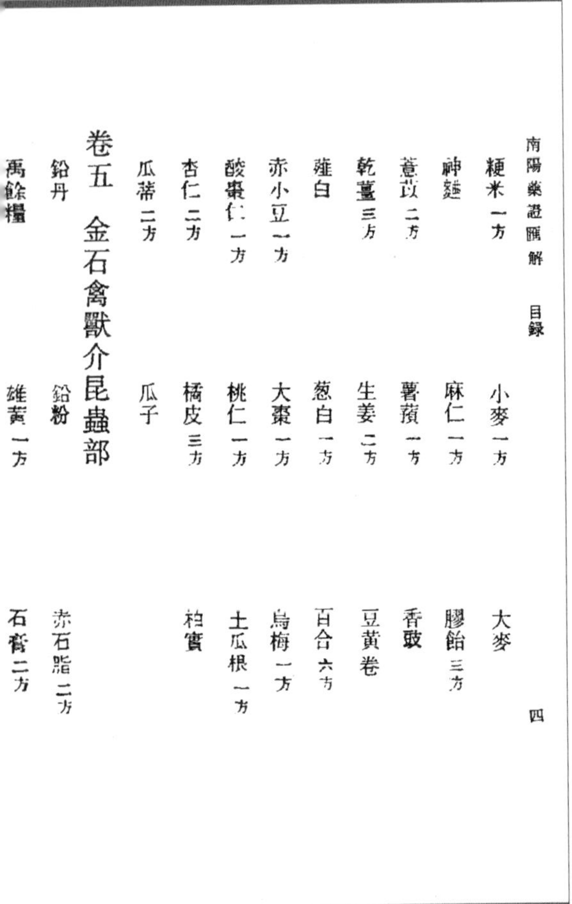
南陽藥證彙解　目録　四

粳米一方　小麥一方　大麥
神麯　麻仁一方　膠飴三方
薏苡二方　薯蕷一方　香豉
乾薑三方　生姜二方　豆黄卷
薤白　葱白一方　百合六方
赤小豆一方　大棗一方　烏梅一方
酸棗仁一方　桃仁一方　土瓜根一方
杏仁二方　橘皮三方　柏實
瓜蒂二方　瓜子

卷五　金石禽獸介昆蟲部

鉛丹　鉛粉　赤石脂二方
禹餘糧　雄黄一方　石膏二方

卷五　金石禽兽介昆虫部

滑石二方　硝石一方　芒硝二方

赤硝　矾石二方　云母

龙骨四方　朱砂一方　鸡子黄

鸡子白　鸡屎白一方　羊肉

猪胆汁三方　猪肤一方　猪膏一方

阿胶二方　白鱼　鳖甲一方

文蛤二方　牡蛎一方　白蜜

䗪虫　虻虫　水蛭

蛴螬　鼠妇　蜘蛛一方

蜂窠

卷六　杂物部

灶中黄土一方　灶下灰　黄酒

滑石二方　硝石一方　芒硝二方
赤硝　礬石二方　雲母
龍骨四方　硃砂一方　雞子黃
雞子白　雞屎白一方　羊肉
猪胆汁三方　猪膚一方　猪膏一方
阿膠二方　白魚　鼈甲一方
文蛤二方　牡蠣一方　白蜜
䗪虫　蝱虫　水蛭
蠐螬　鼠婦　蜘蛛一方
蜂窠

卷六　雜物部

竈中黃土一方　灶下灰　黃酒

共藥一百六十一味方二百五十一

　　共药一百六十一味，方二百五十一

南阳药证汇解卷一

仁和吴槐绶子绂著

汉张仲景先师用药分两考

仲景用药每多半斤、半升，人窃疑之，考《汉书·律历志》：量者龠[1]、合、升、斗、斛也，本起于黄钟之龠，用度数审其容，以子谷秬[2]，黍，千有二百，实其龠合，龠为合，十合为升，十升为斗，十斗为斛，而五量嘉矣。权者铢、两、斤、钧、石也，一龠容一千二百黍，重十二铢两之为两，二十四铢为两，十六两为斤，三十斤为钧，四钧为石，而五权谨矣。一千二百黍为一龠，重今之一钱七分，合龠为合，今之三钱四分也。十合为升，今之三两四钱也。一龠重十二铢，今之一钱七分也。两之为两，今之三钱四分也。古人服药不用二煎，每以水五七升煮取二三升为一剂，为服一升病差，止。后服不必尽剂。是汉量半升仅今之一两七钱，服药一升，不过今之药汁三两四钱而已。古今人究不甚相远也，并载《伤寒》，理解《金匮详解》。

草部

甘草　味甘气平，性缓冲和，中正，备土德焉。入足太阴脾，足阳明胃，辅以血药，则左行己土，而

① 龠，yuè，古代容量单位。
② 秬，jù，黑黍子。

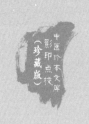

南陽藥證匯解卷一　　仁和吴槐綬子紱著

漢張仲景先師用藥分兩考

仲景用藥毎多半斤半升人竊疑之考漢書律歷志量者龠合升斗斛也本起於黄鐘之龠用度數審其容以子穀秬黍千有二百實其龠合龠爲合十合爲升十升爲斗十斗爲斛而五量嘉矣權者銖兩斤鈞石也一龠容一千二百黍重十二銖兩之爲兩二十四銖爲兩十六兩爲斤三十斤爲鈞四鈞爲石而五權謹矣一千二百黍爲一龠重今之一錢七分合龠爲合今之三錢四分也十合爲升今之三兩四錢也一龠重十二銖今之一錢七分也兩之爲兩今之三錢四分也古人服藥不用二煎毎以水五七升煮取二三升爲一劑服一升病差止後服不必盡劑是漢量半升僅今之一兩七錢服藥一升不過今之藥汁三兩四錢而已古今人究不甚相遠也並載傷寒理解金匱詳解

草部

甘草　味甘氣平性緩沖和中正備土德焉入足太陰脾足陽明胃輔以血藥則左行己土而

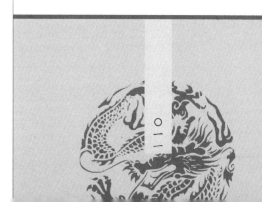

入肝木導以氣藥則右行戊土而入肺金肺金易逆佐以降斂之品則偕戊土而下降肝木易陷佐以升達之味則偕己土而上升左右咸宜升降得所固在佐使之力然非甘草建中培土之功無斯效也熟用溫補生用涼降

炙甘草湯一名復脈湯 甘草四兩炙 生姜三兩 大棗十二枚 人參二兩 地黃一斤 阿膠二兩 麻仁半斤 麥冬半斤 清酒七升煮三升去滓入阿膠融化溫服一升日三服治少陽傷寒脈結代心動悸者見傷寒少陽證以其木鬱風生火燔金爍故經脈燥澀而結代枝葉動搖而心悸參甘大棗益胃而補脾膠地麻仁滋枯而潤燥薑桂行營血之瘀滯麥冬清肺金之燥熱也

甘草瀉心湯 甘草四兩生 大棗十二枚 半夏半斤 黃連一兩 黃芩三兩 乾薑三兩 治太陽中風下後心下痞鞕乾嘔心煩穀不化腹中雷鳴下利者見傷寒太陽證以其中虛氣滯故完穀不化脾陷胃逆故嘔利並作甘棗生薑補虛而溫中則下利自止芩連半夏清熱而降逆則煩嘔亦愈也 本方加人參亦名甘草瀉心湯治狐惑病蝕於上部聲嗄者見金匱詳解狐惑證加人參以生津而保肺也

入肝木，导以气药，则右行戊土，而入肺金。肺金易逆，佐以降敛之品，则偕戊土，而下降。肝木易陷，佐以升达之味，则偕己土而上升，左右咸宜，升降得所固，在佐使之力。然非甘草建中培土之功，无斯效也。熟用温补，生用凉降。

炙甘草汤一名复脉汤

甘草四两，炙　生姜二两　大枣十二枚　人参二两　地黄一斤　阿胶二两　麻仁半斤　麦冬半斤　清酒七升　煮三升，去滓，入阿胶融化，温服一升，日三服。治少阳伤寒，脉结代，心动悸者。见伤寒少阳证，以其木郁，风生火燔，金烁，故经脉燥涩而结代，枝叶动摇而心悸，参、甘、大枣益胃而补脾，胶、地、麻仁滋枯而润燥，姜桂行营血之瘀滞，麦冬清肺金之燥热也。

甘草泻心汤　甘草四两，生　大枣十二枚　半夏半斤　黄连一两　黄芩三两　干姜三两　治太阳中风，下后心下痞鞕，干呕心烦，谷不化，腹中雷鸣下利者，见伤寒太阳证。以其中虚气滞，故完谷不化，脾陷胃逆，故呕利并作。甘、枣、生姜补虚而温中，则下利自止；芩、连、半夏清热而降逆，则烦呕亦愈也。本方加人参，亦名甘草泻心汤，治狐惑病，蚀于上部，声嗄者。见《金匮详解》狐惑证，加人参以生津，而保肺也。

四逆汤 甘草二两炙 干姜一两半 附子一枚 治太阴伤寒，脉沉腹胀，自利不渴者，见伤寒太阴证。以木土为水所侮，故胀利并作，附子暖水，而甘、姜补土也。又治少阴病，膈上有寒饮，干呕者，见伤寒少阴证。以肾水泛溢，火土被侮，故有寒饮，肺胃上逆，故作干呕。姜附温其水寒，甘草补其土虚也。又治厥阴病，汗出外热里寒，厥冷下利，腹内拘急，四肢痛者，见伤寒厥阴证。以水泛则土败，故外热里寒。阳衰则气陷，故厥冷下利。甘、姜、附子温中而回阳气也。

通脉四逆汤 甘草三两，炙 干姜三两 附子一枚，大者即四逆汤而分两不同 治少阴病下利清谷，手足厥逆，脉微欲绝，身反不恶寒，其人面赤，或腹痛，或干呕，或咽痛，或利止，脉不出者，见伤寒少阴证。以其水侮土败，故下利厥逆。经气虚弱，故脉微欲绝。甘草、附子温补中气，而培土暖水也。面赤者，加葱九茎；腹痛者，去葱，加芍药二两；呕者，加生姜一两；咽痛者，去葱，加桔梗一两；利止脉不出者，去桔梗，加人参二两。又治厥阴病，下利清谷，里寒外热，汗出而厥者，见伤寒厥阴证。以水寒土湿，阳郁不达，故里寒厥逆，甘、姜、附子暖水土，而温经脉也。

四逆散 甘草炙 枳实 柴胡 芍药等分，为散，饮服方寸匕，咳者加五味、干姜；悸者加桂枝；

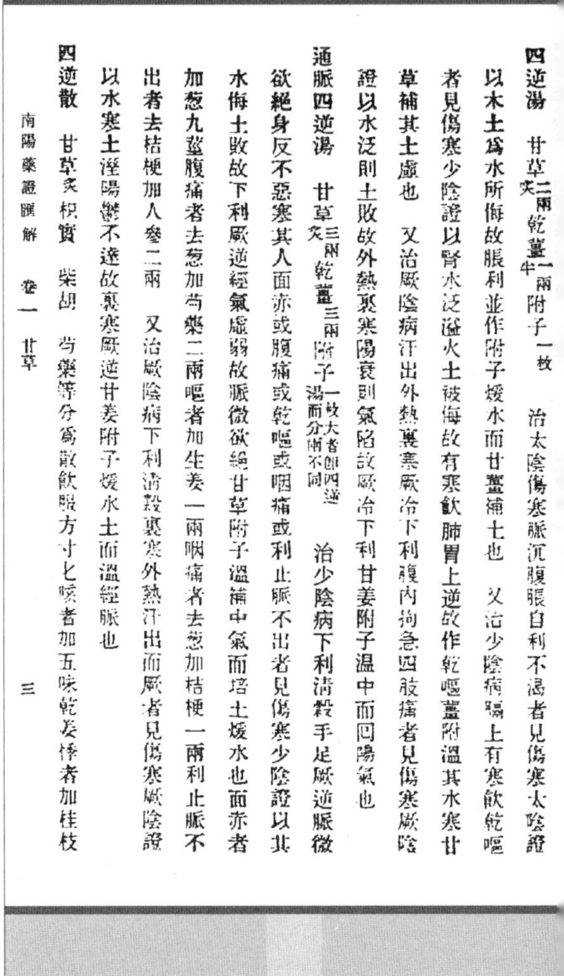
四逆湯 甘草炙二兩 乾薑一兩半 附子一枚 治太陰傷寒脈沉腹脹自利不渴者見傷寒太陰證以木土爲水所侮故脹利並作附子煖水而甘薑補土也 又治少陰病膈上有寒飲乾嘔者見傷寒少陰證以腎水泛溢火土被侮故有寒飲肺胃上逆故作乾嘔薑附溫其水寒甘草補其土虛也 又治厥陰病汗出外熱裏寒厥冷下利腹內拘急四肢痛者見傷寒厥陰證以水泛則土敗故外熱裏寒陽衰則氣陷故厥冷下利甘姜附子溫中而回陽氣也

通脈四逆湯 甘草炙三兩 乾薑三兩 附子一枚大者即四逆湯而分兩不同 治少陰病下利清穀手足厥逆脈微欲絕身反不惡寒其人面赤或腹痛或乾嘔或咽痛或利止脈不出者見傷寒少陰證以其水侮土敗故下利厥逆經氣虛弱故脈微欲絕甘草附子溫補中氣而培土煖水也面赤者加葱九莖腹痛者去葱加芍藥二兩嘔者加生姜一兩咽痛者去葱加桔梗一兩利止脈不出者去桔梗加人參二兩 又治厥陰病下利清穀裏寒外熱汗出而厥者見傷寒厥陰證以水寒土溼陽鬱不達故裏寒厥逆甘姜附子煖水土而溫經脈也

四逆散 甘草炙 枳實 柴胡 芍藥等分爲散飲服方寸匕咳者加五味乾姜悸者加桂枝

南陽藥證匯解 卷一 甘草 三

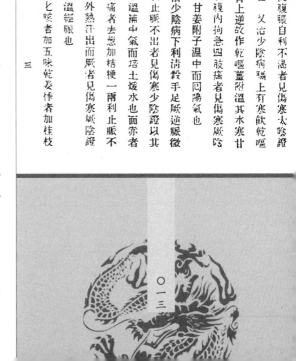

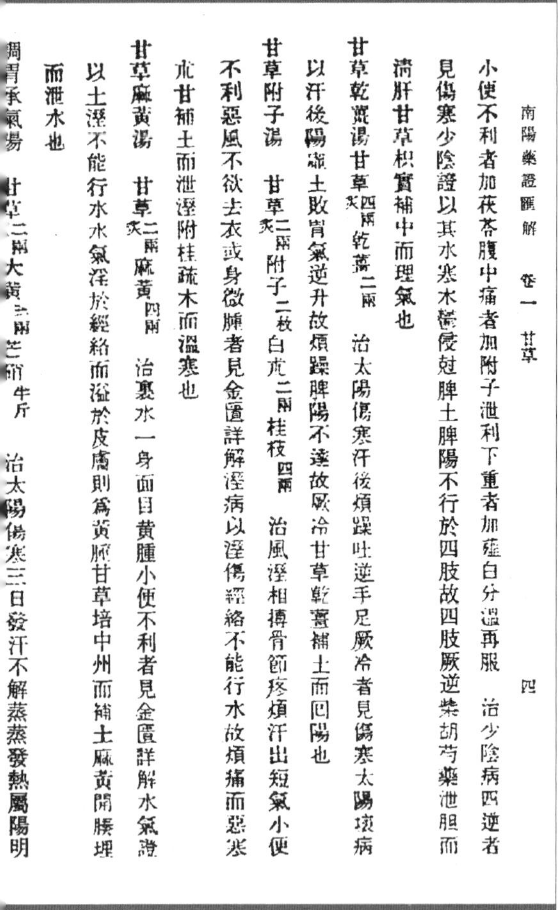
南陽藥證匯解　卷一　甘草　四
小便不利者加茯苓腹中痛者加附子泄利下重者加薤白分溫再服　治少陰病四逆者
見傷寒少陰證以其水寒木鬱侵尅脾土脾陽不行於四肢故四肢厥逆柴胡芍藥泄膽而
清肝甘草枳實補中而理氣也
甘草乾薑湯　甘草炙四兩乾薑二兩　治太陽傷寒汗後煩躁吐逆手足厥冷者見傷寒太陽壞病
以汗後陽虛土敗胃氣逆升故煩躁脾陽不達故厥冷甘草乾薑補土而回陽也
甘草附子湯　甘草炙二兩附子二枚白朮二兩桂枝四兩　治風溼相摶骨節疼煩汗出短氣小便
不利惡風不欲去衣或身微腫者見金匱詳解溼病以溼傷經絡不能行水故煩痛而惡寒
朮甘補土而泄溼附桂疏木而溫寒也
甘草麻黃湯　甘草炙二兩麻黃四兩　治裏水一身面目黃腫小便不利者見金匱詳解水氣證
以土溼不能行水水氣淫於經絡而溢於皮膚則爲黃腫甘草培中州而補土麻黃開腠理
而泄水也
調胃承氣湯　甘草炙二兩大黃三兩芒硝半斤　治太陽傷寒三日發汗不解蒸蒸發熱屬陽明

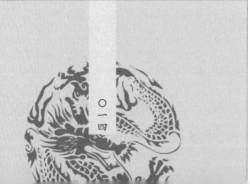

小便不利者，加茯苓；腹中痛者，加附子；泄利下重者，加薤白，分温再服。治少阴病，四逆者，见伤寒少阴证。以其水寒木郁，侵克脾土，脾阳不行于四肢，故四肢厥逆。柴胡、芍药泄胆而清肝，甘草、枳实补中而理气也。

甘草干姜汤　甘草四两，炙　干姜二两　治太阳伤寒，汗后烦躁吐逆，手足厥冷者，见伤寒太阳坏病。以汗后阳虚土败，胃气逆升，故烦躁。脾阳不达，故厥冷。甘草、干姜，补土而回阳也。

甘草附子汤　甘草二两，炙　附子二枚　白术二两　桂枝四两　治风湿相搏，骨节疼烦，汗出短气，小便不利，恶风不欲去衣，或身微肿者，见《金匮详解》。湿病以湿伤经络，不能行水，故烦痛而恶寒。术、甘补土而泄湿，附、桂疏木而温寒也。

甘草麻黄汤　甘草二两，炙　麻黄四两　治里水，一身面目黄肿，小便不利者，见《金匮详解》水气证。以土湿不能行水，水气淫于经络而溢于皮肤，则为黄肿。甘草培中州，而补土，麻黄开腠理，而泄水也。

调胃承气汤　甘草二两，炙　大黄三两　芒硝半斤　治太阳伤寒三日，发汗不解，蒸蒸发热属阳明者，见伤寒太阳证。以阳明盛，而府热作，将来之大承气证也。方其汗出不解，蒸蒸发热之时，势将热甚亡阴，当以甘草保其中气，硝黄泄其胃热也。

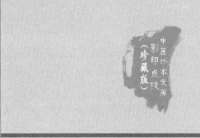

甘草汤　甘草二两　治少阴病二三日，咽痛者，见伤寒少阴证。以少阴水藏，上陵火位，君相二火逆于清道。清道被壅，是以咽痛。甘草生用，所以凉泄而降火也。

甘草粉蜜汤　甘草二两，炙　铅粉一两　蜂蜜四两　水三升煮甘草，取二升入粉蜜，煎如薄粥，分温服。治蛔虫为病，吐涎心痛，发作有时者，见《金匮详解》。蛔虫病以土湿木郁，风动虫生。甘草培土，铅粉杀虫，蜂蜜润肠而下积也。

仲景甘草主方共十一方，其他方所用甘草至九十九方，然舍此十一方，皆不得为甘草方也。因虑复杂乱目，故将所用甘草各方另列于各君药之下。又虑无从查检，特标甘草佐治诸方，并略表其所治之证，能参观而互考之法，不可胜用矣，余仿此。

甘草佐治方

桂枝附子去桂加术汤，用之以治风湿。详载白术。

者見傷寒太陽證以陽明盛而府熱作將來之大承氣證也方其汗出不解蒸蒸發熱之時勢將熱甚亡陰當以甘草保其中氣硝黃泄其胃熱也

甘草湯　甘草二兩　治少陰病二三日咽痛者見傷寒少陰證以少陰水藏上陵火位君相二火逆于清道清道被壅是以咽痛甘草生用所以涼泄而降火也

甘草粉蜜湯　甘草二兩炙　鉛粉一兩　蜂蜜四兩　水三升煮甘草取二升入粉蜜煎如薄粥分溫服治蚘蟲爲病吐涎心痛發作有時者見金匱詳解蚘蟲病以土溼木鬱風動蟲生甘草培土鉛粉殺蟲蜂蜜潤腸而下積也

仲景甘草主方共十一方其他方所用甘草至九十九方然舍此十一方皆不得爲甘草方也因慮複雜亂目故將所用甘草各方另列於各君藥之下又慮無從查檢特標甘草佐治諸方並略表其所治之證能參觀而互考之法不可勝用矣餘倣此

甘草佐治方

桂枝附子去桂加朮湯用之以治風溼　詳載白朮

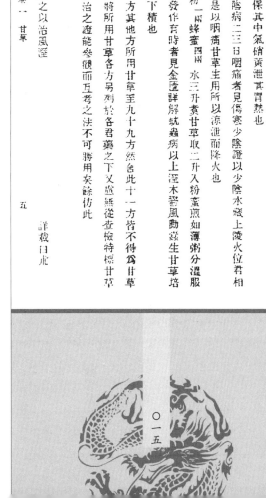

越婢加朮湯用之以治裏水黃腫　詳載白朮
麻黃加朮湯用之以治溼家一身煩痛　詳載白朮
白虎加人參湯用之以治太陽傷寒煩渴欲飲　詳載人參
新加湯用之以治太陽傷寒身痛脈遲　詳載人參
理中湯丸用之以治胸痺心痞霍亂吐利　詳載人參
當歸四逆加吳萸生薑湯用之以治厥陰傷寒脈細欲絕　詳載吳萸
溫經湯用之以治婦人經帶諸症　詳載吳萸
半夏瀉心湯用之以治少陽傷寒心下痞滿　詳載半夏
黃芩加半夏生薑湯用之以治少陽傷寒嘔利　詳載半夏
葛根加半夏湯用之以治太陽傷寒不利但嘔　詳載半夏
苓甘五味姜辛加半夏湯用之以治支飲昏冒　詳載半夏
越婢加半夏湯用之以治肺脹咳喘　詳載半夏

越婢加术汤，用之以治里水黄肿。　详载白术

麻黄加术汤，用之以治湿家，一身烦痛。详载白术

白虎加人参汤，用之以治太阳伤寒，烦渴欲饮。　详载人参

新加汤，用之以治太阳伤寒，身痛脉迟。详载人参

理中汤丸，用之以治胸痹心痞，霍乱吐利。　详载人参

当归四逆加吴萸生姜汤，用之以治厥阴，伤寒脉细欲绝。　详载吴萸

温经汤，用之以治妇人经带诸症。　详载吴萸

半夏泻心汤，用之以治少阳伤寒，心下痞满。　详载半夏

黄芩加半夏生姜汤，用之以治少阳伤寒呕利。　详载半夏

葛根加半夏汤，用之以治太阳伤寒，不利但呕。　详载半夏

苓甘五味姜辛加半夏汤，用之以治支饮昏冒。　详载半夏

越婢加半夏汤，用之以治肺胀咳喘。　详载半夏

半夏散，用之以治少阴伤寒咽痛。　　详载半夏

升麻鳖甲汤，用之以治阳毒吐脓。　　详载升麻

升麻鳖甲去雄黄蜀椒汤，用之以治阴毒喉痛。

详载升麻

桂枝加川朴杏子汤，用之以治太阳伤寒，下后微喘。

详载厚朴

厚朴七物汤，用之以治腹痛脉数。　　详载厚朴

朴姜甘夏人参汤，用之以治太阳伤寒，汗后腹胀。

详载厚朴

栀子甘草香豉汤，用之以治太阳伤寒，烦懊憹。

详载栀子

栀子蘗皮汤，用之以治太阴伤寒，发热身黄。

详载栀子

附子粳米汤，用之以治腹寒切痛，胸满呕吐。

详载粳米

甘麦大枣汤，用之以治妇人悲伤欲哭。　详载小麦

小建中汤，用之以治少阳伤寒，腹中急痛。

详载胶饴

黄芪建中汤，用之以治虚劳里急。　　详载胶饴

半夏散用之以治少陰傷寒咽痛　詳載半夏

升麻鱉甲湯用之以治陽毒吐膿　詳載升麻

升麻鱉甲去雄黃蜀椒湯用之以治陰毒喉痛　詳載升麻

桂枝加川朴杏子湯用之以治太陽傷寒下後微喘　詳載厚朴

厚朴七物湯用之以治腹痛脈數　詳載厚朴

朴薑甘夏人參湯用之以治太陽傷寒汗後腹脹　詳載厚朴

梔子甘草香豉湯用之以治太陽傷寒煩懊憹　詳載梔子

梔子蘗皮湯用之以治太陰傷寒發熱身黃　詳載梔子

附子粳米湯用之以治腹寒切痛胸滿嘔吐　詳載粳米

甘麥大棗湯用之以治婦人悲傷欲哭　詳載小麥

小建中湯用之以治少陽傷寒腹中急痛　詳載膠飴

黃芪建中湯用之以治虛勞裏急　詳載膠飴

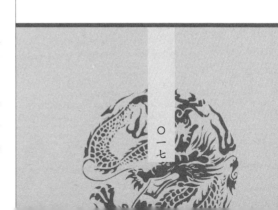

乾姜甘苓朮湯用之以治腎着腰冷　詳載乾姜
生姜瀉心湯用之以治太陽傷寒胃中不和　詳載生姜
葛根湯用之以治太陽傷寒項強無汗　詳載葛根
桂枝加葛根湯用之以治陽明傷寒汗出惡風　詳載葛根
葛根加黃連黃芩湯用之以治太陽中風下利汗喘　詳載葛根
桂枝加大黃湯用之以治太陽傷寒腹滿實痛　詳載大黃
苓甘五呵姜辛半杏加大黃湯用之以治痰飲面熱　詳載大黃
大黃甘草湯用之以治食已即吐　詳載大黃
大黃䗪虫丸用之以治五勞七傷　詳載大黃
當歸四逆湯用之以治厥陰傷寒厥冷脈絶　詳載當歸
膠艾湯用之以治妊娠胞阻　詳載阿膠
桂枝加芍藥湯用之以治太陰傷寒下後滿痛　詳載芍藥

姜甘苓术汤，用之以治肾着腰冷。　详载干姜

生姜泻心汤，用之以治太阳伤寒，胃中不和。　详载生姜

葛根汤，用之以治太阳伤寒，项强无汗。　详载葛根

桂枝加葛根汤，用之以治阳明伤寒，汗出恶风。　详载葛根

葛根加黄连黄芩汤，用之以治太阳中风，下利汗喘。　详载葛根

桂枝加大黄汤，用之以治太阳伤寒，腹满实痛。　详载大黄

苓甘五呵姜辛半杏加大黄汤，用之以治痰饮面热。　详载大黄

大黄甘草汤，用之以治食已即吐。　详载大黄

大黄䗪虫丸，用之以治五劳七伤。　详载大黄

当归四逆汤，用之以治厥阴伤寒，厥冷脉绝。　详载当归

胶艾汤，用之以治妊娠胞阻。　详载阿胶

桂枝加芍药汤，用之以治太阴伤寒，下后满痛。　详载芍药

芍药甘草汤，用之以治太阳伤寒，汗出心烦。

详载芍药

芍药甘草附子汤，用之以治太阳伤寒，发汗恶寒。

详载芍药

小柴胡汤，用之以治少阳伤寒，寒热往来。

详载柴胡

黄芩汤，用之以治少阳伤寒自利。　　详载黄芩

奔豘汤，用之以治奔豘气上冲心。　详载李根白皮

通脉四逆加猪胆汁汤，用之以治藿（霍）乱吐下，脉微欲绝。　　详载猪胆汁

乌梅丸，用之以治厥阴伤寒，气冲吐蛔。详载乌梅

酸枣汤，用之以治虚劳虚烦。　　详载酸枣仁

黄土汤，用之以治先便后血。　　详载灶中黄土

王不留行散，用之以治金疮失血。　详载王不留行

桂枝汤，用之以治太阳中风，头痛项强。详载桂枝

桂枝二越婢一汤，用之以治太阳风寒，发热恶寒。

详载桂枝

芍藥甘草湯用之以治太陽傷寒汗出心煩　詳載芍藥

芍藥甘草附子湯用之以治太陽傷寒發汗惡寒　詳載芍藥

小柴胡湯用之以治少陽傷寒寒熱往來　詳載柴胡

黃芩湯用之以治少陽傷寒自利　詳載黃芩

奔豘湯用之以治奔豘氣上衝心　詳載李根白皮

通脈四逆加猪胆汁湯用之以治藿亂吐下脈微欲絕　詳載猪胆汁

烏梅丸用之以治厥陰傷寒氣衝吐蚘　詳載烏梅

酸棗湯用之以治虛勞虛煩　詳載酸棗仁

黃土湯用之以治先便後血　詳載灶中黃土

王不留行散用之以治金瘡失血　詳載王不留行

桂枝湯用之以治太陽中風頭痛項強　詳載桂枝

桂枝二越婢一湯用之以治太陽風寒發熱惡寒　詳載桂枝

桂二麻一湯用之以治太陽傷寒寒熱如瘧　詳載桂枝
桂枝去芍藥湯用之以治太陽傷寒脈促胸滿　詳載桂枝
桂枝人參湯用之以治太陽傷寒下利心痞　詳載桂枝
桂甘姜棗麻附細辛湯用之以治心下水氣　詳載桂枝
桂枝甘草湯用之以治太陽傷寒心悸欲按　詳載桂枝
桂枝芍藥知母湯用之以治肢痛脚腫身羸頭眩　詳載桂枝
桂枝加桂湯用之以治太陽傷寒欲發奔豚　詳載桂枝
白虎加桂枝湯用之以治瘧病煩痛　詳載桂枝
桂苓五味甘草湯用之以治痰飲咳逆　詳載桂枝
柴胡桂姜湯用之以治少陽傷寒胸脅滿結　詳載柴胡
柴胡桂枝湯用之以治太陰傷寒發熱煩痛　詳載柴胡
桃仁承氣湯用之以治太陽傷寒熱結膀胱　詳載桃仁

桂二麻一汤，用之以治太阳伤寒，寒热如疟。

详载桂枝

桂枝去芍药汤，用之以治太阳伤寒，脉促胸满。

详载桂枝

桂枝人参汤，用之以治太阳伤寒，下利心痞。

详载桂枝

桂甘姜枣麻附细辛汤，用之以治心下水气。

详载桂枝

桂枝甘草汤，用之以治太阳伤寒，心悸欲按。

详载桂枝

桂枝芍药知母汤，用之以治肢痛脚肿，身羸头眩。

详载桂枝

桂枝加桂汤，用之以治太阳伤寒，欲发奔豚。

详载桂枝

白虎加桂枝汤，用之以治疟病烦痛。　详载桂枝

桂苓五味甘草汤，用之以治痰饮咳逆。　详载桂枝

柴胡桂姜汤，用之以治少阳伤寒，胸胁满结。

详载柴胡

柴胡桂枝汤，用之以治太阴伤寒，发热烦痛。

详载柴胡

桃仁承气汤，用之以治太阳伤寒，热结膀胱。

详载桃仁

桂枝加黄芪汤，用之以治水气黄汗。　　详载黄芪

薯蓣丸，用之以治虚劳，百合诸病。　　详载薯蓣

茯苓杏仁甘草汤，用之以治胸痹短气。　　详载杏仁

桔梗汤，用之以治少阴伤寒，咽痛。　　详载桔梗

大青龙汤，用之以治太阳中风，烦燥（躁）无汗。　　详载麻黄

小青龙汤，用之以治太阳伤寒，渴呕欬噫。　　详载麻黄

麻黄附子甘草汤，用之以治少阴伤寒，无里证者。　　详载麻黄

麻黄升麻汤，用之以治少阴伤寒，咽痛吐脓。　　详载麻黄

麻杏薏甘汤，用之以治风湿疼痛。　　详载麻黄

麻杏甘石汤，用之以治太阳伤寒，下后汗喘。　　详载麻黄

越婢汤，用之以治风水身肿。　　详载麻黄

栝蒌桂枝汤，用之以治太阳痉病身强。　详载栝蒌根

桂枝加黄芪湯用之以治水氣黄汗　詳載黄芪
薯蕷丸用之以治虚勞百合諸病　詳載薯蕷
茯苓杏仁甘草湯用之以治胸痹短氣　詳載杏仁
桔梗湯用之以治少陰傷寒咽痛　詳載桔梗
大青龍湯用之以治太陽中風煩燥無汗　詳載麻黄
小青龍湯用之以治太陽傷寒渴嘔欬噫　詳載麻黄
麻黄附子甘草湯用之以治少陰傷寒無裏證者　詳載麻黄
麻黄升麻湯用之以治少陰傷寒咽痛吐膿　詳載麻黄
麻杏薏甘湯用之以治風溼疼痛　詳載麻黄
麻杏甘石湯用之以治太陽傷寒下後汗喘　詳載麻黄
越婢湯用之以治風水身腫　詳載麻黄
栝蔞桂枝湯用之以治太陽痓病身強　詳載栝蔞根

麥門冬湯用之以治咳嗽火逆咽喉不利　詳載麥冬
竹葉湯用之以治產後中風　詳載竹葉
紫參湯用之以治下利肺痛　詳載紫參
白虎湯用之以治太陽傷寒胃熱燥渴　詳載石膏
小青龍加石膏湯用之以治心下有水咳逆上氣　詳載石膏
旋覆代赭湯用之以治大陽傷寒痞鞕噫氣　詳載旋覆花
桂枝去桂加茯苓白朮湯用之以治太陽傷寒發熱滿痛　詳載茯苓
苓桂朮甘湯用之以治太陽傷寒氣衝逆滿　詳載茯苓
苓桂甘棗湯用之以治臍下悸動欲作奔豚　詳載茯苓
茯苓澤瀉湯用之以治反胃嘔吐渴欲飲水　詳載茯苓
茯苓甘草湯用之以治太陽傷寒汗出不渴　詳載茯苓
苓桂五味甘草去桂加乾姜細辛湯用之以治痰飲逆滿　詳載茯苓

麦门冬汤，用之以治咳嗽火逆，咽喉不利。　详载麦冬

竹叶汤，用之以治产后中风。　详载竹叶

紫参汤，用之以治下利肺痛。　详载紫参

白虎汤，用之以治太阳伤寒，胃热燥渴。　详载石膏

小青龙加石膏汤，用之以治心下有水，咳逆上气。　详载石膏

旋覆代赭汤，用之以治大阳伤寒，痞鞕噫气。　详载旋覆花

桂枝去桂加茯苓白术汤，用之以治太阳伤寒，发热满痛。　详载茯苓

苓桂术甘汤，用之以治太阳伤寒，气冲逆满。　详载茯苓

苓桂甘枣汤，用之以治脐下悸动，欲作奔豚。　详载茯苓

茯苓泽泻汤，用之以治反胃呕吐，渴欲饮水。　详载茯苓

茯苓甘草汤，用之以治太阳伤寒，汗出不渴。　详载茯苓

苓桂五味甘草去桂加干姜细辛汤，用之以治痰饮逆满。　详载茯苓

茵陈蒿汤，用之以治身黄腹满。　　详载茵陈

泽漆汤，用之以治咳逆上气。　　详载泽漆

防己黄芪汤，用之以治风湿身重。　　详载防己

防己茯苓汤，用之以治皮水肢肿。　　详载防己

甘遂半夏汤，用之以治饮留心下。　　详载甘遂

柴胡加芒硝汤，用之以治少阳伤寒，胸胁胀满。

详载芒硝

文蛤汤，用之以治吐后渴欲贪饮。　　详载文蛤

黄连汤，用之以治太阳伤寒，胸热腹痛。　详载黄连

桂枝龙骨牡蛎汤，用之以治虚劳失精。　　详载龙骨

桂枝去芍药加蜀漆龙骨牡蛎汤，用之以治太阳伤寒，火劫惊狂。　　详载龙骨

桂枝去芍药加附子汤，用之以治风湿相搏。

详载附子

桂枝加附子汤，用之以治太阳中风，汗漏不止。

详载附子

茵陳蒿湯用之以治身黄腹滿　詳載茵陳

澤漆湯用之以治咳逆上氣　詳載澤漆

防己黄芪湯用之以治風溼身重　詳載防己

防己茯苓湯用之以治皮水肢腫　詳載防己

甘遂半夏湯用之以治飲留心下　詳載甘遂

柴胡加芒硝湯用之以治少陽傷寒胸脅脹滿　詳載芒硝

文蛤湯用之以治吐後渴欲貪飲　詳載文蛤

黄連湯用之以治太陽傷寒胸熱腹痛　詳載黄連

桂枝龍骨牡蠣湯用之以治虛勞失精　詳載龍骨

桂枝去芍藥加蜀漆龍骨牡蠣湯用之以治太陽傷寒火劫驚狂　詳載龍骨

桂枝去芍藥加附子湯用之以治風溼相摶　詳載附子

桂枝加附子湯用之以治太陽中風汗漏不止　詳載附子

以上各方凡標有某經傷寒者皆傷寒證方也其不標者皆金匱雜證方也而雜證中之病名如痰飲水氣等悉皆標明以便查檢詳觀標題不難按證以求方矣後倣此

白朮　味甘微苦入足陽明胃足太陰脾補中燥濕止渴生津降濁陰而進飲食能止嘔吐升清陽而消水穀兼醫泄利但其性守而不走於虛脫之症獨擅其長於宣導之功則力不足欲入肝脾宜加干姜桂枝以宣鬱欲入肺胃當加生姜半夏以行瘀使旋補而旋行乃盡善而無弊仲景用之於麻桂之內以其生津止渴而液不傷實爲至妙之法切片蒸曬用

白朮散　白朮　蜀椒　川芎　牡蠣各等分爲散酒服一錢匕日三服夜一服若腹痛加芍藥心下毒痛倍加川芎心煩吐痛不能飲食加細辛一兩半夏大者二十枚服後更以醋漿水服之若嘔亦以醋漿水服之復不解者小麥粥服之已後渴者大麥粥服之病雖愈服之勿置治婦人養胎見金匱詳解婦人妊娠以養胎之法必須達木達木必須燥土燥土必須煖水

白朮散蜀椒川芎暖水而達木白朮牡蠣補土而安胎也

越婢加朮湯　麻黄六兩　石膏半斤　甘草二兩炙　生姜三兩　大棗十二枚　白朮四兩　治裏水一身面目

以上各方，凡标有某经伤寒者，皆伤寒证方也。其不标者，皆《金匮杂证》方也，而杂证中之病名，如痰饮水气等，悉皆标明，以便查检详观。标题不难按证以求方矣，后仿此。

白术　味甘，微苦，入足阳明胃，足太阴脾，补中燥湿，止渴生津，降浊阴而进饮食，能止呕吐，升清阳而消水谷，兼医泄利。但其性守而不走，于虚脱之症，独擅其长于宣导之功，则力不足。欲入肝脾，宜加干姜、桂枝，以宣郁。欲入肺胃，当加生姜、半夏，以行瘀，使旋补而旋行乃尽善而无弊。仲景用之于麻桂之内，以其生津止渴，而液不伤实，为至妙之法，切片蒸晒用。

白术散　白术　蜀椒　川芎　牡蛎各等分，为散，酒服一钱匕，日三服，夜一服。若腹痛，加芍药；心下毒痛，倍加川芎；心烦吐痛，不能饮食，加细辛一两，半夏大者二十枚，服后更以醋浆水服之。若呕，亦以醋浆水服之，复不解者，小麦粥服之。已后渴者，大麦粥服之。病虽愈，服之勿置。治妇人养胎，见《金匮详解》妇人妊娠。以养胎之法，必须达木，达木必须燥土，燥土必须暖水。

白术散，蜀椒、川芎暖水而达木，白术、牡蛎补土而安胎也。

越婢加术汤　麻黄六两　石膏半斤　甘草二两，炙　生姜三两　大枣十二枚　白术四两　治里水，一身面目黄肿，小便自利而渴者，见《金匮详解》水气证。以其湿在经，郁而为热，热湿交蒸，是以黄肿便利亡津，是以发渴。术、甘、姜、枣补土而生津，麻黄、石膏泄湿，而除热也。

麻黄加术汤　麻黄三两　桂枝二两　甘草一两　杏仁七十枚　白术四两　治湿家身烦痛者，见《金匮详解》湿病。以其湿郁经络，不能泄于皮毛，故身烦而痛。恐麻黄之发汗亡津，因加白术，以生津也。

桂枝附子去桂加白术汤　甘草三两　大枣六枚　生姜一两半　附子一枚　白术一两　治风湿相搏，身体痛烦，大便坚，小便自利者，是其湿在表而不在里，不宜疏木而利水，以耗伤其津液。故去桂枝之疏泄，而加白术，以培土也。此见《金匮详解》湿病，其身体痛烦者，以风湿淫溢于经络、骨节之间。大便之坚，由于小便之过利。故不可再以桂枝利其水道也。

白术佐治方

理中汤丸，用之以治胸痹心痞，及霍乱吐利。

详载人参

甘草附子汤，用之以治汗出短气，骨节烦痛。

详载甘草

黄腫小便自利而渴者見金匱詳解水氣證以其溼在經鬱而爲熱熱溼交蒸是以黃腫便利亡津是以發渴朮甘姜棗補土而生津麻黄石膏泄溼而除熱也

麻黄加朮湯　麻黄三兩桂枝二兩甘草一兩杏仁七十枚白朮四兩　治濕家身煩痛者見金匱詳解濕病以其濕鬱經絡不能泄于皮毛故身煩而痛恐麻黄之發汗亡津因加白朮以生津也

桂枝附子去桂加白朮湯　甘草三兩大棗六枚生薑一兩半附子一枚白朮一兩　治風濕相搏身體痛煩大便堅小便自利者是其濕在表而不在裏不宜疏木而利水以耗傷其津液故去桂枝之疏泄而加白朮以培土也此見金匱詳解溼病其身體痛煩者以風濕淫溢於經絡骨節之間大便之堅由於小便之過利故不可再以桂枝利其水道也

白朮佐治方

理中湯丸用之以治胸痹心痞及霍亂吐利　詳載人參

甘草附子湯用之以治汗出短氣骨節煩痛　詳載甘草

枳朮湯用之以治飲停心下堅大如盤　詳載枳實

姜甘苓朮湯用之以治五藏風寒腎着身重　詳載乾姜

當歸芍藥散用之以治妊娠腹痛　詳載當歸

黃土湯用之以治先便後血　詳載灶中黃土

桂枝人參湯用之以治太陽傷寒利下痞鞕　詳載桂枝

桂枝芍藥知母湯用之以治歷節爲病肢痛脚腫　詳載桂枝

薯蕷丸用之以治風氣百病　詳載薯蕷

麻黃升麻湯用之以治厥陰傷寒咽喉不利吐膿　詳載麻黃

五苓散用之以治渴飲兼太陽傷寒水氣　詳載茯苓

桂枝去桂加茯苓白朮湯用之以治太陽傷寒滿痛　詳載茯苓

苓桂朮甘湯用之以治太陽傷寒吐下逆滿　詳載茯苓

真武湯用之以治少陰傷寒腹痛下利肢重　詳載茯苓

枳术汤，用之以治饮停心下，坚大如盘。详载枳实

姜甘苓术汤，用之以治五藏风寒，肾着身重。

详载干姜

当归芍药散，用之以治妊娠腹痛。　详载当归

黄土汤，用之以治先便后血。　详载灶中黄土

桂枝人参汤，用之以治太阳伤寒，利下痞鞕。

详载桂枝

桂枝芍药知母汤，用之以治历节为病，肢痛脚肿。

详载桂枝

薯蓣丸，用之以治风气百病。　详载薯蓣

麻黄升麻汤，用之以治厥阴伤寒，咽喉不利，吐脓。

详载麻黄

五苓散，用之以治渴饮，兼太阳伤寒水气。　详载茯苓

桂枝去桂加茯苓白术汤，用之以治太阳伤寒，满痛。

详载茯苓

苓桂术甘汤，用之以治太阳伤寒，吐下逆满。

详载茯苓

真武汤，用之以治少阴伤寒，腹痛下利，肢重。

详载茯苓

茯苓泽汤，用之以治呕吐，及胃渴欲饮水。

详载茯苓

外台茯苓散，用之以治停痰宿水，心胸虚满。

详载茯苓

茵陈五苓散，用之以治黄疸。　详载茵陈

猪苓散，用之以治病在膈上，呕吐思水。详载猪苓

防己黄芪汤，用之以治风湿身重，汗出恶风。

详载防己

茯苓戎盐汤，用之以治消渴，小便不利。详载戎盐

附子汤，用之以治少阴伤寒，身痛肢寒。详载附子

人参即党参　味甘微甘，入足阳明胃，足太阴脾。入戊土而益胃气，走己土而助脾阳，最能补中，善于止渴，通少阴之脉微欲绝，除太阴之腹痛，而满久利，亡血之要药。盛暑伤气之灵丹，性质冲和直走黄庭，而建中气，气味醇，性能建中气而达四维。左而入肝，右而入肺，下而入肾，欲左右之咸宜，使上下之得所，则入心当助以清凉之品，而火自降敛入肾。当佐温热之味，则水自蛰藏入肺胃，则清而兼降。入肝脾则温，而兼升以遂五藏自然之气化，则功用不可

茯苓澤瀉湯用之以治嘔吐及胃渴欲飲水　詳載茯苓

外臺茯苓散用之以治停痰宿水心胸虛滿　詳載茯苓

茵陳五苓散用之以治黃疸　詳載茵陳

猪苓散用之以治病在膈上嘔吐思水　詳載猪苓

防己黃芪湯用之以治風濕身重汗出惡風　詳載防己

茯苓戎鹽湯用之以治消渴小便不利　詳載戎鹽

附子湯用之以治少陰傷寒身痛肢寒　詳載附子

人參即党參　味甘微苦入足陽明胃足太陰脾入戊土而益胃氣走己土而助脾陽最能補中善於止渴通少陰之脈微欲絕除太陰之腹痛而滿久利亡血之要藥盛暑傷氣之靈丹性質沖和直走黃庭而建中氣氣味醇性能建中氣而達四維左而入肝右而入肺下而入腎欲左右之咸宜使上下之得所則入心當助以清涼之品而火自降斂入腎當佐溫熱之味則水自蟄藏入肺胃則清而兼降入肝脾則溫而兼升以遂五臟自然之氣化則功用不可

勝窮矣仲景之理中湯丸大小建中即此義也熟用溫潤生用清潤

理中湯一名人參湯人參　甘草　白朮　乾姜各三兩　治胸痹心痞氣結在胸胸滿脅下逆搶心者見金匱詳解胸痹證以其中虛胃逆故痞結逆搶朮甘培土而燥濕姜參溫中而扶陽也

理中丸　即理中四味爲丸若臍上築腎氣動者去白朮加桂四兩吐者去白朮加生姜三兩下利者仍用朮悸者加伏苓二兩渴欲得水者加朮足前成四兩腹痛者加人參足前成四兩寒加乾姜足前成四兩腹滿者去朮加附子一枚　治藿亂吐利頭痛身疼發熱惡寒者見傷寒類證霍亂病以夏月內傷寒治外感風寒宿食阻而皮毛閉中氣湮鬱至吐利交作表邪不解故發熱而頭痛濕邪不達故身痛而惡寒治以參朮甘薑所謂建中而治使上下各得其所也

人參白虎湯即白虎加人參湯　石膏一斤　知母六兩　甘草二兩炙　粳米六合　人參三兩　治太陽傷寒汗後心煩口渴舌燥欲飲水數斗脈洪大者見傷寒太陽證以其汗出亡津故心煩口渴而舌燥府熱

胜穷矣。仲景之理中汤丸，大小建中，即此义也。熟用温润，生用清润。

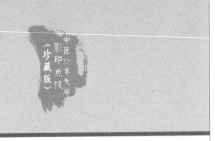

理中汤一名人参汤　人参　甘草　白术　干姜各三两　治胸痹心痞，气结在胸，胸满胁下，逆抢心者。见《金匮详解》胸痹证。以其中虚胃逆，故痞结逆抢。术、甘培土而燥湿，姜参温中而扶阳也。

理中丸　即理中四味为丸。若脐上筑肾气动者，去白术，加桂四两；吐者去白术，加生姜三两；下利者，仍用术；悸者加茯苓二两，渴欲得水者，加术足前成四两；腹痛者，加人参，足前成四两；寒加干姜，足前成四两；腹满者，去术，加附子一枚。治藿（霍）乱吐利，头痛身疼，发热恶寒者，见伤寒类证，霍乱病。以夏月内伤寒，治外感风寒，宿食阻而皮毛闭，中气湮郁，至吐利交作，表邪不解，故发热而头痛。湿邪不达，故身痛而恶寒。治以参、术、甘、姜，所谓建中而治。使上下各得其所也。

人参白虎汤即白虎加人参汤　石膏一斤　知母六两　甘草二两，炙　粳米六合　人参三两　治太阳伤寒，汗后心烦口渴，舌燥欲饮水数斗，脉洪大者，见伤寒太阳证。以其汗出亡津，故心烦口渴，而舌燥府热

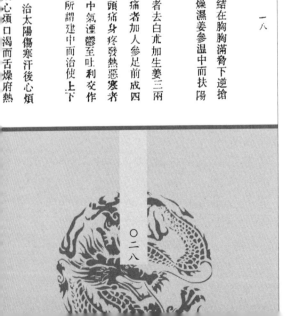

未盛。肺燥先见白虎清金泄热，加人参，以回汗亡之阳，生津而止渴也。

新加汤　桂枝三两　甘草一两，炙　大枣十二枚　芍药四两　生姜四两　人参三两

治太阳伤寒，汗后身疼痛，脉沈迟者，见伤寒太阳坏病。以其汗亡，血中温气，故脉见沈迟，经气为风木所遏，故身见疼痛。甘草、桂枝补土而达木，芍药、生姜清风而解郁，加人参以回微阳而充经脉也。

人参佐治方

甘草泻心汤，用之以治太阳中风，痞鞕呕利。

详载甘草

通脉四逆汤，用之以治少阴伤寒，下利厥逆。

详载甘草

炙甘草汤，用之以治少阳伤寒，脉代心悸。

详载甘草

大建中汤，用之以治胸寒腹满，气冲呕痛。

详载胶饴

大半夏汤，用之以治呕吐反胃。　详载半夏

半夏泻心汤，用之以治少阴伤寒，心下痞满。

详载半夏

干姜人参半夏丸，用之以治妊娠呕吐。　详载半夏

未盛肺燥先見白虎淸金泄熱加人參以回汗亡之陽生津而止渴也

新加湯　桂枝三兩甘草一兩炙大棗十二枚芍藥四兩生姜四兩人參三兩　治太陽傷寒汗後身疼痛脈沈遲者見傷寒太陽壞病以其汗亡血中溫氣故脈見沈遲經氣爲風木所遏故身見疼痛甘草桂枝補土而達木芍藥生姜清風而解鬱加人參以回微陽而充經脈也

人參佐治方

甘草瀉心湯用之以治太陽中風痞鞕嘔利　詳載甘草

通脈四逆湯用之以治少陰傷寒下利厥逆　詳載甘草

炙甘草湯用之以治少陽傷寒脈代心悸　詳載甘草

大建中湯用之以治胸寒腹滿氣衝嘔痛　詳載膠飴

大半夏湯用之以治嘔吐反胃　詳載半夏

半夏瀉心湯用之以治少陰傷寒心下痞滿　詳載半夏

乾姜人參半夏丸用之以治妊娠嘔吐　詳載半夏

吳茱萸湯用之以治陽明傷寒食穀嘔吐　詳載吳萸
溫經湯用之以治婦人帶下諸證　詳載吳萸
朴甘姜夏人參湯用之以治太陽傷寒胃逆腹脹　詳載原朴
乾姜芩連人參湯用之以治厥陰傷寒寒格嘔吐下　詳載乾姜
生姜瀉心湯用之以治太陽傷寒心脅痞硬下利　詳載生姜
小柴胡湯用之以治少陽傷寒寒熱煩嘔　詳載柴胡
外臺黃芩湯用之以治嘔吐下利　詳載黃芩
烏梅丸用之以治厥陰傷寒痛煩吐蚘　詳載烏梅
桂枝人參湯用之以治太陽傷寒痞硬下利　詳載桂枝
薯蕷丸用之以治虛勞百病　詳載薯蕷
鱉甲煎丸用之以治瘧母　詳載鱉甲
麥門冬湯用之以治咳嗽火逆　詳載麥冬

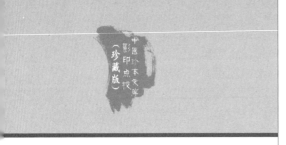

吴茱萸汤，用之以治阳明伤寒，食谷呕吐。　　详载吴萸

温经汤，用之以治妇人带下诸症。　　详载吴萸

朴甘姜夏人参汤，用之以治太阳伤寒，胃逆腹胀。　　详载原（厚）①朴

干姜芩连人参汤，用之以治厥阴伤寒，寒格呕吐下。　　详载干姜

生姜泻心汤，用之以治太阳伤寒，心胁痞硬下利。　　详载生姜

小柴胡汤，用之以治少阳伤寒，寒热烦呕。　　详载柴胡

外台黄芩汤，用之以治呕吐下利。　　详载黄芩

乌梅丸，用之以治厥阴伤寒，痛烦吐蛔。　　详载乌梅

桂枝人参汤，用之以治太阳伤寒，痞硬下利。　　详载桂枝

薯蓣丸，用之以治虚劳百病。　　详载薯蓣

鳖甲煎丸，用之以治疟母。　　详载鳖甲

麦门冬汤，用之以治咳嗽火逆。　　详载麦冬

---

① 编者加，下同。

竹叶汤，用之以治产后中风发热。　详载竹叶

旋覆代赭汤，用之以治太阳伤寒，痞鞕噫气。　详载旋覆花

防己加茯苓芒硝汤，用之以治支饮心痞。　详载芒硝

黄连汤，用之以治太阳伤寒，胸热腹痛。　详载黄连

柴胡加龙骨牡蛎汤，用之以治少阳伤寒，烦满谵语。　详载龙骨

附子汤，用之以治少阴伤寒，肢寒身痛。　详载附子

吴茱萸　味辛苦，性温，入足阳明胃，足太阴脾，惟辛故降，乃能祛湿而驱浊。惟温故升，斯能达郁，而破凝，善止呕吐，兼医泄利，胸膈痞满之症悉治，脚膝肿痛之疾能消，化冷饮，寒痰去，吞酸嗳腐瘳，一切冷痹寒痛愈，诸种疝气痛堕，熨胁腹症瘕，治霍乱转筋，温水洗净用。

吴茱萸汤　吴萸一升　人参三两　生姜六两　大枣十二枚　治阳明伤寒，食谷欲呕者。见伤寒阳明虚证，以其中虚，不能纳谷，故以人参、大枣培土而补中，吴萸、生姜温胃而降逆也。又治少阴吐利，手足厥冷烦燥（躁）欲死者，见伤寒少阴证。以其脾陷胃逆，故吐利兼作。土败阳虚，故四肢

竹葉湯用之以治產後中風發熱　詳載竹葉

旋覆代赭湯用之以治太陽傷寒痞鞕噫氣　詳載旋覆花

防己加茯苓芒硝湯用之以治支飲心痞　詳載芒硝

黃連湯用之以治太陽傷寒胸熱腹痛　詳載黃連

柴胡加龍骨牡蠣湯用之以治少陽傷寒煩滿譫語　詳載龍骨

附子湯用之以治少陰傷寒肢寒身痛　詳載附子

吳茱萸　味辛苦性溫入足陽明胃足太陰脾惟辛故降乃能祛溼而驅濁惟溫故升斯能達鬱而破凝善止嘔吐兼醫泄利胸膈痞滿之症悉治脚膝腫痛之疾能消化冷飲寒痰去吞酸噯腐瘳一切冷痹寒痛愈諸種疝氣痛墜熨脇腹癥瘕治霍亂轉筋溫水洗淨用

吳茱萸湯　吳萸一升人參三兩生姜六兩大棗十二枚　治陽明傷寒食穀欲嘔者見傷寒陽明虛證以其中虛不能納穀故以人參大棗培土而補中吳萸生姜溫胃而降逆也　又治少陰吐利手足厥冷煩燥欲死者見傷寒少陰證以其脾陷胃逆故吐利兼作土敗陽虛故四肢

失溫陽神飛越故煩燥欲死參棗姜萸所以降逆升陷澀中而回陽也　又治厥陰乾嘔吐涎沫頭痛者見傷寒厥陰證以其胃逆濁升是以頭痛乾嘔肺滯濕瘀是以常吐涎沫參棗姜萸所以溫中而降逆也　又治嘔而胸滿者見金匱詳解嘔吐噦證以中虛胃逆濁陰填塞是以嘔而兼滿參棗補中姜萸止嘔而泄滿也

當歸四逆加吳萸生姜湯　當歸　芍藥　桂枝　通草各三兩　細辛　甘草各二兩　大棗十二枚　吳茱萸一升　生姜半斤　水六升黃酒六升合煮分三服　治厥陰傷寒手足厥冷脈微欲絕內有久寒者見傷寒厥陰證以其寒凝血澀不能四達則肢冷而脈微蓋肝以乙木而主血其性溫升故能灌經絡而輸肢節當歸四逆補營血而通經脈加吳萸生姜溫寒凝而行血澀也

溫經湯　當歸　阿膠　芍藥　用芎　桂枝　丹皮　人參　甘草　乾姜各二兩　半夏　麥冬各一升　吳萸三兩　治婦人帶下下利不止暮即發熱腹滿裏急掌熱可乾者見金匱詳解婦人雜病以其肝脾鬱陷故腹滿裏急帶下泄利四肢屬於脾土脾陽不運際日

失温。阳神飞越，故烦燥（躁）欲死。参、枣、姜、萸所以降逆，升陷涩中而回阳也。又治厥阴干呕，吐涎沫，头痛者，见伤寒厥阴证，以其胃逆浊升。是以头痛干呕，肺滞湿瘀，是以常吐涎沫，参、枣、姜、萸所以温中而降逆也。又治呕而胸满者，见《金匮详解》呕吐哕证。以中虚胃逆，浊阴填塞，是以呕而兼满，参、枣补中，姜、萸止呕而泄满也。

当归四逆加吴萸生姜汤　当归　芍药　桂枝　通草各三两　细辛　甘草各二两　大枣十二枚　吴茱萸一升　生姜半斤　水六升，黄酒六升，合煮，分三服。治厥阴伤寒，手足厥冷，脉微欲绝，内有久寒者，见伤寒厥阴证。以其寒凝血涩，不能四达，则肢冷而脉微。盖肝以乙木而主血，其性温升，故能灌经络，而输肢节。当归四逆补营血而通经脉，加吴萸、生姜，温寒凝而行血涩也。

温经汤　当归　阿胶　芍药　用[①]芎　桂枝　丹皮　人参　甘草　干姜各二两　半夏　麦冬各一升　吴萸三两　治妇人带下，下利不止，暮即发热，腹满里急，掌热可干者，见《金匮详解》妇人杂病。以其肝脾郁陷，故腹满里急，带下泄利。四肢属于脾土，脾阳不运，际日

① 应为川。

暮阳衰之时，阳神上越。故发热而热及于掌干，见于口也。归、胶、芎、芍养血而清风。丹、桂、夏、冬疏木而降逆。参、甘、姜、萸补土而温经也。

蜀椒　味辛气温，入足阳明胃，足太阴脾，足少阴肾，暖中宫而温命门，驱温寒而止疼痛。能降冲逆，而治呕吐，兼温水土而医泄利，开胸痹而除腹痛，通关节而暖腰膝，疗黄疸水肿，下乳汁、瘀血。取开口者，炒去汗用。

蜀椒佐治方

白术散方，用之以治妊娠养胎。　详载白术

大建中汤，用之以治腹满胸寒，气冲呕痛。　详载胶饴

升麻鳖甲汤，用之以治阳毒喉痛。　详载升麻

王不留行散，用之以治金疮亡血。　详载王不留行

乌梅丸，用之以治厥阴伤寒，热痛吐蛔。　详载乌梅

乌头赤石脂丸，用之以治胸痹心背彻痛。　详载乌头

暮陽衰之時陽神上越故發熱而熱及於掌乾見于口也歸膠芎芍養血而清風丹桂夏冬疏木而降逆參甘姜萸補土而温經也

蜀椒　味辛氣温入足陽明胃足太陰脾足少陰腎暖中宫而温命門驅濕寒而止疼痛能降衝逆而治嘔吐兼温水土而醫泄利開胸痹而除腹痛通關節而暖腰膝療黄疸水腫下乳汁瘀血取開口者炒去汗用

蜀椒佐治方

白朮散方用之以治妊娠養胎　詳載白朮

大建中湯用之以治腹滿胸寒氣衝嘔痛　詳載膠飴

升麻鱉甲湯用之以治陽毒喉痛　詳載升麻

王不留行散用之以治金瘡亡血　詳載王不留行

烏梅丸用之以治厥陰傷寒熱痛吐蚘　詳載烏梅

烏頭赤石脂丸用之以治胸痹心背徹痛　詳載烏頭

有主治之方必有主治之藥以爲君乃有佐治之藥以爲臣亦猶帝王之才固足以君臨天下而無疏附後先奔走之才以共濟之知必非一人所能獨理也然疏附後先奔走之才其不足以君臨天下也可斷言矣如景仲所用之蜀椒不以之爲主方者以上之六證皆非蜀椒所能主治當附載於各主方君藥之下故標其名列其方而不詳其證既免重複且檢查亦易得也餘仿此

椒目　辛溫下氣善治耳鳴盜汗

椒目佐治方

己椒藶黄丸用之以治水氣爲病四肢腫者

詳載防己

半夏　味辛氣平入手太陰肺足陽明胃善排水飲最滌痰沫降肺逆而平咳嗽調反胃而止嘔吐頭目眩暈皆醫心腹脹滿並治消咽喉之腫痛安驚悸與吐衄以人之中氣左升右降肺胃在至上之分氣有降而無升不降則逆於是噫噦嘔吐咳嗽驚悸眩暈痰沫吐衄痞滿諸證種種蠭起昔人謂血家最忌半夏不知吐衄全由肺胃之逆以半夏之辛降開通沈重

有主治之方，必有主治之药，以为君乃有佐治之药；以为臣，亦犹帝王之才，固足以君临天下而无疏附后，先奔走之，才以共济之。知必非一人所能独理也。然疏附后，先奔走之，才其不足以君临天下也，可断言矣。如景仲所用之蜀椒，不以之为主方者，以上之六证，皆非蜀椒所能主治，当附载于各主方君药之下。故标其名，列其方，而不详其证。既免重复，且检查亦易得也。余仿此。

椒目　辛温下气，善治耳鸣盗汗。

椒目佐治方

己椒苈黄丸，用之以治水气为病，四肢肿者。

详载防己

半夏　味辛，气半入手太阴肺，足阳明胃，善排水饮，最涤痰沫，降肺逆而平咳嗽，调反胃而止呕吐。头目眩晕皆医，心腹胀满并治。消咽喉之肿痛，安惊悸与吐衄。以人之中气左升右降，肺胃在至上之分，气有降而无升，不降则逆。于是噫哕呕吐，咳嗽惊悸，眩晕痰沫，吐衄痞满，诸证种种蜂起。昔人谓血家最忌半夏，不知吐衄全由肺胃之逆，以半夏之辛降开通，沈重下行，专入肺胃，而平衡逆。佐以清金降火之品，吐衄自无不止。细玩仲景半夏诸方，可以知半夏之用矣，姜汁制用。

半夏泻心汤　半夏半升　人参　甘草　干姜　黄芩　黄连各三两　大枣十二枚

治少阳伤寒下后，心下痞满而不痛者，见伤寒少阳证。以其中虚，胃寒胃土上逆，与少阳胆木并遏于胸胁之间，致心火亦不降而上炎。参、甘、姜、枣温补中气之虚寒，黄苓（芩）、黄连清泄君相之郁热，半夏所以降胃而消痞满也。又治呕而腹鸣，心下痞者，见《金匮详解》呕吐哕证，以其中虚而胃寒，是以腹鸣而呕。胃寒则气滞，是以心下见痞，故以参、甘、姜、枣补其虚，苓（芩）连泄其实；半夏消其痞也。

大半夏汤　半夏二升　人参三两　白蜜一斤　水一斗二升，和蜜，扬之二百四十遍，煮分三服。治反胃呕吐者，见《金匮详解》呕吐哕证。以其胃气不降，水谷不消，下窍闭塞，升降失调。胃失其下降之性，逆而上行，故曰胃反。人参、白蜜补中而润下；半夏降上焦之逆也。

黄苓（芩）加半夏生姜汤　黄苓（芩）三两　芍药二两　甘草二两，炙　大枣十二枚　半夏半升　生姜三两　治太阳、少阳

下行專入肺胃而平衡逆佐以清金降火之品吐衄自無不止細玩仲景半夏諸方可以知半夏之用矣薑汁製用

半夏瀉心湯　半夏半升人參　甘草　乾姜　黃芩　黃連各三兩　大棗十二枚　治少陽傷寒下後心下痞滿而不痛者見傷寒少陽證以其中虛胃寒胃土上逆與少陽胆木並遏於胸脅之間致心火亦不降而上炎參甘姜棗溫補中氣之虛寒黃芩黃連清泄君相之鬱熱半夏所以降胃而消痞滿也　又治嘔而腹鳴心下痞者見金匱詳解嘔吐噦證以其中虛而胃寒是以腹鳴而嘔胃寒則氣滯是以心下見痞故以參甘姜棗補其虛芩連泄其實半夏消其痞也

大半夏湯　半夏二升人參三兩白蜜一斤水一斗二升和蜜揚之二百四十遍煮分三服　治反胃嘔吐者見金匱詳解嘔吐噦證以其胃氣不降水穀不消下竅閉塞升降失調胃失其下降之性逆而上行故曰胃反人參白蜜補中而潤下半夏降上焦之逆也

黃芩加半夏生姜湯　黃芩三兩芍藥二兩甘草二兩炙大棗十二枚半夏半升生姜三兩　治太陽少陽

合病下利作嘔者見傷寒少陽證以少陽經氣抑鬱不能與太陽經邪解之於表轉克土而下利甘草保其脾土芩芍泄其相火嘔者則加半夏生姜以平逆而止嘔也

葛根加半夏湯　葛根四兩　麻黄三兩　桂枝二兩　甘草二兩　芍藥二兩　生姜三兩　大棗十二枚　半夏半升

治太陽陽明合病不下利但嘔者見傷寒太陽證以太陽陽明合病爲少陽胆木逆行阻遏二陽不得外達復不得下降水穀莫容停瘀中脘故但嘔而不利葛根以解陽明之鬱麻黄以解太陽之表桂枝芍藥以疏其木生姜甘棗以溫其中加半夏以降其逆也

半夏乾姜湯　半夏　乾姜各等分爲散漿水服　治乾嘔吐逆吐涎沫者見金匱詳解嘔吐噦證以其中寒胃逆肺氣瘀鬱淫生痰涎姜夏溫中降逆而行瘀也

小半夏湯　半夏一升　生姜一斤　治嘔家本渴心下有支飲嘔而不渴者見金匱詳解痰飲咳嗽證以飲居心下阻遏胃氣下降之路故作嘔而不渴半夏生姜排飲而降逆也　又治黄疸小便色不變欲自利腹滿而喘不可除熱熱出必噦者見金匱詳解黄疸證以清氣下陷而自利濁氣上逆而喘滿熱除則寒來當先以姜夏降其衝逆也

合病，下利作呕者，见伤寒少阳证，以少阳经气抑郁，不能与太阳经邪解之于表，转克土而下利。甘草保其脾土，芩（芩）芍泄其相火，呕者则加半夏、生姜，以平逆而止呕也。

葛根加半夏汤　葛根四两　麻黄三两　桂枝二两　甘草二两　芍药二两　生姜三两　大枣十二枚　半夏半升

治太阳、阳明合病，不下利，但呕者，见伤寒太阳证。以太阳、阳明合病，为少阳胆木逆行，阻遏二阳不得外达，复不得下降，水谷莫容，停瘀中脘，故但呕而不利。葛根以解阳明之郁，麻黄以解太阳之表，桂枝、芍药以疏其木。生姜、甘、枣以温其中，加半夏以降其逆也。

半夏干姜汤　半夏　干姜各等分，为散，浆水服。治干呕吐逆，吐涎沫者，见《金匮详解》呕吐哕证。以其中寒胃逆，肺气瘀郁，淫生痰涎，姜夏温中降逆，而行瘀也。

小半夏汤　半夏一升　生姜一斤　治呕家，本渴心下有支饮，呕而不渴者，见《金匮详解》痰饮咳嗽证。以饮居心下，阻遏胃气下降之路，故作呕而不渴。半夏、生姜排饮而降逆也。又治黄疸，小便色不变，欲自利腹满，而喘不可除热，热出必哕者，见《金匮详解》黄疸证。以清气下陷而自利，浊气上逆而喘满，热除则寒来，当先以姜、夏降其冲逆也。

苓甘五味姜辛加半夏汤　茯苓四两　甘草三两　五味半升　干姜三两　细辛一两　半夏半升　治支饮昏冒，作呕而不喝者，见《金匮详解》痰饮咳嗽证。以其饮居心下，阻隔胃阳降路，阳升则冒，胃逆则呕。甘姜温其中，气味辛降，具冲逆。茯苓驱其水饮，加半夏以止其呕冒也。

越婢加半夏汤　麻黄六两　石膏半斤　甘草一两，炙　生姜三两　大枣十五枚　半夏半升　治肺胀嗽喘，上气目欲脱，脉浮大者，见《金匮详解》咳嗽上气证。以其中虚，气逆肺胃，不降郁蒸化热，热结于肺，则咳喘上气，而脉浮大。甘枣以补其中，麻膏以泄其热，姜夏以降逆而导滞也。

半夏散　半夏　甘草　桂枝等分，为散，白饮和服，不能服散，水煎服。治少阴伤寒，咽痛者，见伤寒少阴证，以其浊阴上冲咽喉，阻遏清道，咽喉不利而作痛。桂枝以达其阳，甘草以缓其急，半夏以降其逆也。

半夏厚朴汤　半夏一升　厚朴三两　茯苓四两　生姜五两　苏叶二两　治妇人咽中如有炙脔者，见《金匮详解》妇人杂病。以其湿浊薰蒸，血肉凝瘀，故咽中如有炙脔。茯苓泄其湿，姜夏降其逆，苏朴散其滞也。

苓甘五味姜辛加半夏湯　茯苓四兩甘草三兩五味半升乾姜三兩細辛一兩半夏半升　治支飲昏冒作嘔而不喝者見金匱詳解痰飲咳嗽證以其飲居心下阻隔胃陽降路陽升則冒胃逆則嘔甘姜溫其中氣味辛降其衝逆茯苓驅其水飲加半夏以止其嘔冒也

越婢加半夏湯　麻黄六兩石膏半斤甘草一兩炙生姜三兩大棗十五枚半夏半升　治肺脹欬喘上氣目欲脱脈浮大者見金匱詳解咳嗽上氣證以其中虛氣逆肺胃不降鬱蒸化熱熱結於肺則欬喘上氣而脈浮大甘棗以補其中麻膏以泄其熱姜夏以降逆而導滯也

半夏散　半夏　甘草　桂枝等分爲散白飲和服不能服散水煎服　治少陰傷寒咽痛者見傷寒少陰證以其濁陰上衝咽喉阻遏淸道咽喉不利而作痛桂枝以達其陽甘草以緩其急半夏以降其逆也

半夏厚朴湯　半夏一升厚朴三兩茯苓四兩生姜五兩蘇葉二兩　治婦人咽中如有炙臠者見金匱詳解婦人雜病以其溼濁薰蒸血肉凝瘀故咽中如有炙臠茯苓泄其濕姜夏降其逆蘇朴散其滯也

半夏麻黃丸　半夏　麻黃各等分蜜丸治心下悸者見金匱詳解驚悸證以乙木尅乎己土則陷而不升甲木尅乎戊土則逆而不降土溼陽衰木搖風動乃生驚悸驚原於木氣之虛飄悸原於中氣之湮鬱此當調其升降故以半夏降其逆麻黃通其經也

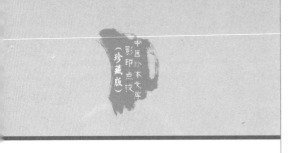

乾薑人參半夏丸　乾姜一兩 人參一兩 半夏二兩　末之蜜丸如梧子大飲服十丸　治妊娠嘔吐不止者見金匱詳解婦人妊娠以胎氣鬱滯肺胃不降中氣虛弱而不運故上逆而嘔吐參姜之溫補所以保其中半夏之辛降所以平其逆也

半夏佐治方

甘草瀉心湯用之以治太陽中風乾嘔心煩　詳載甘草

朴姜甘夏人參湯用之以治太陽傷寒汗後脹滿　詳載厚朴

厚朴麻黃湯用之以治咳逆上氣　詳載厚朴

附子粳米湯用之以治腹滿嘔逆　詳載粳米

生姜瀉心湯用之以治太陽傷寒乾噫痞鞕　詳載生姜

半夏麻黄丸　半夏　麻黄各等分　蜜丸，治心下悸者，见《金匮详解》惊悸证。以乙本克乎己土，则陷而不升；甲木克乎戊土，则逆而不降。土湿阳衰，木摇风动。乃生惊悸，惊原于木气之虚，飘悸，原于中气之湮郁此。当调其升降，故以半夏降其逆，麻黄通其经也。

干姜人参半夏丸　干姜一两　人参一两　夏二两　末之，蜜丸如梧子大，饮服十丸。治妊娠呕吐不止者，见《金匮详解》妇人妊娠。以胎气郁滞，肺胃不降，中气虚弱而不运，故上逆而呕吐。参姜之温补，所以保其中；半夏之辛降，所以平其逆也。

半夏佐治方

甘草泻心汤，用之以治太阳中风，干呕心烦。

详载甘草

朴姜甘复人参汤，用之以治太阳伤寒，汗后胀满。

详载厚朴

厚朴麻黄汤，用之以治咳逆上气。　详载厚朴

附子粳米汤，用之以治腹满呕逆。　详载粳米

生姜泻心汤，用之以治太阳伤寒，干噫痞鞭（鞕）。

详载生姜

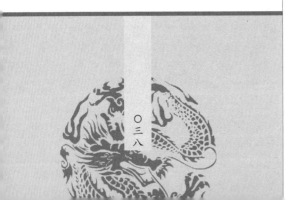

生姜半夏汤，用之以治哕呕而喘，愦愦无奈。

详载生姜

苓甘五味姜辛半杏加大黄汤，用之以治痰饮面热。

详载大黄

小柴胡汤，用之以治少阳伤寒，寒热往来，胸胁苦满。 详载柴胡

大柴胡汤，用之以治少阳伤寒，心下痞鞭（鞕），呕吐下利。 详载柴胡

柴胡桂枝汤，用之以治少阳伤寒，烦痛呕逆。

详载柴胡

黄苓（芩）汤，用之以治少阳伤寒，下利兼呕。

详载黄苓（芩）

外台黄苓（芩）汤，用之以治呕吐下利。

详载黄苓（芩）

奔㹠汤，用之以治奔㹠气冲，往来寒热。

详载甘李根皮

半夏加茯苓汤，用之以治痰渴呕。 详载茯苓

鳖甲煎丸，用之以治疟母。 详载鳖甲

射干麻黄汤，用之以治咳嗽上气，声如水鸡。

详载射干

瓜蒌薤白半夏汤，用之以治胸痹心痛。 详载瓜蒌

生姜半夏湯用之以治噦嘔而喘憒憒無奈 詳載生姜
苓甘五味姜辛半杏加大黃湯用之以治痰飲面熱 詳載大黃
小柴胡湯用之以治少陽傷寒寒熱往來胸脇苦滿 詳載柴胡
大柴胡湯用之以治少陽傷寒心下痞鞕嘔吐下利 詳載柴胡
柴胡桂枝湯用之以治少陽傷寒煩痛嘔逆 詳載柴胡
黃芩湯用之以治少陽傷寒下利兼嘔 詳載黃芩
外台黃芩湯用之以治嘔吐下利 詳載黃芩
奔㹠湯用之以治奔㹠氣衝往來寒熱 詳載甘李根皮
半夏加茯苓湯用之以治痰渴嘔 詳載茯苓
鱉甲煎丸用之以治瘧母 詳載鱉甲
射干麻黃湯用之以治咳嗽上氣聲如水雞 詳載射干
栝蔞薤白半夏湯用之以治胸痹心痛 詳載栝蔞

麥門冬湯用之以治咳嗽上氣咽喉不利 詳載麥冬
小青龍加石膏湯用之以治欬嗽上氣煩躁而喘 詳載石膏
旋覆代赭湯用之以治太陽傷寒心痞噫氣 詳載旋覆花
澤漆湯用之以治欬嗽上氣水阻脈沈 詳載澤漆
甘遂半夏用之以治痰飲堅滿 詳載甘遂
柴胡加芒硝湯用之以治少陽傷寒胸脇滿嘔下利 詳載芒硝
黃連湯用之以治太陰傷寒胸熱腹痛嘔吐 詳載黃連
赤丸用之以治腹中滿痛寒氣厥逆 詳載硃砂
柴胡加龍骨牡蠣湯用之以治少陽傷寒驚煩譫語 詳載龍骨
升麻 味苦辛微甘性微寒入足陽明胃手陽明大腸清利咽喉消除腫毒排膿血而止疼痛解肌表而驅風寒惟其辛涼故能消癰疽熱痛惟其升散故能平牙齦臭爛辟疫癘烟瘴之氣斷泄利遺帶諸病於解毒之功尤有良效一切蟲蠱邪穢之物入口即吐但其升提之性

麦门冬汤，用之以治咳嗽上气，咽喉不利。

详载麦冬

小青龙加石膏汤，用之以治咳嗽上气，烦躁而喘。

详载石膏

旋覆代赭汤，用之以治太阳伤寒，心痞噫气。

详载旋覆花

泽漆汤，用之以治欬嗽上气，水阻脉沈。 详载泽漆

甘遂、半夏，用之以治痰饮坚满。 详载甘遂

柴胡加芒硝汤，用之以治少阳伤寒，胸胁满呕下利。

详载芒硝

黄连汤，用之以治太阴伤寒，胸热腹痛呕吐。

详载黄连

赤丸，用之以治腹中满痛，寒气厥逆。 详载朱砂

柴胡加龙骨牡蛎汤，用之以治少阳伤寒，惊烦谵语。

详载龙骨

升麻 味苦、辛，微甘，性微寒，入足阳明胃、手阳明大肠，清利咽喉，消除肿毒，排脓血而止疼痛，解肌表而驱风寒。惟其辛凉，故能消痈疽热痛。惟其升散，故能平牙龈臭烂，辟疫疠烟瘴之气，断泄利遗带诸病，于解毒之功尤有良效，一切虫蛊邪秽之物入口即吐。但其升提之性

入手阳明大肠为顺，入足阳明胃经为逆。以胃经之病悉宜。降而不宜升，升麻之所以善治咽喉口齿者，取其能自高达下。故必佐以清降之品，使并胃气而下行，方可见功也。

升麻鳖用（甲）汤　升麻二两　鳖甲手掌大一片　甘草二两　当归二两　雄黄五钱　蜀椒一两　治阳毒为病而赤，斑斑如锦纹，咽喉痛，吐脓血，五日可治，七日不可治者。见《金匮详解》阳毒证，以少阳甲木之邪克阳明胃土故也。手足阳明之经，皆行于面循喉咙，而入缺盆少阳，化气于相火。相火炎蒸，胆胃被迫，故面赤喉痛而吐哝血。升麻、甘草清咽喉而缓急迫；鳖甲、当归消瘀滞而排脓血；雄黄、蜀椒解热毒而降冲逆也。

升麻鳖甲去雄黄蜀椒汤　升麻二两　鳖甲手掌大一片　甘草二两　当归一两　治阴毒为病，面目青，身痛如被杖，咽喉痛五日可治，七日不可治。见《金匮详解》阴毒证，以厥阴乙木之邪克太阴脾土也。木之色清，肝窍于目，木邪逆干清阳，故面目色青。足太阴脾主肌肉，土为木克，故痛如被杖。其脉上隔挟咽，故痛及咽喉。此只须升麻、甘草、鳖甲、常（当）归，辛降滋润以平风木，不必加雄黄、蜀椒以解其阳分之毒也。阳毒、阴毒之症固，视其人阴阳之盛衰而发。然其始皆由于

入手陽明大腸爲順入足陽明胃經爲逆以胃經之病悉宜降而不宜升升麻之所以善治咽喉口齒者取其能自高達下故必佐以淸降之品使並胃氣而下行方可見功也

升麻鱉甲湯　升麻二兩　鱉甲手掌大一片　甘草二兩　當歸二兩　雄黃五錢　蜀椒一兩　治陽毒爲病面赤斑斑如錦紋咽喉痛吐膿血五日可治七日不可治者見金匱詳解陽毒證以少陽甲木之邪尅陽明胃土故也手足陽明之經皆行於面循喉嚨而入缺盆少陽化氣於相火相火炎蒸胆胃被迫故面赤喉痛而吐膿血升麻甘草淸咽喉而緩急迫鱉甲當歸消瘀滯而排膿血雄黃蜀椒解熱毒而降衝逆也

升麻鱉甲去雄黃蜀椒湯　升麻二兩　鱉甲手掌大一片　甘草二兩　當歸一兩　治陰毒爲病面目青身痛如被杖咽喉痛五日可治七日不可治見金匱詳解陰毒證以厥陰乙木之邪尅太陰脾土也木之色淸肝竅於目木邪逆干淸陽故面目色青足太陰脾主肌肉土爲木克故痛如被杖其脈上膈挾咽故痛及咽喉此只須升麻甘草鱉甲當歸辛降滋潤以平風木不必加雄黃蜀椒以解其陽分之毒也陽毒陰毒之症固視其人陰陽之盛衰而發然其始皆由於

中医珍本文库影印点校（珍藏版）

風寒外束鬱其臟府與甲木乙木之邪逆衝於上以至毒烈如此此以知風寒之急宜解表也

升麻佐治方

麻黄升麻湯用之以治厥陰傷寒咽喉痛吐膿血　詳載麻黄

蜀漆　味苦辛性寒入足陽明胃足太陰脾足少陽胆苦寒疏利破堅化積蕩瘀濁而掃腐敗治痎瘧而療驚狂滌痰涎湧吐垢濁痎瘧驚狂之良藥也

蜀漆散　蜀漆　雲母　龍骨等分為末未發瘧前漿水服一錢匕溫瘧加半錢臨發時服一錢匕　治牡瘧多寒者見金匱詳解瘧病以寒溼客於少陽之經陽氣陷於重陰之內陰邪閉束陽不能達兩相搏擊則振搖而生寒戰其日作日晏而寒多者陽之衰也有寒無熱而間日作者正氣日衰不能日與邪爭陽將敗也雲母泄其溼寒龍骨收其瘀濁蜀漆行滯而達陽氣也

蜀漆佐治方

风寒外束，郁其藏府，与甲木乙木之邪逆冲于上，以至毒烈如此，此以知风寒之急，宜解表也。

升麻佐治方

麻黄升麻汤，用之以治厥阴伤寒，咽喉痛，吐脓血。详载麻黄

蜀漆　味苦、辛，性寒，入足阳明胃，足太阴脾，足少阳胆，苦寒疏利，破坚化积，荡瘀浊而扫腐败，治痎疟而疗惊狂，清涤痰涎，涌吐垢浊，痎疟惊狂之良药也。

蜀漆散　蜀漆　云母　龙骨等分为末，未发疟前浆水服一钱匕，温疟加半钱，临发时服一钱匕。治牡疟多寒者，见《金匮详解》疟病。以寒湿客于少阳之经，阳气陷于重阴之内，阴邪闭束，阳不能达，两相博击，则振摇而生寒战。其日作日晏而寒多者，阳之衰也。有寒无热，而间日作者，正气日衰，不能日与邪争，阳将败也。云母泄其湿寒；龙骨收其瘀浊；蜀漆行滞而达阳气也。

蜀漆佐治方

牡蛎泽泄散，用之以治大病瘥后，腰下水气。

详载牡蛎

桂枝去芍药加蜀漆龙骨牡蛎汤，用之以治惊狂。

详载龙骨

黎芦 味苦辛性，寒入足阳明胃，手太阴肺，吐瘀浊而疗疥癣，杀诸虫，而去瘜肉。但其性苦寒毒烈，宜慎用。

黎芦甘草汤 黎芦二两 甘草一两 治病人手指臂肿动，身体瞤瞤者，见《金匮详解》手指臂肿证。以胸中瘀浊阻遏经气往来之路，手之三阴自胸走手，手之三阳自手走头，经气结则为肿，郁则为动。郁结之极至身体，亦自瞤动，甘草补中而益气，黎芦吐瘀而行经也。

葛根 味甘辛性凉，入足阳明胃，生津止渴，清金解郁，辛凉下达，专走阳明，而入胃府。能降郁火，兼除烦热，使上脘之气不逆，则下脘之气不陷。既平喘呕，亦止泄利。作粉甚佳，鲜者取汁用尤良，胃药之上品也。

葛根汤 葛根四两 麻黄 桂枝 芍药 甘草各二两 大枣十二枚 生姜二两 治伤寒太阳阳明合病，项背强几几，无汗无寒者，见伤寒阳明证。以太阳行身之背，阳明行身之前，太阳

牡蠣澤泄散用之以治大病瘥後腰下水氣 詳載牡蠣

桂枝去芍藥加蜀漆龍骨牡蠣湯用之以治驚狂 詳載龍骨

黎蘆 味苦辛性寒入足陽明胃手太陰肺吐瘀濁而療疥癬殺諸虫而去瘜肉但其性苦寒毒烈宜慎用

黎蘆甘草湯 黎蘆二兩甘草一兩 治病人手指臂腫動身體瞤瞤者見金匱詳解手指臂腫證以胸中瘀濁阻遏經氣往來之路手之三陰自胸走手手之三陽自手走頭經氣結則爲腫鬱則爲動鬱結之極至身體亦自瞤動甘草補中而益氣黎蘆吐瘀而行經也

葛根 味甘辛性涼入足陽明胃生津止渴清金解鬱辛涼下達專走陽明而入胃府能降鬱火兼除煩熱使上脘之氣不逆則下脘之氣不陷既平喘嘔亦止泄利作粉甚佳鮮者取汁用尤良胃藥之上品也

葛根湯 葛根四兩 麻黃 桂枝 芍藥 甘草各二兩 大棗十二枚 生姜二兩 治傷寒太陽陽明合病項背強几几無汗無寒者見傷寒陽明證以太陽行身之背陽明行身之前太陽

不解則寒閉無汗而惡寒陽明不降則衝逆胸膈而項背強直薑甘大棗和中而補土桂枝芍藥達鬱而泄熱麻黃散太陽之寒葛根解陽明之鬱也　又治太陽陽明自利者見傷寒陽明證以二陽經氣鬱遏胃府水穀莫容故併入二腸而自利也　又治太陽病欲作剛痓無汗而小便反少氣上衝胸口噤不得語者見金匱詳解痓病以汗亡津燥筋脈失榮復被寒邪閉其皮毛而作剛痓足陽明胃脈循上齒手陽明大腸脈循下齒風動筋燥故口噤不語葛根湯所以散寒邪而潤筋脈也

桂枝加葛根湯　桂枝三兩 芍藥二兩 甘草二兩 大棗十二枚 生姜三兩 葛根四兩　治太陽陽明合病項背強几几汗出惡風者見傷寒陽明證以太陽經病未解故項背強風泄皮毛故汗出惡風桂芍甘棗疏營鬱而補中生姜葛根解陽明而降逆也

葛根加黃連黃芩湯　葛根半斤 黃連一兩 黃芩二兩 甘草二兩　治太陽中風下後下利脈促喘而汗出者見傷寒太陽壞病以其下傷中氣脾陷而利胃逆而喘熱鬱於上竅開汗出芩連甘葛清熱而解鬱也

不解，则寒闭无汗而恶寒。阳明不降，则冲逆胸膈而项背强直。姜、甘、大枣和中而补土；桂枝、芍药达郁而泄。熟麻黄散太阳之寒，葛根解阳明之郁也。又治太阳、阳明自利者，见伤寒阳明证，以二阳经气壅遏胃府，水谷莫容，故并入二肠而自利也。又治太阳病，欲作刚痓，无汗而小便反少，气上冲胸，口噤不得语者，见《金匮详解》痓病。以汗亡津燥，筋脉失荣，复被寒邪闭其皮毛而作刚痓。足阳明胃脉循上齿，手阳明大肠脉循下齿，风动筋燥，故口噤不语，葛根汤，所以散寒邪而润筋脉也。

桂枝加葛根汤　桂枝三两　芍药二两　甘草二两　大枣十二枚　生姜三两　葛根四两　治太阳阳明合病，项背强几几，汗出恶风者，见伤寒阳明证。以太阳经病未解，故项背强风泄皮毛。故汗出恶风，桂枝、芍、甘、枣疏营郁而补中，生姜、葛根解明阳而降逆也。

葛根加黄连黄芩汤　葛根半斤　黄连一两　黄芩二两　甘草二两　治太阳中风，下后下利，脉促喘而汗出者，见伤寒太阳坏病。以其下伤中气，脾陷而利，胃逆而喘，热郁于上，窍开汗出，芩、连、甘、葛清热而解郁也。

葛根佐治方

竹叶汤，用之以治产后中风。　　　详载香叶

奔豘汤，用之以治气冲心胸。　　详载甘李根皮

大黄　味苦性寒，入足阳明胃，足太阴脾，足厥阴肝，导实利气，泄热行瘀，抉壅塞而通闭结。扫腐败，而下菀陈，积食留饮皆消，老血宿痰并化，除心痞腹胀之疾。医胃结肠痈之症，湿热薰蒸，此非不下隧道，梗塞非此不开，荡涤邪秽之功，莫之与比。然当于荡涤之中，加升达肝脾，兼顾中气之品，斯邪去而正不陷，乃为善用大黄者也，酒浸用。

大承气汤　大黄四两　芒硝一两　枳实五枚　厚朴半斤　治阳明病，潮热谵语，便鞕（鞕）者，见伤寒阳明证，以阳明戊土，从燥金化气，表病未解，郁其胃阳。阳旺热蒸，则肠胃燥结鞕（鞕）坚，痞满腹痛失气，大便不下。硝黄破结而泄热，枳朴导实而消滞也。又治胸满口噤，脚挛齘齿者，见《金匮详解》痓病。以刚痓为病，全属阳明上逆。故以大承气下阳明之实也。又治脉数而滑，有宿食者，见《金匮详解》。以宿食在胃，停滞不下，格其表阳，故脉见数滑甚，或浮大而不能食，所以

葛根佐治方

竹葉湯用之以治產後中風　詳載香葉

奔豘湯用之以治氣衝心胸　詳載甘李根皮

大黃　味苦性寒入足陽明胃足太陰脾足厥陰肝導實利氣泄熱行瘀決壅塞而通閉結掃腐敗而下菀陳積食留飲皆消老血宿痰並化除心痞腹脹之疾醫胃結腸癰之症溼熱薰蒸此非不下隧道梗塞非此不開蕩滌邪穢之功莫之與比然當於蕩滌之中加升達肝脾兼顧中氣之品斯邪去而正不陷乃爲善用大黃者也酒浸用

大承氣湯大黃四兩芒硝一兩枳實五枚厚朴半斤　治陽明病潮熱譫語便鞕者見傷寒陽明證以陽明戊土從燥金化氣表病未解鬱其胃陽陽旺熱蒸則腸胃燥結鞕堅痞滿腹痛失氣大便不下硝黃破結而泄熱枳朴導實而消滯也　又治胸滿口噤腳攣齘齒者見金匱詳解痓病以剛痓爲病全屬陽明上逆故以大承氣下陽明之實也　又治脈數而滑有宿食者見金匱詳解以宿食在胃停滯不下格其表陽故脈見數滑甚或浮大而不能食所以

用大承氣也 又治產後鬱冒病解能食七八日更發熱者以產後陽虛不能消穀宿食停留以致胃實熱蒸故亦當以大承氣湯也

小承氣湯 大黃四兩厚朴二兩枳實三枚 治陽明府熱方作者見傷寒陽明證以府熱未盛無須以芒硝攻下故但以大黃泄其燥枳朴導其滯也按傷寒六經皆有承氣證惟太陰經無之病在三陽以其陽盛之太過病在少陰厥陰既慮陽絕又患陽復之太過故皆有承氣之方太陰脾藏無此證亦無此方可見脾陽之萬無下理也

大陷胸湯 大黃六兩芒硝一斤甘遂末一錢匕 水六升煮大黃取二升去滓入芒硝煎化入甘遂末分溫服 治太陽中風下早而為結胸者見傷寒太陽壞病以其府熱未實下之太早傷其中氣裏陰上逆塡塞胃經太陽經證不解則表陽亦陷故痞滿而成結胸硝黃泄其鬱結甘遂解其鬱陷也

大陷胸丸 大黃半斤芒硝半升葶藶半升杏仁半升共末之入硝研如脂丸如彈子大取一丸以甘遂末一錢匕白蜜二升煮一升頓服之一宿乃下不下更服 治結胸項強狀如柔痓者

用大承气也。又治产后郁冒，病解能食，七八日更发热者，以产后阳虚不能消谷，宿食停留，以致胃实热蒸，故亦当以大承气汤也。

小承气汤 大黄四两 厚朴二两 枳实三枚 治阳明府热方作者。见伤寒阳明证，以府热未盛，无须以芒硝攻下，故但以大黄泄其燥，枳、朴导其滞也。按伤寒六经，皆有承气证，惟太阴经无之病，在三阳以其阳盛之太过，病在少阴、厥阴。既虑阳绝，又患阳复之太过，故皆有承气之方。太阴脾藏无此证，亦无此方，可见脾阳之万无下理也。

大陷胸汤 大黄六两 芒硝一斤 甘遂末一钱匕 水六升，煮大黄，取二升去滓，入芒硝，煎化入甘遂末，分温服。治太阳中风，下早而为结胸者，见伤寒太阳坏病，以其府热木实，下之太早，伤其中气，里阴上逆，填塞胃经。太阳经证不解，则表阳亦陷，故痞满而成结胸。硝黄泄其郁结，甘遂解其郁陷也。

大陷胸丸 大黄半斤 芒硝半升 葶苈半升 杏仁半升，共末之，入硝，研如脂丸，如弹子大，取一丸，以甘遂末一钱匕，白蜜二升，煮一升，顿服之。一宿乃下，不下更服。治结胸项强，状如柔痓者。

见伤寒太阳坏病，以其浊阴逆升，结胸而连颈项，须自上达下，徐徐下之。故变汤而为丸，葶杏以泄其上焦之滞，硝黄以开其中脘之郁也。

大黄黄连泻心汤　大黄二两　黄连一两　麻沸汤一升渍之，去滓分服。治伤寒下后复汗，心下痞者，见伤寒太阳坏病，以其既下，伤脾复汗亡阳。己土败而戊土逆，君火亦上炎，而不降，大黄泄其胃热，黄连泄其心火也。

桂枝加大黄汤　桂枝三两　甘草二两　生姜三两　大枣十二枚　芍药六两　大黄一两　治太阳病医反下之，因而腹满实痛者，见伤寒太阳证。以太阳经病不解表而误下，则脾败肝郁，木郁风动而克脾土。故腹满而实痛，甘、枣、生姜补中而发表，桂枝、芍药达木而清风也。

大黄硝石汤　大黄　硝石　黄柏各四两　栀子十五枚　治黄疸腹满，自汗，小便不利而赤者，见《金匮详解》黄疸证。以疸证湿在经络，则当泄之，汗孔今自汗而腹满，小便涩而赤，是湿在藏府，则当下之。故加硝石于三黄之中，以泄其湿热也。

苓甘五味姜辛半杏加大黄汤　茯苓四两　甘草三两　五味半升　干姜三两　细辛三两　半夏半升　杏仁

見傷寒太陽壞病以其濁陰逆升結胸而連頸項須自上達下徐徐下之故變湯而爲丸葶杏以泄其上焦之滯硝黃以開其中脘之鬱也

大黃黃連瀉心湯　大黃二兩黃連一兩麻沸湯一升漬之去滓分服　治傷寒下後復汗心下痞者見傷寒太陽壞病以其既下傷脾復汗亡陽己土敗而戊土逆君火亦上炎而不降大黃泄其胃熱黃連泄其心火也

桂枝加大黃湯　桂枝三兩甘草二兩生姜三兩大棗十二枚芍藥六兩大黃一兩　治太陽病醫反下之因而腹滿實痛者見傷寒太陽證以太陽經病不解表而誤下則脾敗肝鬱木鬱風動而尅脾土故腹滿而實痛甘棗生姜補中而發表桂枝芍藥達木而清風也

大黃硝石湯　大黃　硝石　黃柏各四兩　梔子十五枚　治黃疸腹滿自汗小便不利而赤者見金匱詳解黃疸證以疸證溼在經絡則當泄之汗孔今自汗而腹滿小便澀而赤是溼在藏府則當下之故加硝石於三黃之中以泄其溼熱也

苓甘五味姜辛半杏加大黃湯　茯苓四兩甘草三兩五味半升乾姜三兩細辛三兩半夏半升杏仁

半升大黃三兩　治痰飲水去嘔止腫消脾愈而面熱如醉者見金匱痰飲證以痰飲得苓甘五味姜辛半杏水去腫消而胃熱未除足陽明胃脈自頭走足陽明逆行則面熱如醉故加大黃以泄陽明之熱也

大黃附子湯　大黃三兩細辛二兩附子三枚　治脅下偏痛發熱其脈弦緊者見金匱詳解腹滿證以腹爲土位土溼木鬱則上蒸而發熱弦爲肝脈肝位於左經布於脅肝木鬱而不達故脈弦緊而脅痛此皆由寒邪凝結也辛附以驅其內寒大黃以消其裏鬱也

大黃甘草湯　大黃一兩甘草一兩　治食已即吐者見金匱詳解嘔吐噦證以其濁瘀胃逆水穀不消宿食未下新食莫容故食已即吐大黃下其陳菀甘草和其中氣也

抵當湯　大黃三兩桃仁　水蛭　蝱虫各三十枚　治傷寒六七日後表證猶在脈微而沈熱在下焦其人發狂小腹鞕滿小便自利下血乃愈者見傷寒太陽證以太陽表證猶存六七日後不成結胸而發狂是熱不在上焦而在下焦故小腹鞕滿小便轉利是熱結血分不

半升　大黄三两　治痰饮水，去呕止肿，消脾愈而面热如醉者，见《金匮》痰饮证。以痰饮得苓、甘、五味、姜、辛、半、杏，水去肿消，而胃热未除，足阳明胃脉自头走足阳明，逆行则面热如醉。故加大黄，以泄阳明之热也。

大黄附子汤　大黄三两　细辛二两　附子三枚　治胁下偏痛发热，其脉弦紧者，见《金匮详解》腹满证。以腹为土位，土湿木郁则上蒸而发热。弦为肝脉，肝位于左，经布于胁，肝木郁而不达，故脉弦紧而胁痛。此皆由寒邪凝结也。辛附以驱其内寒，大黄以消其里郁也。

大黄甘草汤　大黄一两　甘草一两　治食已即吐者，见《金匮详解》呕吐哕证。以其浊瘀胃逆，水谷不消，宿食未下，新食莫容，故食已即吐。大黄下其陈菀，甘草和其中气也。

抵当汤　大黄三两　桃仁　水蛭　虻虫各三十枚　治伤寒六七日后，表证犹在，脉微而沈，热在下焦，其人发狂，小腹鞕（鞭）满，小便自利下血乃愈者，见伤寒太阳证。以太阳表证犹存，六七日后，不成结胸而发狂，是热不在上焦而在下焦，故小腹鞕（鞭）满。小便转利，是热结血分，不在膀胱，故下血乃愈。水蛭、虻虫破其瘀血；大黄、桃仁下其热结也。

抵当丸 大黄二两 水蛭二十枚 虻虫二十五枚 桃仁二十五枚 治与抵当汤同。见伤寒太阳证减，抵当汤之分两变汤而为丸者，以满而未鞭（鞕），不必急下，亦未可缓攻也。

大黄䗪虫丸 大黄十分 甘草三两 杏仁一升 芍药四两 干地黄十两 桃仁一升 干漆一两 虻虫一升 水蛭百枚 蛴螬半升 䗪虫半升 黄芩三两 蜜丸，小豆大，酒饮服五丸，日三服。治五劳七伤羸瘦，腹满，内有干血，肌肤甲错，两目黑黯者，见《金匮详解》虚劳证。以其中虚土湿，肝脾湮郁，脾主肌肉而不能生长，肝主营血而不能滋养，故病劳伤。甘草、杏仁缓中而利气；桃仁、干漆、虻虫、水蛭、蛴螬、䗪虫破瘀而消症；芍药、地黄、黄芩、大黄清风而导滞也。

下瘀血汤 大黄三两 桃仁二十枚 䗪虫二十枚 蜜成为四丸，酒一升，煮一丸，顿服之，瘀血下如豚肝，亦主经水不利。治产后腹中痛，有瘀血著于脐下者，见《金匮详解》妇人产后病。以瘀血在腹，法当去之，桃仁、䗪虫以破其积，大黄以下其瘀也。

大黄甘遂汤 大黄二两 甘遂二两 阿胶二两 煮一升，入胶烊化，顿服之，血当下。治产后水与血结在血室，小腹胀满，小便微难而不渴者，以产后阳虚，气不化水，木气不能疏泄，膀胱闭

抵當丸 大黃二兩 水蛭二十枚 䗪虫二十五枚 桃仁二十五枚 治與抵當湯同見傷寒太陽證減抵當湯之分兩變湯而爲丸者以滿而未鞕不必急下亦未可緩攻也

大黃䗪虫丸 大黃十分 甘草三兩 杏仁一升 芍藥四兩 乾地黃十兩 桃仁一升 乾漆一兩 䗪虫一升 水蛭百枚 蠐螬半升 䗪虫半升 黃芩三兩 蜜丸小豆大酒飲服五丸日三服 治五勞七傷羸瘦腹滿內有乾血肌膚甲錯兩目黑黯者見金匱詳解虛勞證以其中虛土溼肝脾湮鬱脾主肌肉而不能生長肝主營血而不能滋養故病勞傷甘草杏仁緩中而利氣桃仁乾漆䗪虫水蛭蠐螬䗪虫破瘀而消癥芍藥地黃黃芩大黃清風而導滯也

下瘀血湯 大黃三兩 桃仁二十枚 䗪虫二十枚 蜜成爲四丸酒一升煑一丸頓服之瘀血下如豚肝亦主經水不利 治產後腹中痛有瘀血著於臍下者見金匱詳解婦人產後病以瘀血在腹法當去之桃仁䗪虫以破其積大黃以下其瘀也

大黃甘遂湯 大黃二兩 甘遂二兩 阿膠二兩 煮一升入膠烊化頓服之血當下 治產後水與血結在血室小腹脹滿小便微難而不渴者以產後陽虛氣不化水木氣不能疏泄膀胱閉

而小便难，水瘀血结，故腹满而不渴。阿胶滋肝而疏木；甘遂行水而破积；大黄下血而消瘀也。

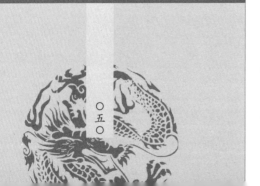

大黄牡丹皮汤 大黄四两 芒硝四合 瓜子半升 桃仁五十枚 牡丹皮一两 煎一升，内芒硝融化顿服之，有脓当下，无脓下血。治肠痈，小腹肿痞，按之痛如淋，小便调，自汗出，时时发热，复恶寒，脓已成，其脉洪数者，见《金匮详解》肠痈证。以湿寒遏其气血，郁蒸为热，其未成脓，则气血壅滞，脉必迟紧。其脓已成，则气血流通，故脉见洪数，脓成当下。丹皮、桃仁、瓜子所以排其脓血；大黄、芒硝所以泄其燔热也。

大黄佐治方

茵陈蒿汤，用之以治身黄腹满，小便不利。

详载茵陈

大柴胡汤，用之以治少阳伤寒，痞鞕（鞭）呕利。

详载柴胡

木防己汤，用之以治支饮喘满。 详载防己

桃仁承气汽，用之以治太阳伤寒，结胸痞证。

详载桃仁

柴胡加龙骨牡蛎汤，用之以治少阳伤寒，烦满谵语。　详载龙骨

鳖甲煎丸，用之以治疟母。　详载鳖甲

附子汤，用之以治少阴伤寒，肢寒身痛。　详载附子

栀子大黄汤，用之以治酒疸热痛。　详载栀子

当归　味苦、辛，微温，入足厥阴肝，滋润滑泽，最养肝木，而滋营血。能缓里急，而安腹痛。长血荣经，清风润燥。保胎前之滴漏，调产后之虚劳。惟其性滑泽，颇能伐阳，助湿败脾，滑肠。故仲景每与姜、枣、苓、术并用也。

当归四逆汤　当归三两　芍药三两　细辛二两　通草三两　甘草二两　大枣二十五枚　治伤寒手足厥冷，脉细欲绝者，见伤寒厥阴证。以厥阴为至阴之藏，营血寒凝，不能充养经脉，而温暖肢节，是以厥冷，脉细。归、芍荣血而复脉；甘枣补中而扶脾；桂、辛、通草温经而驱寒也。

当归生姜羊肉汤　当归三两　生姜五两　羊肉一斤　治寒疝腹痛，胁痛里急者，见《金匮详解》寒疝证。以水寒土湿，木气郁陷，故成寒疝。生姜、羊肉温化其脾肾之寒，当归以滋其肝木之燥。

柴胡加龍骨牡蠣湯用之以治少陽傷寒煩滿譫語　詳載龍骨

鱉甲煎丸用之以治瘧母　詳載鱉甲

附子湯用之以治少陰傷寒肢寒身痛　詳載附子

梔子大黃湯用之以治酒疸熱痛　詳載梔子

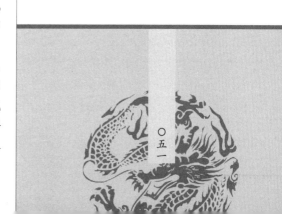

當歸　味苦辛微溫入足厥陰肝滋潤滑澤最養肝木而滋營血能緩裏急而安腹痛長血榮經清風潤燥保胎前之滴漏調產後之虛勞惟其性滑澤頗能伐陽助溼敗脾滑腸故仲景每與薑棗苓朮並用也

當歸四逆湯　當歸三兩　芍藥三兩　細辛二兩　通草三兩　甘草二兩　大棗二十五枚　治傷寒手足厥冷脈細欲絕者見傷寒厥陰證以厥陰為至陰之藏營血寒凝不能充養經脈而溫暖肢節是以厥冷脈細歸芍榮血而復脈甘棗補中而扶脾桂辛通草溫經而驅寒也

當歸生薑羊肉湯　當歸三兩　生薑五兩　羊肉一斤　治寒疝腹痛脅痛裏急者見金匱詳解寒疝證以水寒土溼木氣鬱陷故成寒疝生薑羊肉溫化其脾腎之寒當歸以滋其肝木之燥

水土既溫木氣亦達寒疝自愈也　又治產後腹中㽲痛者見金匱詳解婦人產後病以產後血虛木燥而尅脾土故痛在腹生姜羊肉補肝脾而行鬱當歸滋風木而養營血也

當歸芍藥散　當歸三兩芍藥一斤川芎三兩白朮四兩茯苓四兩澤瀉半斤杵爲散取方寸匕酒和服　治婦人腹中㽲痛者見金匱詳解婦人妊娠以土溼木鬱土爲木尅痛在腹者腹爲土位也　又治婦人腹中諸疾痛者見金匱詳解婦人雜病以風木尅土氣滯而血瘀也故皆以歸芍川芎疏木而達鬱苓澤白朮祛溼而培土則腹痛自止矣

當歸貝母苦參丸　當歸四兩貝母四兩苦參四兩末之蜜丸如梧子大飲服十丸日三服　治妊娠小便難飲食如故者見金匱詳解婦人妊娠以水司於腎而生於肺泄於肝而化於膀胱木鬱而不泄則水道不利當歸滋木而潤下貝母苦參清金而利水也

當歸散　當歸一斤芍藥一斤川芎一斤黃芩一斤白朮一斤爲散取方寸匕酒和服　治胎產諸病見金匱詳解婦人妊娠以胎前產後諸病悉由土溼木鬱風動致燥以至氣血凝滯歸芎以行其血芩芍以清其風白朮以培土而去溼也

水土既温木气亦达，寒疝自愈也。又治产后腹中㽲痛者，见《金匮详解》妇人产后病。以产后血虚木燥而克脾土，故痛在腹。生姜、羊肉补肝脾而行郁，当归滋风木而养营血也。

当归芍药散　当归三两　芍药一斤　川芎三两　白术四两　茯苓四两　泽泻半斤　杵为散，取方寸匕酒和服。治妇人腹中㽲痛者，见《金匮详解》妇人妊娠。以土湿木郁，土为木克，痛在腹者，腹为土位也。又治妇人腹中诸疾痛者，见《金匮详解》妇人杂病。以风木克土，气滞而血瘀也，故皆以归、芍、川芎疏木而达郁，苓、泽、白术祛湿而培土，则腹痛自止矣。

当归贝母苦参丸　当归四两　贝母四两　苦参四两　末之，蜜丸如梧子大，饮服十丸，日三服。治妊娠小便难，饮食如故者，见《金匮详解》妇人妊娠。以水司于肾而生于肺，泄于肝而化于膀胱，木郁而不泄，则水道不利。当归滋木而润下，贝母、苦参清金而利水也。

当归散　当归一斤　芍药一斤　川芎一斤　黄芩一斤　白术一斤　为散，取方寸匕酒和服。治胎产诸病，见《金匮详解》妇人妊娠。以胎前产后诸病悉由土湿木郁，风动致燥，以至气血凝滞。归、芎以行其血；芩、芍以清其风；白术以培土而去湿也。

当归佐治方

奔独汤，用之以治木气上冲，而发奔独。

详载甘李根皮

乌梅丸，用之以治厥阴伤寒，厥逆吐蛔。详载乌梅

薯蓣丸，用之以治虚劳百病。详载薯蓣

麻黄升麻汤，用之以治厥阴伤寒，咽痛泄利。

详载麻黄

升麻鳖甲汤，用之以治阳毒咽痛。详载升麻

升麻鳖甲去雄黄蜀椒汤，用之以治阴毒身痛。

详载升麻

麻黄赤小豆当归散，用之以治狐惑，脓成心烦。

详载赤小豆

地黄 味甘微苦，入足太阴脾，足厥阴肝，滋肝凉血，疗厥阴之消渴，清风润木，下阳明之燥结。但其质重浊，其性甘寒，能助湿而滑肠，脾肾虚寒者忌之。惟温疫疹病，三阳传胃之症，阳明郁热不解，唇焦齿燥，有阳亢阴竭之势，多服地黄，以救里阴，佐以辛凉透达之药，不使营热，内郁，燥土流金，亦属佳品。舍此而外，凡外感内伤诸证，无不由于土湿传化，久服地黄无有

當歸佐治方

奔㹠湯用之以治木氣上衝而發奔㹠 詳載甘李根皮

烏梅丸用之以治厥陰傷寒厥逆吐蚘 詳載烏梅

薯蕷丸用之以治虛勞百病 詳載薯蕷

麻黃升麻湯用之以治厥陰傷寒咽痛泄利 詳載麻黃

升麻鼈甲湯用之以治陽毒咽痛 詳載升麻

升麻鼈甲去雄黃蜀椒湯用之以治陰毒身痛 詳載升麻

麻黃赤小豆當歸散用之以治狐惑膿成心煩 詳載赤小豆

地黃 味甘微苦入足太陰脾足厥陰肝滋肝涼血療厥陰之消渴清風潤木下陽明之燥結但其質重濁其性甘寒能助溼而滑腸脾腎虛寒者忌之惟温疫疹病三陽傳胃之症陽明鬱熱不解唇焦齒燥有陽亢陰竭之勢多服地黃以救裏陰佐以辛涼透達之藥不使營熱內鬱燥土流金亦屬佳品舍此而外凡外感內傷諸證無不由於土溼傳化久服地黃無有

不死故仲景於地黃無作君之方無特加之法審仲景立方之名義君臣之配合可以知地黃之用矣晒乾生用鮮者力更捷熟地乃唐以後所作甘寒之品伐陽泄火萬無補理仲景所用之藥多有炮製者豈不知可改作補劑而待後人妄作也

地黃佐治方

炙甘草湯用之以治少陽傷寒經脈燥結　詳載甘草

薯蕷丸用之以治風氣百病　詳載薯蕷

黃土湯用之以治先便後血　詳載灶中黃土

膠艾湯用之以治妊娠下血　詳載阿膠

百合地黃湯用之以治百合爲病胃家燥熱　詳載百合

腎氣丸用之以治虛勞消渴煩熱　詳載附子

大黃䗪虫丸用之以治五勞七傷內有乾血　詳載大黃

防風　味甘辛入足厥陰肝燥土泄濕達木清風行經絡通關節止疼痛舒筋骨伸攣急起癱

不死。故仲景于地黄无作君之方，无特加之法。审仲景立方之名义，君臣之配合，可以知地黄之用矣。晒干生用，鲜者力更捷。熟地乃唐以后所作，甘寒之品伐阳泄火，万无补理。仲景所用之药，多有炮制者，岂不知可改作补剂，而待后人妄作也。

地黄佐治方

炙甘草汤，用之以治少阳伤寒，经脉燥结。

详载甘草

薯蓣丸，用之以治风气百病。　详载薯蓣

黄土汤，用之以治先便后血。　详载灶中黄土

胶艾汤，用之以治妊娠下血。　详载阿胶

百合地黄汤，用之以治百合为病，胃家燥热。

详载百合

肾气丸，用之以治虚劳，消渴烦热。　详载附子

大黄䗪虫丸，用之以治五劳七伤，内有干血。

详载大黄

防风　味甘、辛，入足厥阴肝，燥土泄湿，达木清风，行经络，通关节，止疼痛，纾筋骨，伸挛急，起瘫

痎，清赤眼，收冷泪，敛自汗，断崩漏，发扬辛燥，善能燥土达木，木达而风自平，非防风之能发表解汗也。仲景发汗，用麻桂而不用防风，此以知防风之功用，主里而不主表也。温证病燥者忌之，故仲景亦不以之主方也。

防风佐治方

桂枝芍药知母汤，用之以治历节病，肢痛脚肿。

详载桂枝

薯蓣丸，用之以治风气百病。 详载薯蓣

竹叶汤，用之以治产后中风。 详载竹叶

柴胡 味苦微寒，入足少阳胆，清胆金之郁火，泄心家之烦热，行经气于阴阳表里之间，奏捷效于寒热往来之会。上行头目而止眩晕，中入胸膈而消痞满，下泄湿热而愈淋浊。口苦咽干，眼红耳聋之良剂；胃口痞痛，血室瘀热之神丹。凡自目从耳下项循胁布胸环胃诸部之病，无不皆医。以其专入少阳，能循少阳之经，使之下行而不上逆。即瘰疬之证，亦由少阳经气壅滞之故，不独痎疟一证之必当用柴胡也。

痎清赤眼收冷淚斂自汗斷崩漏發揚辛燥善能燥土達木木達而風自平非防風之能發表解汗也仲景發汗用麻桂而不用防風此以知防風之功用主裏而不主表也溫證病燥者忌之故仲景亦不以之主方也

防風佐治方

桂枝芍藥知母湯用之以治歷節病肢痛脚腫 詳載桂枝

薯蕷丸用之以治風氣百病 詳載薯蕷

竹葉湯用之以治產後中風 詳載竹葉

柴胡 味苦微寒入足少陽膽清膽金之鬱火泄心家之煩熱行經氣於陰陽表裏之間奏捷效於寒熱往來之會上行頭目而止眩暈中入胸膈而消痞滿下泄溼熱而愈淋濁口苦咽乾眼紅耳聾之良劑胃口痞痛血室瘀熱之神丹凡自目從耳下項循脅布胸環胃諸部之病無不皆醫以其專入少陽能循少陽之經使之下行而不上逆即瘰癧之證亦由少陽經氣鬱滯之故不獨痎瘧一證之必當用柴胡也

小柴胡湯　柴胡半斤　半夏半升　甘草三兩　黃芩三兩　人參三兩　大棗十二枚　生姜三兩　若胸中煩而不嘔者去半夏人參加苦蔞實若渴去半夏人參加苦蔞根若腹中痛去黃芩加芍藥若脅下痞去大棗加牡蠣若心下悸小便不利去黃芩加茯苓外有熱去人參加桂枝若欬去人參大棗加五味乾姜　治少陽中風五六日寒熱往來胸脅苦滿嘿嘿不欲飲食心煩喜嘔者見傷寒少陽經證以少陽之經居半表半裏之間表陽內鬱而熱作裏陰外乘而寒來其經行胸脅而循胃口胆胃俱逆則心煩喜嘔而不欲食柴胡黃芩清泄半表之熱參甘大棗溫補半裏之寒不使陽盛熱勝而入陽明之府亦不使陰盛寒多而入太陰之藏也　又治傷寒四五日身熱惡寒頸項強脅滿手足溫而渴者又治嘔而發熱者又治外解而脈細嗜臥胸滿脅痛者又治腹中急痛者皆見傷寒少陽經證以其胆胃逼迫土虛木鬱故病悉見於頸項胸腹間小柴胡湯所以補虛而疏鬱也　又治婦人中風經水適斷熱入血室寒熱往來如瘧狀者見傷寒少陽證及金匱詳解婦人雜病以其熱在血分少陽經氣亦為所遏致陰陽交爭寒熱如瘧故以小柴胡行其經氣也　又治諸黃腹痛而嘔者見金匱詳解黃

小柴胡汤　柴胡半斤　半夏半升　甘草三两　黄芩三两　人参三两　大枣十二枚　生姜三两　若胸中烦而不呕者，去半夏、人参，加苦蒌实。若渴去半夏、人参，加苦蒌根。若腹中痛，去黄芩，加芍药。若胁下痞，去大枣，加牡蛎。若心下悸，小便不利，去黄芩，加茯苓。外有热，去人参，加桂枝。若欬去人参、大枣，加五味、干姜。治少阳中风五六日，寒热往来，胸胁苦满，嘿嘿不欲饮食，心烦喜呕者，见伤寒少阳经证，以少阳之经居半表半里之间，表阳内郁，而热作里阴，外乘而寒来。其经行胸胁，而循胃口，胆胃俱逆则心烦喜呕，而不欲食。柴胡、黄芩清泄半表之热。参、甘、大枣温补半里之寒，不使阳盛热胜而入阳明之府，亦不使阴盛寒多而入太阴之藏也。又治伤寒四五日，身热恶寒，颈项强胁满，手足温而渴者。又治呕而发热者。又治外解而脉细，嗜卧胸满胁痛者。又治腹中急痛者，皆见伤寒少阳经证，以其胆胃逼迫土虚木郁，故病悉见于颈项胸腹间，小柴胡汤所以补虚而疏郁也。又治妇人中风，经水适断，热入血室，寒热往来，如疟状者。见伤寒少阳证，及《金匮详解》妇人杂病。以其热在血分，少阳经气亦为所遏，致阴阳交争，寒热如疟，故以小柴胡行其经气也。又治诸黄病腹痛而呕者，见《金匮详解》黄疸证。以诸黄腹痛，甲木之贼，戊土、乙木之克己土也。土位于腹，故其痛在腹，小柴胡疏乙木而降甲木，补己土而平戊土，则呕吐腹痛自治矣。

大柴胡汤　柴胡半斤　黄芩二两　半夏半升　生姜五两　大枣十二枚　芍药二两　枳实四两　大黄二两　治伤寒汗出不解，心中痞鞕（鞭），呕吐下利者，见伤寒少阳证。以其汗亡津液，阳明被燥势将传入胃府，府气郁遏，水谷莫容，故痞鞕（鞭）而呕利。此正少阳、阳明合病，未可以阳明之承气汤下之，当以柴、芩、芍药清少阳之热；枳实、大黄泄阳明之燥，佐以半夏降逆，生姜温中，而呕利自愈也。

柴胡桂姜汤　柴胡半斤　黄芩三两　炙甘草二两　桂枝三两　牡蛎二两　苦蒌根四两　干姜三两　治伤寒汗后复下，胸胁满结，小便不利，渴而不呕，头汗出，心烦，寒热往来者，见伤寒少阳证。以汗下伤中，土败木郁，表证未解，少阳经气又复逆行，故满结烦渴，而往来寒热。柴胡清其胆木，桂枝达其肝木，牡蛎、苦蒌除胸中之烦满。生姜、甘草温中气之虚寒也。

柴胡桂枝汤　柴胡四两　黄芩一两半　人参一两半　半夏二合半　大枣六枚　生姜一两半　桂枝一两半　芍药一两半　甘草一两　治伤寒六七日，发热恶寒，肢节烦痛，微呕，心下支结，外证未解者，见伤寒少阳证。以

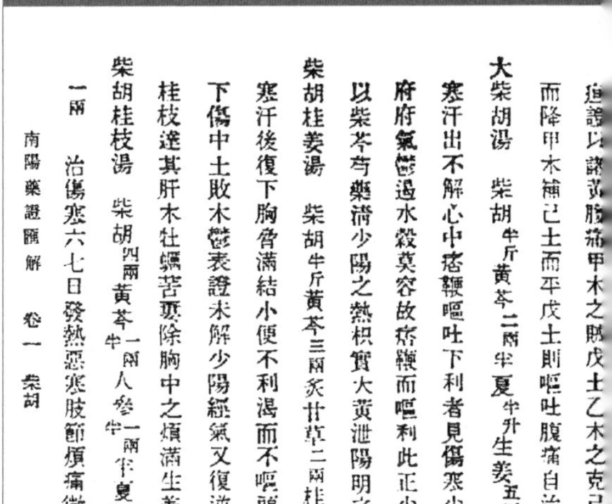
疸證以諸黃腹痛甲木之賊戊土乙木之克己土也土位於腹故其痛在腹小柴胡疏乙木而降甲木補己土而平戊土則嘔吐腹痛自治矣

大柴胡湯　柴胡半斤黃芩二兩半夏半升生姜五兩大棗十二枚芍藥二兩枳實四兩大黃二兩　治傷寒汗出不解心中痞鞕嘔吐下利者見傷寒少陽證以其汗亡津液陽明被燥勢將傳入胃府府氣鬱遏水穀莫容故痞鞕而嘔利此正少陽陽明合病未可以陽明之承氣湯下之當以柴芩芍藥清少陽之熱枳實大黃泄陽明之燥佐以半夏降逆生姜溫中而嘔利自愈也

柴胡桂姜湯　柴胡半斤黃芩三兩炙甘草二兩桂枝三兩牡蠣二兩苦蔞根四兩乾姜三兩　治傷寒汗後復下胸脅滿結小便不利渴而不嘔頭汗出心煩寒熱往來者見傷寒少陽證以汗下傷中土敗木鬱表證未解少陽經氣又復逆行故滿結煩渴而往來寒熱柴胡清其膽木桂枝達其肝木牡蠣苦蔞除胸中之煩滿生姜甘草溫中氣之虛寒也

柴胡桂枝湯　柴胡四兩黃芩一兩半人參一兩半半夏二合半大棗六枚生姜一兩半桂枝一兩半芍藥一兩半甘草一兩　治傷寒六七日發熱惡寒肢節煩痛微嘔心下支結外證未解者見傷寒少陽證以

南陽藥證匯解　卷一　柴胡　四七

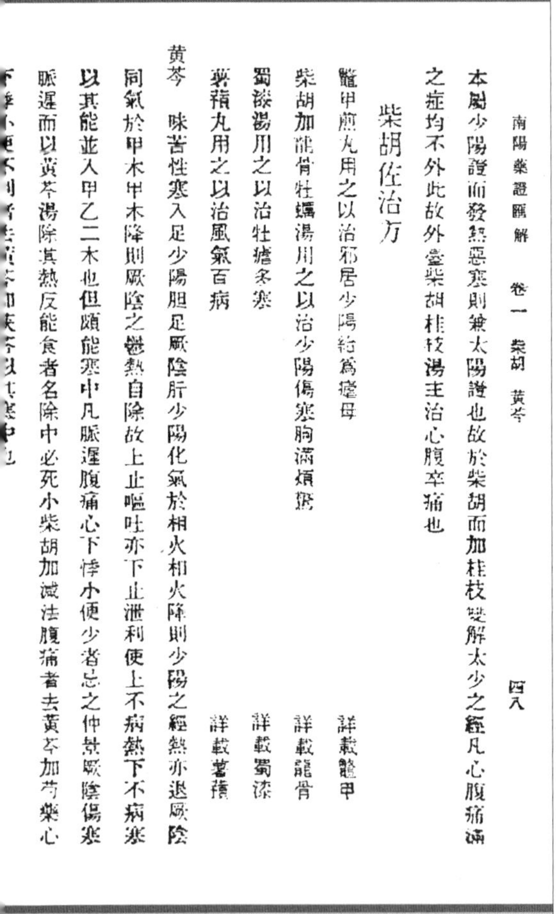

本屬少陽證而發熱惡寒則兼太陽證也故於柴胡而加桂枝雙解太少之經凡心腹痛滿之症均不外此故外臺柴胡桂枝湯主治心腹卒痛也

柴胡佐治方

鱉甲煎丸用之以治邪居少陽結爲瘧母　詳載鱉甲

柴胡加龍骨牡蠣湯用之以治少陽傷寒胸滿煩驚　詳載龍骨

蜀漆湯用之以治牡瘧多寒　詳載蜀漆

薯蕷丸用之以治風氣百病　詳載薯蕷

黄芩　味苦性寒入足少陽胆足厥陰肝少陽化氣於相火相火降則少陽之經熱亦退厥陰同氣於甲木甲木降則厥陰之鬱熱自除故上止嘔吐亦下止泄利使上不病熱下不病寒以其能並入甲乙二木也但頗能寒中凡脈遲腹痛心下悸小便少者忌之仲景厥陰傷寒脈遲而以黄芩湯除其熱反能食者名除中必死小柴胡加減法腹痛者去黄芩加芍藥心下悸小便不利者去黄芩加茯苓以其寒中也

本属少阳证而发热恶寒，则兼太阳证也。故于柴胡而加桂枝，双解太少之经。凡心腹痛满之症，均不外此。故《外台》柴胡桂枝汤主治心腹卒痛也。

柴胡佐治方

鳖甲煎丸，用之以治邪居少阳，结为疟母。　详载鳖甲

柴胡加龙骨牡蛎汤，用之以治少阳伤寒，胸满烦惊。　详载龙骨

蜀漆汤，用之以治牡疟多寒。　详载蜀漆

薯蓣丸，用之以治风气百病。　详载薯蓣

黄芩　味苦性寒，入足少阳胆，足厥阴肝。少阳化气于相火，相火降则少阳之经热亦退。厥阴同气于甲木，甲木降则厥阴之郁热自除，故上止呕吐，亦下止泄利。使上不病热，下不病寒，以其能并入甲乙二木也。但颇能寒中，凡脉迟腹痛，心下悸，小便少者，忌之。仲景厥阴伤寒，脉迟，而以黄芩汤除其热。反能食者，名除中，必死。小柴胡加减法，腹痛者，去黄芩，加芍药。心下悸，小便不利者，去黄芩，加茯苓，以其寒中也。

黄芩汤 黄芩三两 芍药二两 甘草一两 大枣十二枚 呕者加半夏半升，生姜三两，治太阳、少阳合病，自下利者，见伤寒少阳经证，以太阳经证不解，传入少阳而克二土，则病自利。芩、芍以泄其木邪；甘、枣以培其土气也。

外台黄芩汤 黄芩三两 半夏半升 人参三两 大枣十二枚 干姜二两 桂枝一两 治干呕下利者，见《金匮详解》呕吐哕证。以其胆木逆行而克二土，脾陷胃逆，呕利并作。参、枣、姜、桂温中而止利，黄芩、半夏降逆而止呕也。

黄芩佐治方

甘草泻心汤，用之以治太阳中风，痞呕下利。

详载甘草

大柴胡汤，用之以治少阳伤寒，心痞呕利。

详载柴胡

小柴胡汤，用之以治少阳伤寒，寒热烦满。

详载柴胡

柴胡桂枝汤，用之以治少阳伤寒，发热恶寒。

详载柴胡

柴胡桂姜汤，用之以治少阳伤寒，寒热渴满。

详载柴胡

黃芩湯 黃芩三兩 芍藥二兩 甘草一兩 大棗十二枚 嘔者加半夏半升 生姜三兩 治太陽少陽合病自下利者見傷寒少陽經證以太陽經證不解傳入少陽而尅二土則病自利芩芍以泄其木邪甘棗以培其土氣也

外臺黃芩湯 黃芩三兩 半夏半升 人參三兩 大棗十二枚 乾姜二兩 桂枝一兩 治乾嘔下利者見金匱詳解嘔吐噦證以其胆木逆行而尅二土脾陷胃逆嘔利並作參棗姜桂溫中而止利黃芩半夏降逆而止嘔也

黃芩佐治方

甘草瀉心湯用之以治太陽中風痞嘔下利 詳載甘草

大柴胡湯用之以治少陽傷寒心痞嘔利 詳載柴胡

小柴胡湯用之以治少陽傷寒寒熱煩滿 詳載柴胡

柴胡桂枝湯用之以治少陽傷寒發熱惡寒 詳載柴胡

柴胡桂姜湯用之以治少陽傷寒寒熱渴滿 詳載柴胡

半夏瀉心湯用之以治少陽傷寒下後痞滿 詳載半夏
生姜瀉心湯用之以治太陽傷寒乾噫痞鞕下利 詳載生姜
大黃黃連瀉心湯用之以治太陽傷寒下後心痞 詳載大黃
大黃黃連黃芩湯用之以治吐衄心氣不足 詳載大黃
大黃䗪虫丸用之以治五勞七傷內有乾血 詳載大黃
葛根黃連黃芩湯用之以治太陽中風下利汗喘 詳載葛根
澤瀉湯用之以治痰飲眩冒 詳載澤瀉
乾姜芩連人參湯用之以治厥陰傷寒寒格吐下 詳載乾姜
鱉甲煎丸用之以治邪居少陽而成瘧母 載載鱉甲
當歸散用之以治妊娠諸病 詳載當歸
黃土湯用之以治先便後血 詳載灶中黃土
奔豚湯用之以治奔豚上衝往來寒熱 詳載甘李根皮

半夏泻心汤，用之以治少阳伤寒，下后痞满。 详载半夏

生姜泻心汤，用之以治太阳伤寒，干噫痞鞭（鞕）下利。 详载生姜

大黄黄连泻心汤，用之以治太阳伤寒，下后心痞。 详载大黄

大黄黄连黄芩汤，用之以治吐衄，心气不足。 详载大黄

大黄䗪虫丸，用之以治五劳七伤，内有干血。 详载大黄

葛根黄连黄芩汤，用之以治太阳中风，下利汗喘。 详载葛根

泽泄汤，用之以治痰饮眩冒。 详载泽泻

干姜芩连人参汤，用之以治厥阴伤寒，寒格吐下。 详载干姜

鳖甲煎丸，用之以治邪居少阳，而成疟母。 详载鳖甲

当归散，用之以治妊娠诸病。 详载当归

黄土汤，用之以治先便后血。 详载灶中黄土

奔豘汤，用之以治奔豘上冲，往来寒热。 详载甘李根皮

王不留行散，用之以治金疮失血。　详载王不留行

麻黄升麻汤，用之以治厥阴伤寒，咽喉不利吐脓。

详载麻黄

泽漆汤，用之以治咳嗽上气。　详载泽漆

柴胡加芒硝汤，用之以治少阳伤寒，胸满潮热。

详载芒硝

黄连阿胶汤，用之以治少阴伤寒，心烦不卧。

详载黄连

附子泻心汤，用之以治太阳伤寒，心痞恶寒。

详载附子

白头翁　味苦性寒，入足少阳胆，足厥阴肝，泄相火而清风木，除下热而消郁蒸，断鼻衄，收血，利医痔漏，疗肠痈以其善清相火，泄湿热也。脾胃虚寒者忌之。

白头翁汤　白头翁三两　黄连三两　黄柏三两　秦皮三两　治伤寒热利下重，欲饮水者，见伤寒厥阴证，以木郁土湿，而生下热，不泄于水道，而泄于谷道，湿热全注于大肠。肝木以疏泄，主令木愈欲泄，而为大肠金气所敛，故频利而下重。白头翁以清少阳相火，黄连以清少阴君火，黄柏、秦皮以清厥阴湿火也。

王不留行散用之以治金瘡失血　詳載王不留行

麻黃升麻湯用之以治厥陰傷寒咽喉不利吐膿　詳載麻黃

澤漆湯用之以治咳嗽上氣　詳載澤漆

柴胡加芒硝湯用之以治少陽傷寒胸滿潮熱　詳載芒硝

黃連阿膠湯用之以治少陰傷寒心煩不臥　詳載黃連

附子瀉心湯用之以治太陽傷寒心痞惡寒　詳載附子

白頭翁　味苦性寒入足少陽膽足厥陰肝泄相火而清風木除下熱而消鬱蒸斷鼻衄收血利醫痔漏療腸癰以其善清相火泄溼熱也脾胃虛寒者忌之

白頭翁湯　白頭翁三兩黃連三兩黃柏三兩秦皮三兩　治傷寒熱利下重欲飲水者見傷寒厥陰證以木鬱土溼而生下熱不泄於水道而泄於穀道溼熱全注於大腸肝木以疏泄主令木愈欲泄而爲大腸金氣所斂故頻利而下重白頭翁以清少陽相火黃連以清少陰君火黃柏秦皮以清厥陰溼火也

白頭翁加甘草阿膠湯　白頭翁三兩黃連三兩黃柏三兩秦皮三兩甘草二兩阿膠二兩　治產後下利虛極者見金匱詳解婦人產後以產後血亡木燥土爲木剋而病下利白頭翁湯以清其燥熱加甘草阿膠以培土而滋木也

秦皮　味苦性寒入足厥陰肝性極苦寒故能泄厥陰之鬱熱味兼酸澀故能止風木之疏泄惟熱利下重者宜之

秦皮佐治方

白頭翁湯用之以治厥陰傷寒熱利下重　詳載白頭翁

白薇　味苦微寒入足少陽膽足厥陰肝泄厥陰下鬱之熱清少陽上逆之火其性疏利能散鬱結專走肝胆二經故能平赤目止血痢滅粉刺適癰腫治女子陰中腫痛無鬱火者忌之

白薇佐治方

薯蕷丸用之以治虛勞百病　詳載薯蕷

苦參　味苦性寒入足厥陰肝足太陽膀胱利壬水之溼熱清乙木之瘀熱能殺虫而消腫止

白头翁加甘草阿胶汤

白头翁三两　黄连三两　黄柏三两　秦皮三两　甘草二两　阿胶二两　治产后下利虚极者，见《金匮详解》妇人产后。以产后血亡木燥，土为木克，而病下利。白头翁汤以清其燥热，加甘草、阿胶，以培土而滋木也。

秦皮　味苦性寒，入足厥阴肝，性极苦寒，故能泄厥阴之郁热。味兼酸涩，故能止风木之疏泄，惟热利下重者宜之。

秦皮佐治方

白头翁汤，用之以治厥阴伤寒，热利下重。

详载白头翁

白薇　味苦微寒，入足少阳胆，足厥阴肝，泄厥阴下郁之热，清少阳上逆之火。其性疏利，能散郁结，专走肝胆二经，故能平赤目，止血痢，减粉刺，适痈肿，治女子阴中肿痛，无郁火者忌之。

白薇佐治方

薯蓣丸，用之以治虚劳百病。　详载薯蓣

苦参　味苦性寒，入足厥阴肝，足太阳膀胱，利壬水之湿热，清乙木之瘀热，能杀虫而消肿，止红痢与便血，定牙痛，除疥癞，医齿衄，疗鼻齆。惟性颇苦寒，膀胱有湿热者宜之。

苦参汤 苦参一斤，煎汤薰洗。治狐惑蚀于下部者，见《金匮详解》狐惑证。以肝主筋，前阴者宗筋之聚，土湿木陷则郁，而虫生蚀于下部。治以苦参者，清热而杀虫也。蚀于肛者，另有雄黄散方。

苦参佐治方

当归贝母苦参丸，用之以治妊娠小便难者。

详载当归

狼牙 味苦性寒，入足厥阴肝，清风木而泄热，疗阴疮而杀虫，止便血下利，医疮疡蚀烂，洗一切恶疮，理各种虫疮，疗疥癣，杀寸白诸虫，及女子阴痒。便血下利之证，自有本原，狼牙草只可施之外治，未可以入汤药也。

狼牙汤 狼牙三两 水四升，煮半升，以绵缠筋，如茧浸汤滴阴中，日四次，治妇人少阴脉滑面（而）数，阴中生疮蚀烂者，见《金匮详解》妇人杂病。以木郁于水而生下热，肾位于水，尺以候肾，肾脉滑数，法当阴中生疮，疮之蚀烂，以有虫也。狼牙达木而泄热，杀虫而止蚀也。

紅痢與便血定牙痛除疥癩醫齒衄療鼻齆惟性頗苦寒膀胱有溼熱者宜之

苦參湯 苦參一斤煎湯薰洗 治狐惑蝕於下部者見金匱詳解狐惑證以肝主筋前陰者宗筋之聚土溼木陷則鬱而虫生蝕於下部治以苦參者清熱而殺虫也 蝕於肛者另有雄黃散方

苦參佐治方

當歸貝母苦參丸用之以治妊娠小便難者 詳載當歸

狼牙 味苦性寒入足厥陰肝清風木而泄熱療陰瘡而殺虫止便血下利醫瘡瘍蝕爛洗一切惡瘡理各種虫瘡療疥癬殺寸白諸虫及女子陰痒 便血下利之證自有本原狼牙草祇可施之外治未可以入湯藥也

狼牙湯 狼牙三兩 水四升煮半升以綿纏筋如繭浸湯瀝陰中日四次治婦人少陰脈滑而數陰中生瘡蝕爛者見金匱詳解婦人雜病以木鬱於水而生下熱腎位於水尺以候腎腎脈滑數法當陰中生瘡瘡之蝕爛以有虫也狼牙達木而泄熱殺虫而止蝕也

艾葉　味苦辛氣溫入足厥陰肝和煦通暢旣燥溼而除寒亦溫經而止血入血分而開瘀濇煖血海而調經絡凡吐衂尿便崩帶淋瀝痔漏刀斧跌扑胎產諸血無不皆醫發背癰疽疔毒疳瘡風癩臁瘡疥癬諸瘡並皆見效血藥中之佳品也仲景不以之主方者以其性僅能溫血不足以爲君藥也

艾葉佐治方

膠艾湯用之以治妊娠胞阻下血　詳載阿膠

柏葉湯用之以治吐血不止　詳載柏葉

馬通　味辛溫入足厥陰肝斂氣止血治吐衂崩漏

馬通佐治方

柏葉湯用之以治吐血不止　詳載柏葉

王不留行　味苦入足厥陰肝行經絡而通瘀滯斂血海而止崩漏善治金瘡能出諸刺止鼻血下乳汁利小便消發背八月八日採苗陰乾用

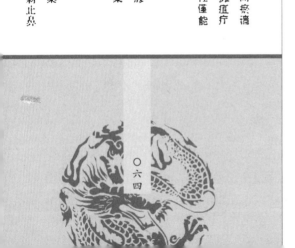

艾叶　味苦、辛，气温，入足厥阴肝，和煦通畅，既燥湿而除寒，亦温经而止血，入血分而开瘀涩，暖血海而调经络。凡吐血，尿便崩，带淋沥，痔漏，刀斧跌扑，胎产，诸血，无不皆医。发背痈疽疔，毒疳疮风癞，臁疮疥癣诸疮，并皆见效。血药中之佳品也。仲景不以之主方者，以其性仅能温血，不足以为君药也。

艾叶佐治方

胶艾汤，用之以治妊娠胞阻下血。　详载阿胶

柏叶汤，用之以治吐血不止。　详载柏叶

马通　味辛温，入足厥阴肝，敛气止血，治吐衄崩漏。

马通佐治方

柏叶汤，用之以治吐血不止。　详载柏叶

王不留行　味苦，入足厥阴肝，行经络而通瘀滞，敛血海而止崩漏，善治金疮，能出诸刺，止鼻血，下乳汁，利小便，消发背。八月八日采苗，阴干用。

王不留行散 王不留行十分 蒴藋细叶十分 桑东南根白皮十分 甘草一分 厚朴十分 川椒三分 干姜二分 黄芩二分 芍药二分 捣筛为散，服方寸匕，日二服，小疮即粉之，大疮但服，产后亦可服。治病金疮者，见《金匮详解》疮痈证。以金疮失血，亡其血中温气，必肝木失养，木燥风生。椒、姜、芩、芍温血而清风；厚朴、蒴藋降浊而行瘀；甘草补其中气；桑根、王不留行通经而止血也。

川芎 味辛微温，入足厥阴肝，行结滞而破瘀涩，止疼痛而收疏泄，其气发升达风木之抑郁。其性辛烈通经脉之凝瘀，医痈疽发背，痔瘘诸疮，止口鼻、牙齿、便溺诸血，以其专入肝而走血分也。然非当归则不见功，故仲景不以之为君药也。

川芎佐治方

白术散，用之以治妊娠养胎。　　详载白术

当归散，用之以治胎前产后诸病。　　详载当归

当归芍药散，用之以治妊娠腹中疞痛。　　详载当归

王不留行散　王不留行十分蒴藋細葉十分桑東南根白皮十分甘草一分厚朴十分川椒三分乾姜二分黃芩二分芍藥二分擣篩爲散服方寸匕日二服小瘡即粉之大瘡但服產後亦可服　治病金瘡者見金匱詳解瘡癰證以金瘡失血亡其血中溫氣必肝木失養木燥風生椒姜芩芍溫血而清風厚朴蒴藋降濁而行瘀甘草補其中氣桑根王不留行通經而止血也

川芎　味辛微溫入足厥陰肝行結滯而破瘀澀止疼痛而收疏泄其氣發升達風木之抑鬱其性辛烈通經脈之凝瘀醫癰疽發背痔瘻諸瘡止口鼻牙齒便溺諸血以其專入肝而走血分也然非當歸則不見功故仲景不以之爲君藥也

川芎佐治方

白朮散用之以治妊娠養胎　詳載白朮

當歸散用之以治胎前產後諸病　詳載當歸

當歸芍藥散用之以治妊娠腹中疞痛　詳載當歸

薯蕷丸用之以治風氣百病　詳載薯蕷

奔㹠湯用之以治木氣逆行奔㹠衝胸　詳載甘李根皮

溫經湯用之以治婦人崩漏帶下　詳載吳萸

酸棗仁湯用之以治諸勞虛煩不得眠卧　詳載酸棗仁

蒴藋　味酸微凉入足厥陰肝辛凉清利行血通經消瘀化滯療水腫溼痺下癥瘕瘀血洗隱疹風瘙敷脚膝腫痛七月七日採細葉陰乾用

蒴藋佐治方

王不留行散用之以治金瘡失血　詳載王不留行

敗醬即苦菜　味苦微寒入足厥陰肝善破瘀血最排癰膿化癥瘕住吐衄止心疼腹痛催生產落胎療疥癬膿水除翳膜努肉

敗醬佐治方

薏苡附子敗醬散用之以治腸癰排膿　詳載薏苡

薯蓣丸，用之以治风气百病。　详载薯蓣

奔豘汤，用之以治木气逆行，奔豘冲胸。

详载甘李根皮

温经汤，用之以治妇人崩漏带下。　详载吴萸

酸枣仁汤，用之以治诸劳虚烦，不得眠卧。

详载酸枣仁

蒴藋　味酸微凉，入足厥阴肝，辛凉清利，行血通经，消瘀化滞，疗水肿湿痹，下癥瘕瘀血，洗隐疹风瘙，敷脚膝肿痛。七月七日采细叶，阴干用。

蒴藋佐治方

王不留行散，用之以治金疮失血。　详载王不留行

败酱即苦菜　味苦微寒，入足厥阴肝，善破瘀血，最排痈脓，化癥瘕，住吐衄，止心疼腹痛，催生产落胎，疗疥癣脓水，除翳膜努肉。

败酱佐治方

薏苡附子败酱散，用之以治肠痈排脓。　详载薏苡

红蓝花 味辛，入足厥阴肝，行血开瘀，止痛润燥，疏肝郁而通经脉，消跗肿而下胎衣，妊娠慎用。

红蓝花酒 红蓝花一两 酒一升，煎减半，分服。治妇人诸风，腹中血气刺痛者，见《金匮详解》妇人杂病。以其风动血枯，郁克脾土而生刺痛，红蓝花酒活血而行滞也。

紫葳即凌霄花 味酸微寒，入足厥阴肝，专行瘀血，善消癥块，通经止淋，除崩收带，能平酒皶风刺，兼医癞风阴疮。

紫葳佐治方

鳖甲煎丸，用之以治疟结成癥，而为疟母。

紅藍花 味辛入足厥陰肝行血開瘀止痛潤燥疏肝鬱而通經脈消跗腫而下胎衣妊娠慎用

紅藍花酒 紅藍花一兩 酒一升煎減半分服 治婦人諸風腹中血氣刺痛者見金匱詳解婦人雜病以其風動血枯鬱剋脾土而生刺痛紅藍花酒活血而行滯也

紫葳即凌霄花 味酸微寒入足厥陰肝專行瘀血善消癥塊通經止淋除崩收帶能平酒皶風刺兼醫癩風陰瘡

紫葳佐治方

鱉甲煎丸用之以治瘧結成癥而爲瘧母

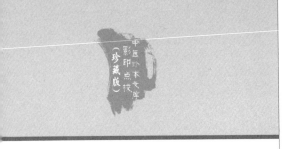

南陽藥證匯解卷二

仁和吳槐綬子紱著

草部

黃耆　味甘氣平入足陽明胃手太陰肺入肺胃而補氣走經絡而益營善達皮腠專通肌表虛勞裏急之良劑歷節腫痛之主藥能發表而出汗亦能斂表而止汗小兒痘病與一切瘡瘍最忌營鬱衛閉不外達而內陷黃耆清靈和暢滋營血而助衛氣輔以薑桂宣達之味實爲至佳之品蜜炙用清表斂汗生用

黃耆桂枝五物湯　黃耆三兩桂枝三兩芍藥三兩生姜六兩大棗十二枚　治血痹身體不仁狀如風痹脈尺寸關上俱微尺中小緊者見金匱詳解血痹證以氣蒸汗出之時被微風所襲皮毛閉束營衛雙鬱不能濡發肌肉久而枯槁不仁營衛之氣不達故脈見微緊大棗芍藥滋營而清風桂枝黃耆宣衛而行瘀重用生姜所以通經而開痹也

桂枝加黃耆湯　桂枝三兩芍藥三兩甘草二兩大棗十二枚生姜三兩黃耆二兩　治黃汗兩脛自冷

南阳药证汇解卷二

仁和吴槐绶子绂著

草部

黄耆　味甘气平，入足阳明胃，手太阴肺。入肺胃而补气，走经络而益营，善达皮腠，专通肌表，虚劳里急之良剂，历节肿痛之主药。能发表而出汗，亦能敛表而止汗，小儿痘病与一切疮疡最忌，营郁卫闭不外达而内陷。黄耆清灵和畅，滋营血而助卫气，辅以姜桂宣达之味，实为至佳之品。蜜炙用清表，敛汗生用。

黄耆桂枝五物汤　黄耆三两　桂枝三两　芍药三两　生姜六两　大枣十二枚　治血痹，身体不仁，状如风痹，脉尺、寸、关上俱微，尺中小紧者，见《金匮详解》血痹证。以气蒸汗出之时，被微风所袭，皮毛闭束，营卫双郁，不能濡养肌肉，久而枯槁不仁，营卫之气不达，故脉见微紧。大枣、芍药滋营而清风；桂枝、黄耆宣卫而行瘀。重用生姜，所以通经而开痹也。

桂枝加黄耆汤　桂枝三两　甘草二两　大枣十二枚　生姜三两　黄耆二两　治黄汗，两胫自冷。

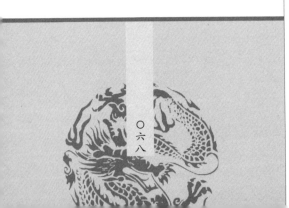

腰髋弛痛，如有物在皮中，身疼重烦躁，腰以上汗出，小便不利者，见《金匮详解》水气证。以其水在经络，下注关节，故两胫自冷，腰髋弛痛，水湿凝滞。故疼重烦躁而小便不利。风升窍开，故腰以上汗出甚，则营郁发热而多盗汗。气血枯燥，而肌肤甲错，血肉溃烂而生恶疮者，甘、枣、芍药补土而纾木；蓍、桂、生姜达营而开卫也。又治黄病，但利其小便，假令脉浮，当以汗解之，见《金匮详解》黄疸证。以其泄营卫而解湿邪也。

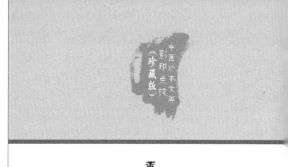

黄耆芍药桂酒汤 黄耆五两 芍药三两 桂枝三两 苦酒一升 治黄汗身肿，发热汗出而渴，汗沾衣色黄如蘖汁，脉自沈者，见《金匮详解》水气证。以汗出入水，水气淫于经络，壅卫气而遏营血，脾土不运，则湿热薰蒸而发黄，黄者土色也。土气被遏，则脉见沈，黄蓍、桂枝达营卫之郁；芍药、苦酒泄营卫之热也。

黄耆佐治方

防己黄耆汤，用之以治风湿身重，内有水气。

详载防己

防己茯苓汤，用之以治皮水为病，四肢浮肿。

详载防己

腰髖弛痛如有物在皮中身疼重煩躁腰以上汗出小便不利者見金匱詳解水氣證以其水在經絡下注關節故兩脛自冷腰髖弛痛水溼凝滯故疼重煩躁而小便不利風升竅開故腰以上汗出甚則營鬱發熱而多盜汗氣血枯燥而肌膚甲錯血肉潰爛而生惡瘡者甘棗芍藥補土而紓木蓍桂生薑達營而開衛也　又治黃病但利其小便假令脈浮當以汗解之見金匱詳解黃疸證以其泄營衛而解溼邪也

黃耆芍藥桂酒湯　黃耆五兩芍藥三兩桂枝三兩苦酒一升　治黃汗身腫發熱汗出而渴汗沾衣色黃如蘖汁脈自沈者見金匱詳解水氣證以汗出入水水氣淫於經絡壅衛氣而遏營血脾土不運則溼熱薰蒸而發黃黃者土色也土氣被遏則脈見沈黃蓍桂枝達營衛之鬱芍藥苦酒泄營衛之熱也

黃耆佐治方

防己黃耆湯用之以治風溼身重內有水氣　詳載防己

防己茯苓湯用之以治皮水爲病四肢浮腫　詳載防己

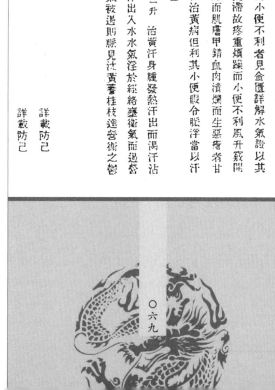

黃耆建中湯用之以治虛勞裏急　詳載膠飴

五味子　味酸微苦鹹氣濇入手太陰肺酸斂固濇降辛金之上衝而止嗽逆升庚金之下陷而止滑泄斂陰固陽秘精寧神虛勞之要藥也然非有培土建中之藥以主之不能見功

五味佐治方

小青龍湯用之以治太陽傷寒內有水氣咳逆者　詳載麻黃

小柴胡湯加味用之以治少陽傷寒寒熱而欬　詳載柴胡

真武湯用之以治少陰傷寒肢痛腹泄　詳載茯苓

苓桂五味甘草去桂加乾姜細辛湯用之以治痰飲　詳載茯苓

射干麻黃湯用之以治咳嗽上氣　詳載射干

厚朴麻黃湯用之以治咳逆上氣　詳載厚朴

小青龍加石膏湯用之以治咳嗽上氣煩躁而喘　詳載石膏

白前　味甘辛入手太陰肺降衝逆而止嗽破壅塞而清痰凡胸脅逆氣心肺凝瘀咳嗽喘急

黄耆建中汤，用之以治虚劳里急。　详载胶饴

五味子　味酸微苦咸，气涩入手太阴肺，酸敛固涩。降辛金之上冲，而止嗽逆；升庚金之下陷，而止滑泄；敛阴固阳，秘精宁神，虚劳之要药也。然非有培土建中之药以主之不能见功。

五味佐治方

小青龙汤，用之以治太阳伤寒，内有水气咳逆者。　详载麻黄

小柴胡汤加味，用之以治少阳伤寒，寒热而欬。　详载柴胡

真武汤，用之以治少阴伤寒，肢痛腹泄。　详载茯苓

苓桂五味甘草去桂加干姜细辛汤，用之以治痰饮。　详载茯苓

射干麻黄汤，用之以治咳嗽上气。　详载射干

厚朴麻黄汤，用之以治咳逆上气。　详载厚朴

小青龙加石膏汤，用之以治咳嗽上气，烦躁而喘。　详载石膏

白前　味甘、辛，入手太阴肺，降冲逆而止嗽，破壅塞而清痰。凡胸胁逆气，心肺凝瘀，咳嗽喘急，

呼吸迫促之证得之，清道立通，瘀浊悉下，辅以补中之剂，亦调肺之良药也。

白前佐治方

泽漆汤，用之以治痰饮阻隔，咳而脉沉。详载泽漆。

细辛 味辛温，入手太阴肺，足少阴肾，辛温开通，降充逆而止咳嗽，驱湿寒而荡瘀浊，清气道而导水源，消齿痛而通经脉。收眼泪，去鼻塞，散胃浊，除口臭，以其具行郁。破结下冲降逆之力，乃有此效。然偏长薄技，未足以君临他药也。

细辛佐治方

小青龙汤，用之以治咳逆，有水气者。 详载麻黄

麻黄附子细辛汤，用之以治少阴伤寒，发热脉沈。 详载麻黄

苓桂五味甘草去桂加干姜细辛汤，用之以治痰饮。 详载茯苓

真武汤，用之以治少阴伤寒，肢疼腹痛。 详载茯苓

射干麻黄汤，用之以治咳嗽上气。 详载射干

呼吸迫促之證得之淸道立通瘀濁悉下輔以補中之劑亦調肺之良藥也

白前佐治方

澤漆湯用之以治痰飲阻隔咳而脈沉 詳載澤漆

細辛 味辛溫入手太陰肺足少陰腎辛溫開通降充逆而止咳嗽驅溼寒而蕩瘀濁淸氣道而導水源消齒痛而通經脈收眼淚去鼻塞散胃濁除口臭以其具行鬱破結下衝降逆之力乃有此效然偏長薄技未足以君臨他藥也

細辛佐治方

小青龍湯用之以治咳逆有水氣者 詳載麻黃

麻黃附子細辛湯用之以治少陰傷寒發熱脈沈 詳載麻黃

苓桂五味甘草去桂加乾姜細辛湯用之以治痰飲 詳載茯苓

眞武湯用之以治少陰傷寒肢疼腹痛 詳載茯苓

射干麻黃湯用之以治咳嗽上氣 詳載射干

防己黃耆湯用之以治下有沉寒　詳載防己

厚朴麻黃湯用之以治咳嗽上氣　詳載厚朴

桂甘薑棗麻附細辛湯用之以治氣結心下　詳載桂枝

烏梅丸用之以治厥陰傷寒厥逆吐蚘　詳載烏梅

小青龍加石膏湯用之以治咳嗽煩喘　詳載石膏

赤丸用之以治腹痛厥逆　詳載硃砂

射干　味苦微寒入手太陰肺善利咽喉而開閉塞最下衝逆而止咳嗽潤腸肺而泄火清胸膈而掃瘀治喉痹胸滿平咽痛腹脹行積痰化瘀血通經閉消核結除癥瘕斷瘧母

射干麻黃湯　射干十二枚　紫菀二兩　款冬三兩　五味半升　細辛三兩　半夏半升　生薑四兩　大棗七枚　麻黃四兩　治咳而上氣喉中如水雞聲者見金匱詳解咳嗽上氣證以其風寒外束閉其皮毛肺氣逆行喉窄而泄之不及以致聲如水雞此即傷風齁喘之症不降裏陰則胸膈莫容不解表寒則經氣終鬱射干降逆開結使裏陰下達則咽喉清虛麻黃散風去寒使表邪不壅

防己黄耆汤，用之以治下有沉寒。　详载防己

厚朴麻黄汤，用之以治咳嗽上气。　详载厚朴

桂甘姜枣麻附细辛汤，用之以治气结心下。

详载桂枝

乌梅丸，用之以治厥阴伤寒，厥逆吐蛔。　详载乌梅

小青龙加石膏汤，用之以治咳嗽烦喘。　详载石膏

赤丸，用之以治腹痛厥逆。　详载朱砂

射干　味苦微寒，入手太阴肺，善利咽喉，而开闭塞，最下冲逆而止咳嗽。润肠肺，而泄火，清胸膈，而扫瘀，治喉痹胸满，平咽痛，腹胀，行积痰，化瘀血，通经闭，消核结，除癥瘕，断疟母。

射干麻黄汤　射干十二枚　紫苑（菀）二两　款冬三两　五味半升　细辛三两　半夏半升　生姜四两　大枣七枚　麻黄四两　治咳而上气，喉中如水鸡声者，见《金匮详解》咳嗽上气证。以其风寒外束，闭其皮毛，肺气逆行，喉窄而泄之不及，以致声如水鸡。此即伤风齁喘之症，不降里阴，则胸膈莫容；不解表寒，则经气终郁。射干降逆开结，使里阴下达，则咽喉清虚。麻黄散风去寒，使表邪不壅，

则气机自调，佐以姜枣温补其中气；紫苑（菀）、款冬、味辛；半夏降冲逆而止咳嗽也。

紫苑（菀） 味苦、辛，入手太阴肺，清金润燥，止咳定喘，善敛失血，能医息贲，开喉痹，利小便，疗肺痈，行脓血，劳嗽吐血之良药也。

紫苑（菀）佐治方

射干麻黄汤，用之以咳嗽上气。　详载射干

款冬花 味辛气温，入手太阴肺，降逆破壅，宁嗽止喘，利咽喉而清心肺，生津液而荡浊。瘀除肺痈脓血，去痰涕胶粘，祛浊还清，治肺喉之药也。

款冬佐治方

射干麻黄汤，用之以治咳嗽上气。　详载射干

麻黄 味苦、辛，气温，入手太阴肺，足太阳膀胱。行气分而泄卫郁；开毛孔而解寒邪；治风湿之身痛；疗寒湿之脚肿；驱风水而消溢饮；平胀逆而解惊悸。盖卫主收敛，风泄卫气愈泄，而卫愈闭，营血被遏，则生里热，营主升散，寒闭营血愈闭，而营愈泄，卫气被束而生表寒，风伤卫

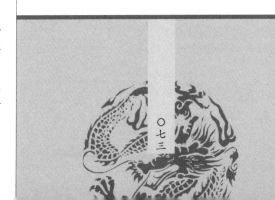

則氣機自調佐以姜棗溫補其中氣紫菀款冬味辛半夏降衝逆而止咳嗽也

紫菀　味苦辛入手太陰肺清金潤燥止咳定喘善斂失血能醫息賁開喉痺利小便療肺癰行膿血勞嗽吐血之良藥也

紫菀佐治方

射干麻黃湯用之以治咳嗽上氣　詳載射干

款冬花　味辛氣溫入手太陰肺降逆破壅寧嗽止喘利咽喉而清心肺生津液而蕩濁瘀除肺癰膿血去痰涕膠粘祛濁還清治肺喉之藥也

款冬佐治方

射干麻黃湯用之以治咳嗽上氣　詳載射干

麻黃　味苦辛氣溫入手太陰肺足太陽膀胱行氣分而泄衛鬱開毛孔而解寒邪治風溼之身痛療寒溼之腳腫驅風水而消溢飲平脹逆而解驚悸蓋衛主收斂風泄衛氣愈泄而衛愈閉營血被遏則生裏熱營主升散寒閉營血愈閉而營愈泄衛氣被束而生表寒風傷衛

而營鬱故用桂枝以泄營寒傷營而衛閉故用麻黃以泄衛桂枝專走經絡故中風之泄衛以桂枝爲主麻黃專走皮毛故傷寒之泄營以麻黃爲君竅開汗出營衛達而寒熱自解麻黃發表之力莫之與京冬月傷寒非此不達而尤能消裏水一切水邪痰飲淫溢於經絡關節之內者無不皆醫但頗泄眞氣虛家血家汗家均宜慎之所謂奪汗者勿血奪血者勿汗也發表去根節斂表但用根節煮去浮沫再入他藥

麻黃湯　麻黃三兩　桂枝二兩　甘草一兩炙　杏仁七十枚　治傷寒頭痛惡寒無汗而喘者見傷寒太陽證以寒傷營血閉其皮毛是以無汗肺氣被遏是以發喘寒束衛氣不得外達是以惡寒甘草和其中桂枝發其營麻黃泄其衛杏仁利肺而止喘也

麻桂各半湯　桂枝一兩十六銖　芍藥一兩　甘草一兩炙　大棗四枚　生姜一兩　麻黃一兩　杏仁二十四枚　治風寒雙感發熱惡寒其狀如瘧者見傷寒太陽證以風傷衛氣寒傷營血營泄衛閉彼此交爭故寒熱往來其狀如瘧也桂枝驅風麻黃驅寒姜杏通經而利肺甘棗補脾而滋肝也

小青龍湯　麻黃三兩　桂枝三兩　芍藥三兩　甘草三兩炙　半夏半升　五味半升　細辛三兩　姜乾三兩　治傷

長沙藥解　卷二　麻黃　六五

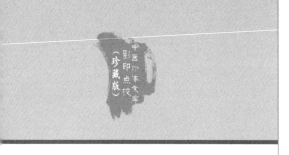

而营郁，故用桂枝以泄营寒。伤营而卫闭，故用麻黄以泄卫。桂枝专走经络，故中风之泄卫，以桂枝为主。麻黄专走皮毛，故伤寒之泄营，以麻黄为君，窍开汗出，营卫达而寒热自解。麻黄发表之力，莫之与京冬月伤寒，非此不达，而尤能消里水。一切水邪痰饮，淫溢于经络关节之内者，无不皆医。但颇泄真气，虚家、血家、汗家均宜慎之。所谓夺汗者，勿血夺，血者，勿汗也。发表去根节；敛表，但用根节，煮去浮沫，再入他药。

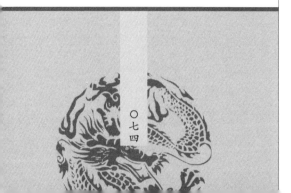

麻黄汤　麻黄三两　桂枝二两　甘草一两，炙　杏仁七十枚　治伤寒头痛恶寒，无汗而喘者，见伤寒太阳证，以寒伤营血，闭其皮毛，是以无汗；肺气被遏，是以发喘；寒束卫气，不得外达，是以恶寒。甘草和其中，桂枝发其营，麻黄泄其卫，杏仁利肺而止喘也。

麻桂各半汤　桂枝一两十六铢　芍药一两　甘草一两，炙　大枣四枚　生姜一两　麻黄一两　杏仁二十四枚　治风寒双感，发热恶寒，其状如疟者，见伤寒太阳证。以风伤卫气，寒伤营血，营泄卫闭，彼此交争，故寒热往来，其状如疟也。桂枝驱风，麻黄驱寒，姜杏通经而利肺，甘、枣补脾而滋肝也。

小青龙汤　麻黄三两　桂枝三两　芍药三两　甘草三两，炙　半夏半升　五味半升　细辛三两　姜干三两　治伤寒，心下有水气，干呕发热而咳，或渴，或利，或噎，或小便少腹满，或喘者，见伤寒太阳证。以表证未解，水饮中阻，肺胃不降，浊气上逆。甘草培其中气，芍药清其经热，麻、桂发其营卫，半加辛、姜，降肺胃而止咳喘也。或微利者，仲景原方加减，去麻黄，加芫花，如鸡子大，熬令赤色，以水邪侮土，芫花泄其水也。渴者去半夏，加苦蒌根三两，以苦蒌清金而止渴也。噎者去麻黄，加附子一枚，以寒水侮其中土，附子以驱其寒也。小便不利，少腹满者，去麻黄，加茯苓四两，以水泛土湿，茯苓泄其水也。喘者加杏仁半升，以肺气壅滞，杏仁利肺而止喘也。又治溢饮，当发其汗者，见《金匮详解》痰饮证。以痰饮停留，中气湮郁，寒邪阻遏，肺气逆升。姜、辛、五味温中而降逆，芍药、麻桂疏木而发表，甘草、半夏补中而下冲也。又治痰饮，倚息不得卧者，以支饮在胸，小青龙下气降逆而导饮也。

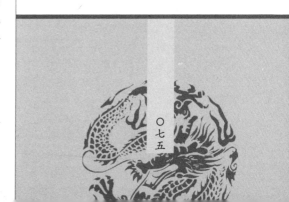

大青龙汤　麻黄六两　桂枝二两　甘草二两，炙　生姜三两　大枣十二枚　石膏如鸡子大　杏仁五十枚　治中风脉紧，身痛发热，恶寒烦躁无汗者，见伤寒太阳证。以风伤卫气，卫敛而风不能泄，则无汗。营血被卫气所遏，内热郁隆，则烦躁，证同伤寒，而病实中风。故重用麻黄，以泄其卫。轻用桂枝以达

寒心下有水氣乾嘔發熱而欬或渴或利或噎或小便少腹滿或喘者見傷寒太陽證以表證未解水飲中阻肺胃不降濁氣上逆甘草培其中氣芍藥清其經熱麻桂發其營衛半加辛姜降肺胃而止咳喘也或微利者仲景原方加減去麻黃加芫花如雞子大熬令赤色以水邪侮土芫花泄其水也渴者去半夏加苦蔞根三兩以苦蔞清金而止渴也噎者去麻黃加附子一枚以寒水侮其中土附子以驅其寒也小便不利少腹滿者去麻黃加茯苓四兩以水泛土溼茯苓泄其水也喘者加杏仁半升以肺氣壅滯杏仁利肺而止喘也　又治溢飲當發其汗者見金匱詳解痰飲證以痰飲停留中氣湮鬱寒邪阻遏肺氣逆升姜辛五味溫中而降逆芍藥麻桂疏木而發表甘草半夏補中而下衝也　又治痰飲倚息不得臥者以支飲在胸小青龍下氣降逆而導飲也

大青龍湯　麻黃六兩　桂枝二兩　甘草二兩炙　生姜三兩　大棗十二枚　石膏如雞子大　杏仁五十枚　治中風脈緊身痛發熱惡寒煩躁無汗者見傷寒太陽證以風傷衛氣衛斂而風不能泄則無汗營血被衛氣所遏內熱鬱隆則煩躁證同傷寒而病實中風故重用麻黃以泄其衛輕用桂枝以達

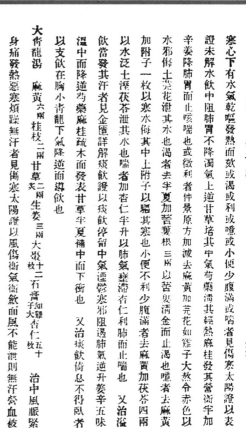

其營而以甘草補脾和中姜膏清肺降逆也　又治病溢飲當發其汗者見金匱詳解痰飲證以溢飲遏其陽氣鬱而生熱膏杏以泄其熱麻桂以達其鬱姜棗以溫其中也

麻杏甘石湯　麻黃四兩　杏仁五十枚　甘草二兩　石膏半斤　治傷寒下後汗喘無大熱者見傷寒太陽證以太陽經熱未解表裏鬱蒸故汗出而喘裏氣束其表邪故表無大熱甘草補中而培土膏杏清金而退熱麻黃泄衛而發表也　又名杏子湯治水病脈浮者見金匱詳解水氣證以杏子湯解表發汗而逐經絡之水邪也

麻黃附子細辛湯　麻黃二兩　附子一枚　細辛二兩　治少陰病反發熱脈沉者見傷寒少陰證以少陰脈沉而身反發熱是表寒未解裏寒又作麻黃驅其表寒附子溫其裏寒細辛以散其陰邪也

麻黃附子甘草湯　麻黃二兩　附子一枚　甘草二兩炙　治少陰得之二三日無裏證者見傷寒少陰證以少陰脈見沉細裏寒未作宜解表而固裏麻黃輕發其表附子重溫其裏甘草補中而兼顧表裏也

其营，而以甘草补脾和中，姜膏清肺降逆也。又治病溢饮，当发其汗者，见《金匮详解》痰饮证。以溢饮，遏其阳气郁而生热。膏杏以泄其热，麻桂以达其郁，姜、枣以温其中也。

麻杏甘石汤　麻黄四两　杏仁五十枚　甘草二两　石膏半斤　治伤寒下后汗喘，无大热者，见伤寒太阳证。以太阳经热未解，表里郁蒸，故汗出而喘。里气束其表邪，故表无大热。甘草补中而培土，膏杏清金而退热，麻黄泄卫而发表也。又名杏子汤，治水病脉浮者，见《金匮详解》水气证。以杏子汤解表发汗，而逐经络之水邪也。

麻黄附子细辛汤　麻黄二两　附子一枚　细辛二两　治少阴病反发热，脉沉者，见伤寒少阴证。以少阴脉沉而身反发热，是表寒未解，里寒又作。麻黄驱其表寒，附子温其里寒，细辛以散其阴邪也。

麻黄附子甘草汤　麻黄二两　附子一枚　甘草二两，炙　治少阴得之二三日，无里证者，见伤寒少阴证。以少阴脉见沉细，里寒未作，宜解表而固里。麻黄轻发其表，附子重温其里，甘草补中而兼顾表里也。

麻黄升麻汤　麻黄二两半　升麻一两　当归一两　黄芩　知母　萎蕤各十八铢　石膏六铢　干姜六铢　白术六铢　芍药六铢　茯苓六铢　甘草六铢　桂枝六铢　治伤寒下后咽喉不利，吐脓血，泄利不止者，见伤寒厥阴证。以下伤中气，则相火升炎，刑辛金而吐脓血，风木郁陷克己土，而为泄利。甘、姜、苓、术补中而燥土，知、膏、蕤、冬生津而清热，归、芍、苓、桂息风而达木，升麻利其咽喉，麻黄泄其皮毛也。

麻杏薏甘汤　麻黄五钱　杏仁十枚　薏苡五钱　甘草三钱，炙　治风湿身痛，寒热日晡所剧者，见《金匮详解》湿证。以其汗出当风，闭其皮毛，湿热郁蒸，日晡湿旺之时，应时而剧。薏、甘补土而燥湿，麻、杏发汗而泄湿也。

越婢汤　麻黄六两　石膏半斤　甘草二两，炙　大枣十五枚　生姜三两　治风水身肿，脉浮汗出，恶风无热者，见《金匮详解》水气证。以汗出当风，窍闭汗回卫遏，湿淫而为浮肿。甘、姜、大枣补脾而和中，石膏清金而泄热，麻黄达表而发汗也。

麻黄附子汤　麻黄三两　甘草一两　附子一枚　治水病脉沉小，属少阴虚肿者，见《金匮详解》水

麻黃升麻湯　麻黃二兩半　升麻一兩　當歸一兩　黃芩　知母　萎蕤各十八銖　石膏六銖　乾姜六銖　白朮六銖　芍藥六銖　茯苓六銖　甘草六銖　桂枝六銖　治傷寒下後咽喉不利吐膿血泄利不止者見傷寒厥陰證以下傷中氣則相火升炎刑辛金而吐膿血風木鬱陷尅己土而爲泄利甘薑苓朮補中而燥土知膏蕤冬生津而清熱歸芍苓桂息風而達木升麻利其咽喉麻黃泄其皮毛也

麻杏薏甘湯　麻黃五錢　杏仁十枚　薏苡五錢　甘草三錢炙　治風溼身痛寒熱日晡所劇者見金匱詳解溼證以其汗出當風閉其皮毛溼熱鬱蒸日晡溼旺之時應時而劇薏甘補土而燥溼麻杏發汗而泄溼也

越婢湯　麻黃六兩　石膏半斤　甘草二兩炙　大棗十五枚　生姜三兩　治風水身腫脈浮汗出惡風無熱者見金匱詳解水氣證以汗出當風竅閉汗回衛遏溼淫而爲浮腫甘姜大棗補脾而和中石膏清金而泄熱麻黃達表而發汗也

麻黃附子湯　麻黃三兩　甘草一兩　附子一枚　治水病脈沉小屬少陰虛腫者見金匱詳解水

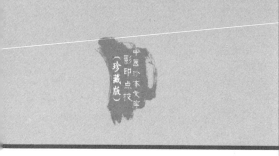

氣證以水寒土溼陽虛不能行水流溢經絡而爲浮腫甘附溫補脾腎之寒而以麻黃泄水也 此即傷寒少陰之麻黃附子甘草湯而分兩不同

麻黃佐治方

甘草麻黃湯用之以治裏水黃腫小便不利 詳載甘草

麻黃加朮湯用之以治溼家身痛心煩 詳載白朮

越婢加朮湯用之以治裏水黃腫便利而渴 詳載白朮

桂枝芍藥知母湯用之以治肢痛脚腫頭眩 詳載桂枝

桂甘姜棗麻附細辛湯用之以治水氣結心 詳載桂枝

桂枝二越婢一湯用之以治太陽傷寒發熱惡寒 詳載桂枝

桂二麻一湯用之以治太陽傷寒寒熱如瘧 詳載桂枝

小青龍加石膏湯用之以治咳嗽煩滿而渴 詳載石膏

茵陳蒿湯用之以治太陰傷寒身黃腹滿 詳載茵陳

气证。以水寒土湿，阳虚不能行水，流溢经络而为浮肿。甘、附温补脾肾之寒，而以麻黄泄水也。此即伤寒少阴之麻黄附子甘草汤，而分两不同。

麻黄佐治方

甘草麻黄汤，用之以治里水黄肿，小便不利。

详载甘草

麻黄加术汤，用之以治湿家身痛心烦。　详载白术

越婢加术汤，用之以治里水黄肿，便利而渴。

详载白术

桂枝芍药知母汤，用之以治肢痛，脚肿头眩。

详载桂枝

桂甘姜枣麻附细辛汤，用之以治水气结心。

详载桂枝

桂枝二越婢一汤，用之以治太阳伤寒，发热恶寒。

详载桂枝

桂二麻一汤，用之以治太阳伤寒，寒热如疟。

详载桂枝

小青龙加石膏汤，用之以治咳嗽烦满而渴。

详载石膏

茵陈蒿汤，用之以治太阳伤寒，身黄腹满。

详载茵陈

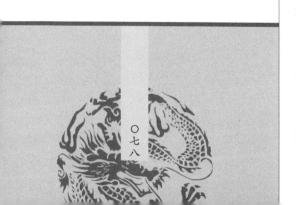

半夏麻黄丸，用之以治心下惊悸。　　详载半夏

葛根汤，用之以治阳明伤寒，背强无汗。详载葛根

文蛤汤，用之以治太阳伤寒，小便不利。详载文蛤

苏叶　味辛，入手太阴肺，降冲逆而导凝瘀，表风寒而平喘嗽，消痈肿散结滞。能止失血，善解蟹毒，颇扩胸膈之气，亦利咽喉之病，兼性辛散，双解表里之良品也。

苏叶佐治方

半夏厚朴汤，用之以治妇人咽中如有炙脔者。

详载半夏

苦蒌根　味甘微苦寒，入手太阴肺，清肺润燥，生津止渴，疗痓病之挛急，解渴家之淋癃，下乳汁而通经水，医奶吹而治乳痈黄疸囊肿。皆良疮疡肿痛并治，通达凝瘀，清利湿热，凉肃清润，而不伤脾胃，清肺药中之上品也。

苦蒌桂枝汤　苦蒌根三两　桂枝三两　芍药三两　甘草二两，炙　大枣十二枚　生姜三两　治痓病太阳证备，身体强几几，脉沉迟者，见《金匮详解》痓病。以感受风寒，发汗太过，致成痓病。太阳经行身之

半夏麻黃丸用之以治心下驚悸　詳載半夏

葛根湯用之以治陽明傷寒背強無汗　詳載葛根

文蛤湯用之以治太陽傷寒小便不利　詳載文蛤

蘇葉　味辛入手太陰肺降衝逆而導凝瘀表風寒而平喘嗽消癰腫散結滯能止失血善解蟹毒頗擴胸膈之氣亦利咽喉之病兼性辛散雙解表裏之良品也

蘇葉佐治方

半夏厚朴湯用之以治婦人咽中如有炙臠者　詳載半夏

苦蔞根　味甘微苦寒入手太陰肺清肺潤燥生津止渴療痓病之攣急解渴家之淋癃下乳汁而通經水醫奶吹而治乳癰黃疸囊腫皆良瘡瘍腫痛並治通達凝瘀清利溼熱涼肅清潤而不傷脾胃清肺藥中之上品也

苦蔞桂枝湯　苦蔞根三兩　桂枝三兩　芍藥三兩　甘草二兩炙　大棗十二枚　生薑三兩　治痓病太陽證備身體強几几脈沉遲者見金匱詳解痓病以感受風寒發汗太過致成痓病太陽經行身之

背故其證頸項強急頭搖口噤背反張面目赤發熱汗出不惡寒此名柔痓以得之中風風邪鬱其營衛故致痓也甘草姜桂補中而宣營衛芍藥苦蔞清肺而生津液也

苦蔞瞿麥丸　苦蔞根三兩　薯蕷二兩　瞿麥一兩　茯苓三兩　附子一枚　治渴而小便不利者見金匱詳解消渴證以寒水侮土土虛而氣不化水乙木陷於濕土則風動津傷故渴而小便不利瞿麥茯苓泄水而驅寒薯蕷苦蔞生津而止渴也

苦蔞牡蠣散　苦蔞　牡蠣各等分為散飲服方寸匕日三服　治百合病渴不差者見金匱詳解百合病以肺朝百脈百合之病百脈一宗悉致其病故令肺熱津傷而成渴證苦蔞牡蠣清金斂肺而止渴也

苦蔞根佐治方

小青龍湯加味用之以治太陽傷寒水氣燥渴　詳載麻黃

小柴胡湯加味用之以治少陽傷寒寒熱煩渴　詳載柴胡

柴胡桂姜湯用之以治胸脅滿結渴而不嘔　詳載柴胡

七一

背，故其证颈项强急，头摇口噤，背反张，面目赤，发热汗出，不恶寒。此名柔痓，以得之中风，风邪郁其营卫，故致痓也。甘草、姜、桂补中而宣营卫，芍药、苦蒌清肺而生津液也。

苦蒌瞿麦丸　苦蒌根三两　薯蓣二两　瞿麦一两　茯苓三两　附子一枚　治渴而小便不利者，见《金匮详解》消渴证。以寒水侮土，土虚而气不化水，乙木陷于湿土，则风动津伤，故渴而小便不利。瞿麦、茯苓泄水而驱寒，薯蓣、苦蒌生津而止渴也。

苦蒌牡蛎散　苦蒌　牡蛎各等分，为散，饮服方寸匕，日三服。治百合病渴不差者，见《金匮详解》百合病，以肺朝百脉，百合之病。百脉一宗，悉致其病，故令肺热津伤，而成渴证。苦蒌、牡蛎清金敛肺，而止渴也。

苦蒌根佐治方

小青龙汤加味，用之以治太阳伤寒，水气燥渴。

详载麻黄

小柴胡汤加味，用之以治少阳伤寒，寒热烦渴。

详载柴胡

柴胡桂姜汤，用之以治胸胁满结，渴而不呕。

详载柴胡

苦蒌实 味甘微苦寒，入手太阴肺。清心润肺，开膈宽胸，涤痰沫之胶粘，驱瘀浊之痹结，清肃凉润之性能，解懊侬兼清烦郁，消咽痛治肺痿，通乳汁下胎衣，坤奶吹化乳痈。通小便，利大肠，平痈肿，医疮疡，涤肺清心，润肠下垢之佳品也。

苦蒌薤白白酒汤 苦蒌实一枚 薤白三两 白酒七升

治胸痹气短，喘息咳唾，胸背疼痛，寸口脉沉而迟，关上小紧者，见《金匮详解》胸痹证。以浊阴痹塞清道，壅郁逆冲胸背而生疼痛。薤白、白酒扩其痹塞，苦蒌实清其壅郁也。

苦蒌薤白半夏汤 苦蒌实一枚 薤白三两 白酒一斗 半夏半升 治胸痹不得卧，心痛彻背者，见《金匮详解》胸痹证。以背者胸之府也，气不能降，痹塞莫容，逼迫胸膈逆冲脊背。薤白、白酒、半夏破壅而降逆，苦蒌实清烦而除郁也。

小陷胸汤 大苦蒌实一枚 半夏半升 黄连一两 治小结胸正在心下，按之则痛，脉浮滑者，见伤寒太阳坏病。以太阳中风，表证未解，下之太早，经阳内陷，为里阴所拒，结于心下，是为结胸。结之小者，其势稍缓，非按不痛，脉虽浮滑，未见沉紧，而阳气被遏，亦生烦热。半夏降其逆，

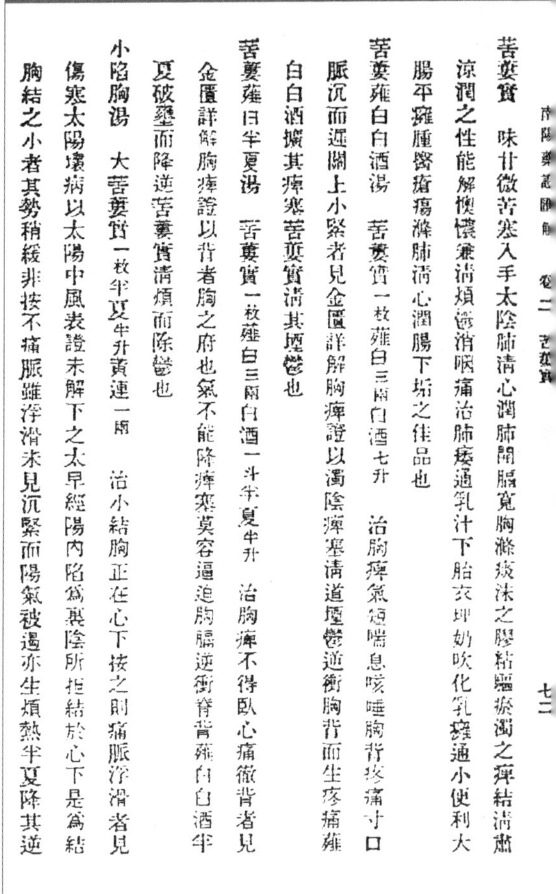
長沙藥解　卷二　苦蔞實　七二

苦蔞實　味甘微苦寒入手太陰肺清心潤肺開膈寬胸滌痰沫之膠粘驅瘀濁之痺結清肅涼潤之性能解懊憹兼清煩鬱消咽痛治肺痿通乳汁下胎衣坤奶吹化乳癰通小便利大腸平癰腫醫瘡瘍滌肺清心潤腸下垢之佳品也

苦蔞薤白白酒湯　苦蔞實一枚薤白三兩白酒七升　治胸痺氣短喘息咳唾胸背疼痛寸口脈沉而遲關上小緊者見金匱詳解胸痺證以濁陰痺塞清道壅鬱逆衝胸背而生疼痛薤白白酒擴其痺塞苦蔞實清其壅鬱也

苦蔞薤白半夏湯　苦蔞實一枚薤白三兩白酒一斗半夏半升　治胸痺不得臥心痛徹背者見金匱詳解胸痺證以背者胸之府也氣不能降痺塞莫容逼迫胸膈逆衝脊背薤白白酒半夏破壅而降逆苦蔞實清煩而除鬱也

小陷胸湯　大苦蔞實一枚半夏半升黃連一兩　治小結胸正在心下按之則痛脈浮滑者見傷寒太陽壞病以太陽中風表證未解下之太早經陽內陷為裏陰所拒結於心下是為結胸結之小者其勢稍緩非按不痛脈雖浮滑未見沉緊而陽氣被遏亦生煩熱半夏降其逆

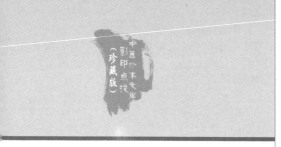

黃連清其熱苦蔞實滌其煩也

苦蔞實佐治方

小柴胡湯加味用之以治少陽傷寒煩而不嘔 詳載柴胡

牡蠣澤瀉散用之以治傷寒病差後腰下水氣 詳載牡蠣

麥冬 味甘微涼入手太陰肺足陽明胃能清肺熱善降心火生津潤燥解渴除煩療喉瘡而下乳汁平咳嗽而止吐衄惟其甘寒之性頗不利於脾陽陽虛溼旺中氣不運則相火刑金致胆胃俱逆而不降金受火刑斯肺胃燔蒸而上熱於是咳嗽吐衄虛勞煩熱諸證蠭起非眞實火也時醫以麥冬能清肺熱習用之而不得效未知仲景之於麥冬必與參甘粳米姜夏同用以益氣生津降氣化水使霧露飄灑自然涼肅而後麥冬之功效乃見不明仲景制方之意不解仲景用藥之妙也

麥門冬湯 麥冬半升 半夏一斤 粳米三合 人參二兩 甘草一兩 大棗十二枚 治咳嗽火逆上氣咽喉不利者見金匱詳解咳嗽上氣證以相火刑金肺胃上逆故嗽作而咽痛參甘粳米益氣而

黄连清其热，苦蒌实涤其烦也。

苦蒌实佐治方

小柴胡汤加味，用之以治少阳伤寒，烦而不呕。

详载柴胡

牡蛎泽泻散，用之以治伤寒病差后，腰下水气。

详载牡蛎

麦冬 味甘微凉，入手太阴肺，足阳明胃。能清肺热，善降心火，生津润燥，解渴除烦，疗喉疮而下乳汁，平咳嗽而止吐衄。惟其甘寒之性，颇不利于脾阳，阳虚湿旺，中气不运，则相火刑金。致胆胃俱逆而不降，金受火刑，斯肺胃燔蒸，而上热，于是咳嗽吐衄，虚劳烦热，诸证蜂起，非真实火也。时医以麦冬能清肺热，习用之而不得效，未知仲景之于麦冬，必与参、甘、粳米、姜、夏同用，以益气生津，降气化水，使雾露飘洒，自然凉肃，而后麦冬之功效乃见。不明仲景制方之意，不解仲景用药之妙也。

麦门冬汤 麦冬半升 半夏一斤 粳米三合 人参二两 甘草一两 大枣十二枚

治咳嗽火逆，上气咽喉不利者，见《金匮详解》咳嗽上气证。以相火刑金，肺胃上逆，故嗽作而咽痛。参、甘、粳米益气而生津，半夏、麦冬降逆而泄火也。

麦冬佐治方

炙甘草汤，用之以治少阳伤寒，心下悸动。

详载甘草

薯蓣丸，用之以治风气百病。详载薯蓣

竹叶石膏汤，用之以治大病差后，气逆欲吐。

详载石膏

天冬 味苦气寒，入手太阴肺，足少阴肾。润泽寒凉，清金化水之力十倍麦冬。虽能消咽喉肿痛，除咳嗽脓血，利小便，滑大肠，而大败脾阳。凡脾虚胃逆，湿旺阳亏之人，慎勿服之。惟伤寒阳明燥土败水，肠胃焦涸，及温疫斑疹，营热内郁，藏府燔蒸诸证，以之清金化水，不使水涸阴竭，胜服生地、大黄。此外外感内伤，无不由于水泛土湿，以肾阴有盛而无衰，其曷衰者，几微之阳也。肾水宜温，而忌补。其忌补者，以其性寒也。仲景以少阴贫，跌（趺）阳为顺，断无服天冬以壮肾水之理。即有上热郁除，亦皆相火刑金，胆胃不降所致，非天冬所能治。自刘河间、朱丹溪辈，创水亏木旺，阴虚火旺之说，二冬、地黄之祸贻毒至今，迄未艾也。

生津半夏麥冬降逆而泄火也

麥冬佐治方

炙甘草湯用之以治少陽傷寒心下悸動 詳載甘草

薯蕷丸用之以治風氣百病 詳載薯蕷

竹葉石膏湯用之以治大病差後氣逆欲吐 詳載石羔

天冬 味苦氣寒入手太陰肺足少陰腎潤澤寒涼清金化水之力十倍麥冬雖能消咽喉腫痛除咳嗽膿血利小便滑大腸而大敗脾陽凡脾虛胃逆溼旺陽虧之人慎勿服之惟傷寒陽明燥土敗水腸胃焦涸及溫疫斑疹營熱內鬱藏府燔蒸諸證以之清金化水不使水涸陰竭勝服生地大黃此外外感內傷無不由於水泛土溼以腎陰有盛而無衰其易衰者幾微之陽也腎水宜溫而忌補其忌補者以其性寒也仲景以少陰負趺陽為順斷無服天冬以壯腎水之理即有上熱鬱除亦皆相火刑金膽胃不降所致非天冬所能治自劉河間朱丹溪輩創水虧木旺陰虛火旺之說二冬地黃之禍貽毒至今迄未艾也

天冬佐治方

麻黄升麻湯用之以治厥陰傷寒咽喉不利

詳載麻黄

萎蕤 味甘入手太陰肺清金利水化氣生津解渴除煩滋肺潤燥止消渴通淋澀潤皮膚之燥裂療目眥之赤爛即玉竹亦名青黏和平滋潤勝服地黄

萎蕤佐治方

麻黄升麻湯用之以治厥陰傷寒陽勝咽痛

詳載麻黄

貝母 味苦微寒入手太陰肺清金泄熱解鬱除煩療喉痺而治乳癰驅痰涎而止吐衄潤心肺而止燥渴甯咳嗽而清煩熱和平肅降頗得輕清之氣涼泄肺金之佳品也

貝母佐治方

二白散用之以治太陽中風寒實結胸

詳載桔梗

當歸貝母苦參丸用之以治妊娠小便艱難

詳載當歸

白薇 味苦微鹹微寒入手太陰肺足太陽膀胱經苦能泄熱寒能涼金除煩熱而通淋澀開

天冬佐治方

麻黄升麻汤，用之以治厥阴伤寒，咽喉不利。

详载麻黄

萎蕤 味甘，入手太阴肺。清金利水，化气生津，解渴除烦，滋肺润燥，止消渴，通淋涩，润皮肤之燥裂，疗目眦之赤烂，即玉竹，亦名青黏，和平滋润，胜服地黄。

萎蕤佐治方

麻黄升麻汤，用之以治厥阴伤寒，阳胜咽痛。

详载麻黄

贝母 味苦微寒，入手太阴肺。清金泄热，解郁除烦，疗喉痹而治乳痈，驱痰涎而止吐衄，润心肺而止燥渴，宁咳嗽而清烦热，和平肃降，颇得轻清之气，凉泄肺金之佳品也。

贝母佐治方

二白散，用之以治太阳中风，寒实结胸。详载桔梗

当归贝母苦参丸，用之以治妊娠，小便艰难。

详载当归

白薇 味苦，微咸微寒，入手太阴肺，足太阳膀胱经。苦能泄热，寒能凉金，除烦热而通淋涩，开

鼻塞而止血淋，驱膀胱热结，断胎产遗尿，亦清肺而不伤中之药也。

白薇佐治方

竹皮大丸，用之以治产妇中虚，烦乱呕逆。

详载竹茹

紫参　味苦微寒，入手太阴肺，手阳明大肠。最能清金，金清则肺降，故长于止血。颇能泄热，热泄则肺通，故长于行瘀降逆。破瘀平嗽，止痛吐衄痈肿。皆医血瘀经闭，并治利小便，滑大肠，疗金疮，调血痢，消胸隔痞结，除胁腹胀满。此入肺与大肠之药，与丹参异物而异名也，

紫参汤　紫参半斤　甘草三两　治下利肺痛者，见《金匮详解》下利证。以肺与大肠相表里，肠陷则肺逆，故利在大肠，而痛在肺部。究其陷逆之故，皆由中虚不运，升降失所，甘草补中而培土，紫参清金而定痛也。

紫参佐治方

泽漆汤，用之以治里水阻格，咳逆上气。 详载泽漆

知母　味苦性寒，入手太阴肺，足太阳膀胱。清金泄热，止渴除烦。然其苦寒之性，大败脾胃，阳

長沙藥解　卷二　白薇　紫參　七六

鼻塞而止血淋驅膀胱熱結斷胎產遺尿亦清肺而不傷中之藥也

白薇佐治方

竹皮大丸用之以治產婦中虛煩亂嘔逆　詳載竹茹

紫參　味苦微寒入手太陰肺手陽明大腸最能清金金清則肺降故長於止血頗能泄熱熱泄則肺通故長於行瘀降逆破瘀平嗽止痛吐衄癰腫皆醫血瘀經閉並治利小便滑大腸療金瘡調血痢消胸膈痞結除脅腹脹滿此入肺與大腸之藥與丹參異物而異名也

紫參湯　紫參半斤　甘草三兩　治下利肺痛者見金匱詳解下利證以肺與大腸相表裏腸陷則肺逆故利在大腸而痛在肺部究其陷逆之故皆由中虛不運升降失所甘草補中而培土紫參清金而定痛也

紫參佐治方

澤漆湯用之以治裏水阻格咳逆上氣　詳載澤漆

知母　味苦性寒入手太陰肺足太陽膀胱清金泄熱止渴除煩然其苦寒之性大敗脾胃陽

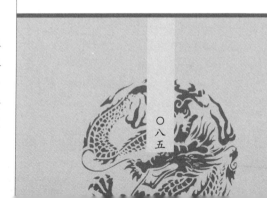

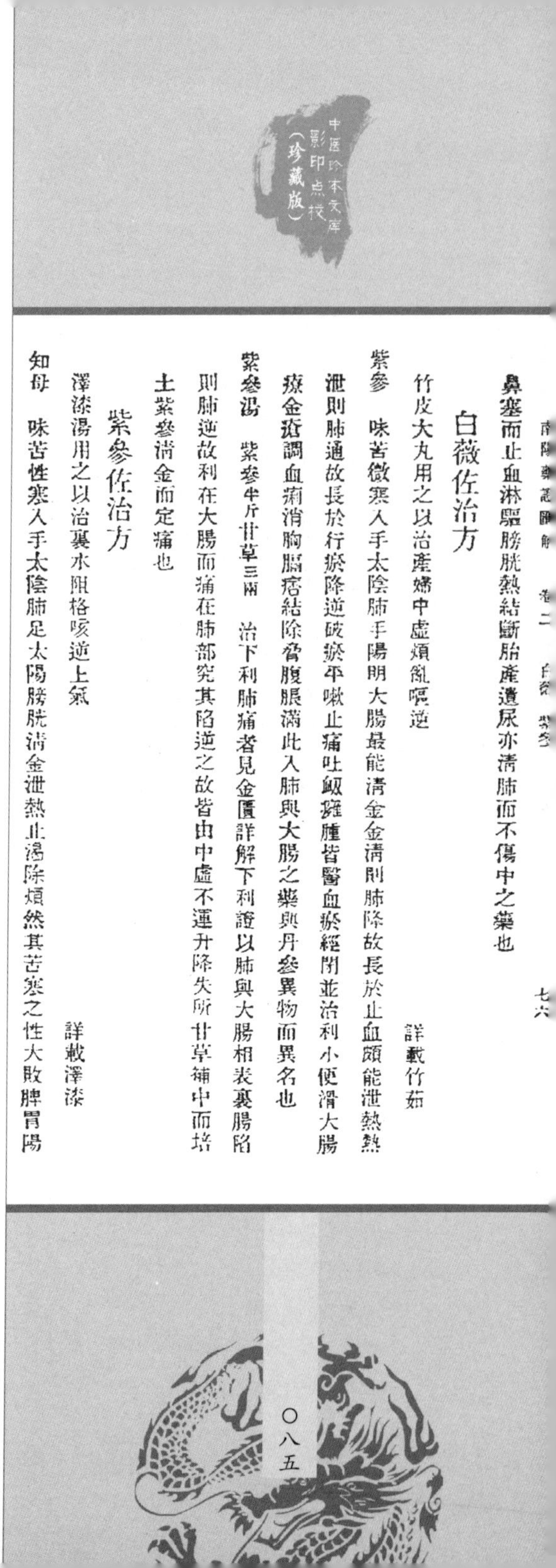

衰土溼大便溏滑者忌之但以之泄上焦實熱而不敗及脾陽差可用也

知母佐治方

白虎湯用之以治太陽傷寒渴欲飲水　詳載石膏

白虎加人參湯用之以治陽明傷寒胃熱煩渴　詳載人參

白虎加桂枝湯用之以治瘧疾脈平骨節煩痛　詳載桂枝

百合知母湯用之以治百合爲病　詳載百合

桂枝芍藥知母湯用之以治歷節爲病肢疼脚腫　詳載桂枝

酸棗仁湯用之以治虛勞心煩不得安臥　詳載棗仁

旋覆花　味鹹入手太陰肺足陽明胃通血脈而行瘀能除滴漏清氣道而導飲善止噦噫平嘔逆而消壅滿祛水腫而軟痞鞕究竟行血之力居多降氣之功較少時醫用治氣逆而不效以不知氣逆自有原也

旋覆花湯　旋覆花三兩　葱白十四莖　新絳少許　煎頓服　治婦人半産漏下見金匱婦人雜病以

衰土湿，大便溏滑者忌之。但以之泄上焦实热，而不败，及脾阳差，可用也。

知母佐治方

白虎汤，用之以治太阳伤寒，渴欲饮水。 详载石膏

白虎加人参汤，用之以治阳明伤寒，胃热烦渴。

详载人参

白虎加桂枝汤，用之以治疟疾脉平，骨节烦痛。

详载桂枝

百合知母汤，用之以治百合为病。　详载百合

桂枝芍药知母汤，用之以治历节为病，肢疼脚肿。

详载桂枝

酸枣仁汤，用之以治虚劳心烦，不得安卧。

详载枣仁

旋覆花　味咸，入手太阴肺，足阳明胃。通血脉而行瘀，能除滴漏，清气道，而导饮，善止哕噫，平呕逆而消壅满，祛水肿而软痞鞕（鞭），究竟行血之力居多，降气之功较少。时医用治气逆而不效，以不知气逆自有原也。

旋覆花汤　旋覆花三两　葱白十四茎　新绛少许　煎顿服。治妇人半产漏下，见《金匮》妇人杂病。以

阳虚土湿，肝脾下陷，胎元失养而半产，血瘀下行，而漏下。旋覆、葱白行瘀而消滞，新绛止崩而除漏也。

旋覆代赭石汤 旋覆花三两 半夏半升 代赭石一两 人参二两 甘草二两 大枣十二枚 生姜五两 治伤寒汗、吐、下后，表证未解，心下痞鞕（鞕），噫气不除者，见伤寒太阳坏病。以误于汗下，中气虚败，胆胃俱逆，浊阴填塞，故痞噫并作。甘、枣、姜、夏补中而降逆；旋覆、代赭行瘀而导滞也。

泽泻 味咸微寒，入足少阴肾，足太阳膀胱。走水府而开癃闭，燥湿土而通淋浊，渗利之功较二苓尤速，决水而不伤中之要药也。

泽泻汤 泽泻五两 白术二两 治心下有支饮，其人眩冒者，见《金匮详解》痰饮证。以饮居心下，阻遏阳气上升之路，阳陷浊升，故神气昏冒而眩晕。此皆水泛土湿膀胱，不能输导。故以泽泻利水，白术燥土，治其眩冒之原也。

泽泻佐治方

五苓散，用之以治太阳中风，水气停饮。详载茯苓

陽虛土濕肝脾下陷胎元失養而半產血瘀下行而漏下旋覆葱白行瘀而消滯新絳止崩而除漏也

旋覆代赭石湯 旋覆花三兩半夏半升代赭石一兩人參二兩甘草二兩大棗十二枚生姜五兩 治傷寒汗吐下後表證未解心下痞鞕噫氣不除者見傷寒太陽壞病以誤於汗下中氣虛敗胆胃俱逆濁陰填塞故痞噫並作甘棗薑夏補中而降逆旋覆代赭行瘀而導滯也

澤瀉 味鹹微寒入足少陰腎足太陽膀胱走水府而開癃閉燥濕土而通淋濁滲利之功較二苓尤速決水而不傷中之要藥也

澤瀉湯 澤瀉五兩白朮二兩 治心下有支飲其人眩冒者見金匱詳解痰飲證以飲居心下阻遏陽氣上升之路陽陷濁升故神氣昏冒而眩暈此皆水泛土濕膀胱不能輸導故以澤瀉利水白朮燥土治其眩冒之原也

澤瀉佐治方

五苓散用之以治太陽中風水氣停飲 詳載茯苓

茯苓澤瀉湯用之以治嘔噦渴飲　詳載茯苓

猪苓湯用之以治陽明傷寒渴欲飲水　詳載猪苓

茵陳五苓散用之以治黃疸小便不利　詳載茵陳

當歸芍藥散用之以治妊娠腹中㽲痛　詳載當歸

牡蠣澤瀉散用之以治大病差後腰下水氣　詳載牡蠣

腎氣丸用之以治虛勞腰痛小腹拘急　詳載附子

葵子　味甘微寒性滑入足太陽膀胱利水而泄膀胱開竅而下乳汁治奶癰初起滑胎孕積水

葵子茯苓散　葵子一升茯苓三兩爲散飲服方寸匕　治妊娠有水氣身重小便不利灑淅惡寒起即頭眩者見金匱詳解婦人妊娠以陽衰土溼停水瘀阻則陽氣浮蕩不根於陰故起則頭眩身重而小便不利葵子滑竅而利水茯苓泄溼而消瘀也

瞿麥　味苦微寒入足厥陰肝足太陽膀胱滲利之性開癃閉而消水疏通之力導膀胱而泄

茯苓泽泻汤，用之以治呕哕渴饮。　详载茯苓

猪苓汤，用之以治阳明伤寒，渴欲饮水。详载猪苓

茵陈五苓散，用之以治黄疸小便不利。　详载茵陈

当归芍药散，用之以治妊娠腹中㽲痛。　详载当归

牡蛎泽泻散，用之以治大病差后，腰下水气。

详载牡蛎

肾气丸，用之以治虚劳腰痛，小腹拘急。详载附子

葵子　味甘微寒，性滑，入足太阳膀胱利水，而泄膀胱，开窍而下乳汁，治奶痈，初起滑胎，孕积水。

葵子茯苓散　葵子一升　茯苓三两　为散，饮服方寸匕。治妊娠有水气，身重小便不利，洒淅恶寒，起即头眩者，见《金匮详解》妇人妊娠。以阳衰土湿，停水瘀阻，则阳气浮荡，不根于阴。故起则头眩身重，而小便不利。葵子滑窍而利水；茯苓泄湿而消瘀也。

瞿麦　味苦微寒，入足厥阴肝，足太阳膀胱，渗利之性，开癃闭而消水疏通之力，导膀胱而泄

热，能达木郁，不气纾，则疏泄之令畅，能医血阻，血脉通，则经络之气和。故清血淋，疗经闭，决痈脓堕胎，妊破血块，消骨鲠，以其具排决之力也。

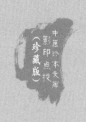

瞿麦佐治方

瓜蒌瞿麦丸，用之以治消渴，小便不利。详载苦蒌

鳖甲煎丸，用之以治疟母。详载鳖甲

蒲灰 味咸微寒，入足太阳膀胱。利热，陷于膀胱之内，泄水，溢于皮肤之中，足太阳之专药也。

蒲灰散 蒲灰半升 滑石二斤 为散，饮服六寸匕，日三服。治小便不利者，见《金匮详解》消渴小便不利证。以土湿木郁，不能行泄水道，久而化热，传入膀胱。膀胱癃闭，故小便不利。蒲灰咸寒下润，滑石渗淡泄热，故治消渴也。又治厥而皮水者，见《金匮详解》水气证。以水在皮肤，故手足厥冷。蒲灰散利小便，而去水也。

通草 味辛，入足厥阴肝，手少阴心，足太阳膀胱。疏利血脉，开通水道，瘀涤淋癃，并治经水，乳汁能通，疗水肿，消痈疽，去鼻痈，除心烦，实则利水之药也。

熱能達木鬱不氣紆則疏泄之令暢能醫血阻血脈通則經絡之氣和故清血淋療經閉決癰膿墮胎妊破血塊消骨鯁以其具排決之力也

瞿麥佐治方

苦蔞瞿麥丸用之以治消渴小便不利　詳載苦蔞

鱉甲煎丸用之以治瘧母　詳載鱉甲

蒲灰　味鹹微寒入足太陽膀胱利熱陷於膀胱之內泄水溢於皮膚之中足太陽之專藥也

蒲灰散　蒲灰半升滑石二斤爲散飲服六寸匕日三服　治小便不利者見金匱詳解消渴小便不利證以土濕木鬱不能行泄水道久而化熱傳入膀胱膀胱癃閉故小便不利蒲灰鹹寒下潤滑石滲淡泄熱故治消渴也　又治厥而皮水者見金匱解詳水氣證以水在皮膚故手足厥冷蒲灰散利小便而去水也

通草　味辛入足厥陰肝手少陰心足太陽膀胱疏利血脈開通水道瘀澀淋癃並治經水乳汁能通療水腫消癰疽去鼻癰除心煩實則利水之藥也

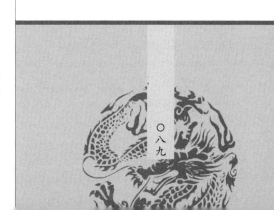

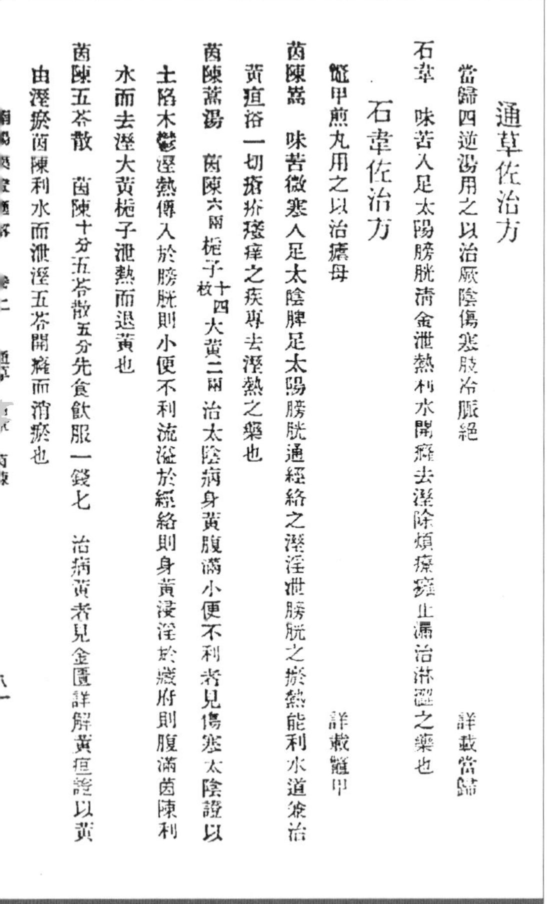
通草佐治方
當歸四逆湯用之以治厥陰傷寒肢冷脈絕　詳載當歸
石葦　味苦入足太陽膀胱清金泄熱利水開癃去濕除煩療痹止漏治淋澀之藥也
石葦佐治方
鱉甲煎丸用之以治瘧母　詳載鱉甲
茵陳蒿　味苦微寒入足太陰脾足太陽膀胱通經絡之濕淫泄膀胱之瘀熱能利水道兼治
黄疸浴一切瘡疥瘙痒之疾專去濕熱之藥也
茵陳蒿湯　茵陳六兩　梔子十四枚　大黄二兩　治太陰病身黄腹滿小便不利者見傷寒太陰證以
土陷木鬱濕熱傳入於膀胱則小便不利流溢於經絡則身黄浸淫於臟府則腹滿茵陳利
水而去濕大黄梔子泄熱而退黄也
茵陳五苓散　茵陳十分五苓散五分先食飲服一錢匕　治病黄者見金匱詳解黄疸證以黄
由濕瘀茵陳利水而泄濕五苓開癃而消瘀也

通草佐治方

当归四逆汤，用之以治厥阴伤寒，肢冷脉绝。

详载当归

石韦　味苦，入足太阳膀胱，清金泄热，利水开癃，去湿除烦，疗痹止漏，治淋涩之药也。

石韦佐治方

鳖甲煎丸，用之以治疟母。　详载鳖甲

茵陈蒿　味苦微寒，入足太阴脾，足太阳膀胱。通经络之湿淫，泄膀胱之瘀热，能利水道，兼治黄疸，浴一切疮疥瘙痒之疾，专去湿热之药也。

茵陈蒿汤　茵陈六两　栀子十四枚　大黄二两　治太阴病，身黄腹满，小便不利者，见伤寒太阴证。以土陷木郁，湿热传入于膀胱，则小便不利，流溢于经络，则身黄浸淫于藏府，则腹满。茵陈利水而去湿，大黄、栀子泄热而退黄也。

茵陈五苓散　茵陈十分　五苓散五分，先食，饮服一钱匕。治病黄者，见《金匮详解》黄疸证。以黄由湿瘀，茵陈利水而泄湿，五苓开癃而消瘀也。

连翘 味苦性寒，入足太阴脾，足太阳膀胱。清丁火而泄热结，利壬水而驱湿瘀。善于行血通经，尤能凉营解郁，疗痈疽瘿疬之病。擅消肿排脓之长，凉不伤中，为泄热之良品，外科之要药。时医以之治风寒，误矣。

麻黄连翘赤小豆汤 麻黄二两 生姜二两 甘草一两 大枣十二枚 生梓白皮一斤 杏仁四十枚 连翘二两 赤小豆一升 治太阴病，瘀热在里，身发黄者，见伤寒太阴证。以太阴湿旺，则甲木贼乎胃土，相火刑乎肺金，木火化热，金土被燥，必水道不利而发黄病。甘、枣、生姜补土而温中；麻黄、杏仁散郁而导滞，梓皮、小豆清火而泄湿，连翘利水而行瘀也。

防己 味苦辛，性寒，入足太阴脾，足太阳膀胱。汉防己泄经络之湿邪，木防己去藏府之水邪，藏府经络所行不同，而痰饮内停，湿淫外达皮肤，薰黄膀胱，热结，手足挛急，关节肿痛诸症，固可并治，而功效则不同。仲景之防己黄芪汤，治风湿脉浮。防己茯苓汤，治皮水肢肿，皆汉防己也。木防己汤，治膈间支饮。己椒苈黄丸，治肠间水气，皆木防己也。详察所治之证，可以知防己之用矣。

連翹 味苦性寒入足太陰脾足太陽膀胱清丁火而泄熱結利壬水而驅溼瘀善於行血通經尤能凉營解鬱療癰疽瘻癧之病擅消腫排膿之長凉不傷中爲泄熱之良品外科之要藥時醫以之治風寒誤矣

麻黃連翹赤小豆湯 麻黃二兩 生姜二兩 甘草一兩 大棗十二枚 生梓白皮一斤 杏仁四十枚 連翹二兩 赤小豆一升 治太陰病瘀熱在裏身發黃者見傷寒太陰證以太陰溼旺則甲木賊乎胃土相火刑乎肺金木火化熱金土被燥必水道不利而發黃病甘棗生姜補土而溫中麻黃杏仁散鬱而導滯梓皮小豆清火而泄溼連翹利水而行瘀也

防己 味苦辛性寒入足太陰脾足太陽膀胱漢防己泄經絡之溼邪木防己去藏府之水邪藏府經絡所行不同而痰飲內停溼淫外達皮膚薰黃膀胱熱結手足攣急關節腫痛諸症固可並治而功效則不同仲景之防己黃芪湯治風溼脈浮防己茯苓湯治皮水肢腫皆漢防己也木防己湯治膈間支飲己椒藶黃丸治腸間水氣皆木防己也詳察所治之證可以知防己之用矣

防己黃芪湯　防己一兩黃芪一兩甘草五錢白朮七錢五分生姜四錢大棗三枚喘者加麻黃五分胃中不和者加芍藥三分氣上衝者加桂枝二分有沉寒者加細辛三分服後當如虫行皮中從腰以下如水上下繞被溫令有微汗瘥　治風濕脈浮身重汗出惡風者見金匱詳解濕證以汗出當風閉其皮毛不能汗解則風濕相搏淫於經絡風性疏泄汗出風去而濕邪留滯故汗出惡風病在經絡故令脈浮朮甘芪棗補中而益氣生姜防己發表而泄水也　又治風水脈浮身重汗出惡風者見金匱詳解水氣證腹痛者加芍藥以其竅閉汗回浸淫於經絡之中而病風水防己黃芪湯補中而發表腹痛之加芍藥所以息其風木不使木氣之賊土也

防己茯苓湯　防己三兩茯苓六兩黃芪三兩桂枝三兩甘草二兩　治皮水爲病四肢腫者見金匱詳解水氣證以四肢秉氣於脾胃水邪侮土不能行氣於四肢故四肢浮腫水在皮膚故謂皮水黃芪桂枝宣其衛氣防己茯苓泄其皮水而以甘草補其脾土也

己椒藶黃丸　防己一兩葶藶一兩大黃一兩椒目一兩蜜丸梧子大先食服一服　治腸間有水

防己黄芪汤　防己一两　黄芪一两　甘草五钱　白术七钱五分　生姜四钱　大枣三枚　喘者加麻黄五分；胃中不和者，加芍药三分；气上冲者，加桂枝二分；有沉寒者，加细辛三分，服后当如虫行皮中，从腰以下如水上下绕被，温令有微汗差。治风湿脉浮，身重汗出，恶风者，见《金匮详解》湿证。以汗出当风，闭其皮毛，不能汗解，则风湿相搏，淫于经络。风性疏泄，汗出风去，而湿邪留滞，故汗出恶风。病在经络，故令脉浮。术、甘、芪、枣补中而益气；生姜、防己发表而泄水也。又治风水脉浮，身重汗出恶风者，见《金匮详解》水气证。腹痛者，加芍药，以其窍闭汗回，浸淫于经络之中，而病风水。防己黄芪汤，补中而发表，腹痛之加芍药，所以息其风木，不使木气之贼土也。

防己茯苓汤　防己三两　茯苓六两　黄芪三两　桂枝三两　甘草二两　治皮水为病，四肢肿者，见《金匮详解》水气证。以四肢秉气于脾胃，水邪侮土，不能行气于四肢，故四肢浮肿。水在皮肤，故谓皮水。黄芪、桂枝宣其卫气；防己、茯苓泄其皮水；而以甘草补其脾土也。

己椒苈黄丸　防己一两　葶苈一两　大黄一两　椒目一两　蜜丸，梧子大，先食服一服。治肠间有水气，腹满舌干者，见《金匮详解》痰饮证。以水在肠间，阻遏中气，是以腹满，气不化水，是以舌干。防己、椒目以行其水，葶苈、大黄以决其壅也。

木防己汤 木防己三两 石膏如鸡子大 人参四两 桂枝二两 治膈间支饮，其人喘满，心下痞坚，面色黎黑，脉沉紧者，见《金匮详解》痰饮证。以土湿胃逆，饮停胸膈，故病喘满。胆木逆行，则心下痞坚。水为北方黑帝，所司水气上泛，故面色黎黑。人参、桂枝补中而达木；石羔（膏）、防己清金而泄水也。

防己佐治方

木防己去石膏加茯苓芒硝汤，用之以治支饮喘满。

详载芒硝

泽漆 味苦微寒，入足太阳膀胱。专驱水饮，善止咳嗽，其性苦寒，治痰饮阻格之欬，颇有殊效。

泽漆汤 泽漆三升 半夏半升 白前五两 紫参五两 黄芩（芩）三两 人参三两 甘草三两 桂枝三两 生姜五两 治欬而脉沉者，见《金匮详解》咳嗽上气证。以火性浮，而水性沈，里水阻格，肺气不降，故嗽而见沉脉。参、枣、姜、夏补中而降逆，紫、参、白前清金而破壅，桂枝、黄芩（芩）达木而泄火，泽漆行水而

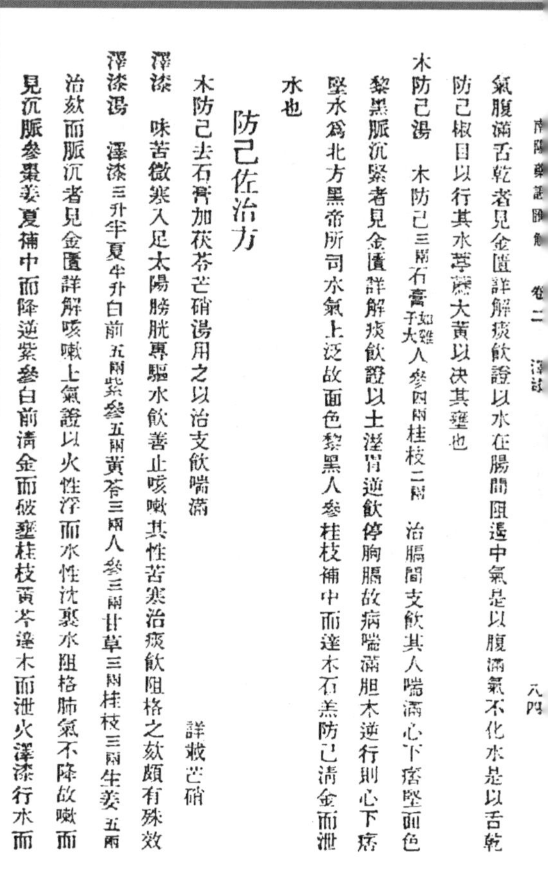
卷二 八四

氣腹滿舌乾者見金匱詳解痰飲證以水在腸間阻遏中氣是以腹滿氣不化水是以舌乾防己椒目以行其水葶藶大黃以決其壅也

木防己湯 木防己三兩石膏如雞子大人參四兩桂枝二兩 治膈間支飲其人喘滿心下痞堅面色黎黑脈沉緊者見金匱詳解痰飲證以土溼胃逆飲停胸膈故病喘滿胆木逆行則心下痞堅水爲北方黑帝所司水氣上泛故面色黎黑人參桂枝補中而達木石羔防己清金而泄水也

防己佐治方

木防己去石膏加茯苓芒硝湯用之以治支飲喘滿 詳載芒硝

澤漆 味苦微寒入足太陽膀胱專驅水飲善止咳嗽其性苦寒治痰飲阻格之欬頗有殊效

澤漆湯 澤漆三升半夏半升白前五兩紫參五兩黃芩三兩人參三兩甘草三兩桂枝三兩生姜五兩 治欬而脈沉者見金匱詳解咳嗽上氣證以火性浮而水性沉裏水阻格肺氣不降故嗽而見沉脈參棗姜夏補中而降逆紫參白前清金而破壅桂枝黃芩達木而泄火澤漆行水而

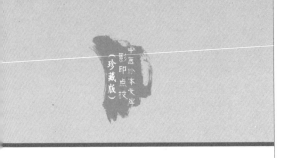

止嗽也

海藻　味鹹性寒入足少陰腎足太陽膀胱下行之性走膀胱而通水道降痰火而消痞堅一切奔豚脚氣氣鼓水脹癥瘕癭瘤瘰癧癰腫之病皆醫而化堅消痞尤所擅長

海藻佐治方

牡蠣澤瀉散用之以治大病差後腰有水氣　詳載牡蠣

商陸根　味苦辛酸入足太陽膀胱專泄水飲善消腫脹其功力之迅速與芫花甘遂大戟相同而得水更烈以治水腫氣脹之證神效非常赤者大毒不可用白者鮮根搗汁和散服服後勿飲水乾者共別藥研爲散

商陸佐治方

牡蠣澤瀉散用之以治傷寒病差腰有水氣　詳載牡蠣

葶藶　味苦辛性寒入足太陽膀胱破滯氣而泄停水排痰飲而迴經脈能止喘嗽善決凝瘀凡宿痰停飲喘逆腫脹水阻經閉夜熱毛蒸諸疾甚有奇功惟當佐以調胃補脾之品方不

止嗽也。

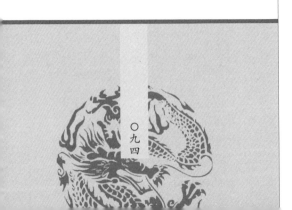

海藻　味咸性寒，入足少阴肾，足太阳膀胱。下行之性走膀胱，而通水道，降痰火，而消痞坚。一切奔豚脚气，气鼓水胀癥瘕，瘿瘤瘰疬，痈肿之病，皆医而化坚消痞，尤所擅长。

海藻佐治方

牡蛎泽泻散，用之以治大病差后，腰有水气。

详载牡蛎

商陆根　味苦辛酸，入足太阳膀胱。专泄水饮，善消肿胀，其功力之迅速，与芫花、甘遂、大戟相同，而得水更烈。以治水肿气胀之证神效，非常赤者，大毒不可用白者，鲜根捣汁和散服，服后勿饮水，干者共别药研为散。

商陆佐治方

牡蛎泽泻散，用之以治伤寒病差，腰有水气。

详载牡蛎

葶苈　味苦、辛，性寒，入足太阳膀胱。破滞气而泄停水，排痰饮而回经脉，能止喘嗽，善决凝瘀。凡宿痰停饮，喘逆肿胀，水阻经闭，夜热毛蒸诸疾，甚有奇功。惟当佐以调胃补脾之品，方不至伤中气。

葶苈大枣泻肺汤　葶苈捣丸如弹子大，大枣十二枚，煎服。治支饮喘不得息者，见《金匮详解》肺痈咳嗽上气证。以肺气壅遏，偕胃上逆，故喘不得息。大枣补其中气，葶苈泄其肺气也。又治肺痈，喘不得卧者，以肺气阻遏，腐败凝瘀，化为脓而成肺痈，故喘不得卧。大枣补脾而保中，葶苈泻肺而排脓也。

葶苈佐治方

牡蛎泽泻散，用之以治伤寒病差，腰下有水。

详载牡蛎

鳖甲煎丸，用之以治疟母。　详载鳖甲

芫花　味苦、辛，入足太阳膀胱。性专泄水，功能止利，善遂痰饮，亦宁咳嗽，消痈肿，平疥疮，敷涂痔瘘，牙痛头秃诸病，甚有捷效。

芫花佐治方

小青龙汤加味，用之以治太阳伤寒，咳逆下利。

详载麻黄

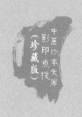

至傷中氣

葶藶大棗瀉肺湯　葶藶搗丸如彈子大　大棗十二枚　煎服　治支飲喘不得息者見金匱詳解肺癰咳嗽上氣證以肺氣壅遏偕胃上逆故喘不得息大棗補其中氣葶藶泄其肺氣也又治肺癰喘不得臥者以肺氣阻遏腐敗凝瘀化爲膿而成肺癰故喘不得臥大棗補脾而保中葶藶瀉肺而排膿也

葶藶佐治方

牡蠣澤瀉散用之以治傷寒病差腰下有水　詳載牡蠣

鱉甲煎丸用之以治瘧母　詳載鱉甲

芫花　味苦辛入足太陽膀胱性專泄水功能止利善遂痰飲亦寧咳嗽消癰腫平疥瘡敷塗痔瘻牙痛頭禿諸病甚有捷效

芫花佐治方

小青龍湯加味用之以治太陽傷寒咳逆下利　詳載麻黃

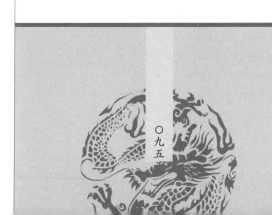

十棗湯用之以治太陽傷寒痞證水停　詳載大棗

甘遂　味苦性寒入足太陽膀胱疏通之性善泄積水迅利之力能下宿物一切停瘀留飲尿阻便澀癥瘕積聚皮膚腫脹諸症能使一泄而下與芫花同功

甘遂半夏湯　甘遂大者二枚　半夏十二枚　芍藥五枚　甘草指大一枚　水二升入蜜半升煎八合頓服　治留飲欲去心下堅滿脈伏自利反快者見金匱詳解痰飲證以留飲在胸經氣被遏故心滿而脈伏飲下行而欲去故自利反快因飲去而心胸鬆和也當於此以助其推蕩之力故以甘草芍藥培土而疏木蜂蜜半夏滑腸滌飲甘遂決水而行瘀也

甘遂佐治方

大陷胸湯用之以治太陽傷寒結胸　詳載大黃

十棗湯用之以治太陽傷寒痞證　詳載大棗

大黃甘遂湯用之以治產後水結血室小腹脹滿　詳載大黃

大戟　味苦性寒入足太陽膀胱破氣利水泄飲滌瘀下老血宿癥閉經結瘀調敷頸脅癰腫

十枣汤，用之以治太阳伤寒，痞证水停。详载大枣

甘遂　味苦性寒，入足太阳膀胱。疏通之性，善泄积水迅利之力，能下宿物，一切停瘀留饮，尿阻便涩，癥瘕积聚，皮肤肿胀诸症。能使一泄而下，与芫花同功。

甘遂半夏汤　甘遂大者，二枚　半夏十二枚　芍药五枚　甘草指大，一枚，水二升，入蜜半升，煎八合，顿服。治留饮欲去，心下坚满，脉伏自利反快者，见《金匮详解》痰饮证。以留饮在胸，经气被遏，故心满而脉伏。饮下行而欲去，故自利反快，因饮去而心胸松和也。当于此以助其推荡之力，故以甘草、芍药培土而疏木；蜂蜜、半夏滑肠涤饮；甘遂决水而行瘀也。

甘遂佐治方

大陷胸汤，用之以治太阳伤寒结胸。　详载大黄

十枣汤，用之以治太阳伤寒痞证。　详载大枣

大黄甘遂汤，用之以治产后水结血室，小腹胀满。　详载大黄

大戟　味苦性寒，入足太阳膀胱。破气利水，泄饮涤瘀，下老血宿癥，闭经结瘀，调敷颈胁痈肿。

淋洗脚气肿痛，胥有奇功。

大戟佐治方

十枣汤，用之以治太阳伤寒，坏病痞证。详载大枣

黄连 味苦性寒，入手少阴心。专清心火，最除烦热。惟其性大苦大寒，中病即止，未可过剂。盖百病之生，必由土湿；土湿必由木郁，木郁必由水寒；水寒木郁，阴阳不能互根。火始遂其炎上之性，热病于上而寒病于下。故手少阴心经火盛之时，正足少阴肾藏水盛之候，亦即太阴脾土湿盛之会。缘水火不交，蒸湿无由生也。火衰而不能燥土则土湿，土湿而不能制水，则水泛。水泛土湿，则木气郁而不达上之不克，胎孕君火，而君火日衰下之，反能克侮湿土，而湿土益败。必至火势炎升，迫不得已，治用黄连以泄心火。故仲景黄连诸方，必与桂枝、芍药并用，以火藉风炎，桂枝以达其木，芍药以息其风，则火不过烈，因以暂杀其热而已。今世小儿初生，胎胚柔脆，服犀黄以解胎时热毒，犹可说也。至予（于）以黄连败其微阳，宜其即不夭札，而无不羸弱也。

淋洗脚氣腫痛胥有奇功

大戟佐治方

十棗湯用之以治太陽傷寒壞病痞證 詳載大棗

黃連 味苦性寒入手少陰心專清心火最除煩熱惟其性大苦大寒中病即止未可過劑蓋百病之生必由土溼土溼必由木鬱木鬱必由水寒水寒木鬱陰陽不能互根火始遂其炎上之性熱病於上而寒病於下故手少陰心經火盛之時正足少陰腎藏水盛之候亦即太陰脾土溼盛之會緣水火不交蒸溼無由生也火衰而不能燥土則土溼土溼而不能制水則水泛水泛土溼則木氣鬱而不達上之不克胎孕君火而君火日衰下之反能尅侮溼土而溼土益敗必至火勢炎升迫不得已治用黃連以泄心火故仲景黃連諸方必與桂枝芍藥並用以火藉風炎桂枝以達其木芍藥以息其風則火不過烈因以暫殺其勢而已今世小兒初生胎胚柔脆服犀黃以解胎時熱毒猶可說也至予以黃連敗其微陽宜其即不夭札而無不羸弱也

黄连汤 黄连三两 桂枝三两 甘草三两 生姜三两 人参二两 大枣十二枚 半夏半升 治伤寒胸中有热，胃中有邪气，腹中痛，欲呕吐者，见伤寒太阴证。以中虚木郁，君火不降，故胸中有热。乙木克乎脾土，故腹痛。甲木克乎胃土，故欲呕。参、枣、甘、姜补土而温中；桂枝达肝木而止痛；半夏降胃逆而止呕；黄连清君火，而除热也。

降胃土而止呕，黄连清君火，而除热也。

黄连阿胶汤 黄连四两 黄苓（芩）一两 芍药二两 阿胶三两 鸡子黄二枚 水五升，煎二升，去滓，入阿胶消化，内鸡子黄，搅匀，温分三服。治伤寒心烦不得卧者，见伤寒少阴证，以君火下蛰，则心清而善寐。君火上炎，则心烦而不卧。少阴水火同经，水胜则火负，火胜则水负，而五行之理水能胜火，火不能胜水。故病湿寒者，常居八九，病燥热者，未能一二，即君火之升炎，亦由相火之逆，癸水之寒，而能调和水火者，全赖脾土之运行。故以黄连、芩、芍双泄君相之火，而以阿胶、鸡子黄补脾精，而滋风木也。

黄连粉 黄连研末，调服。治生浸淫疮者，见《金匮详解》疮痈证。以土湿木郁而生热，热邪薰蒸，淫溢于经络肌肤之内，则疮毒浸淫，从口流向四肢者生，从四肢流向者死。黄连泄湿热之浸淫也。

黄连佐治方

甘草泻心汤，用之以治太阳伤寒，坏病痞证。

详载甘草

半夏泻心汤，用之以治少阳伤寒，心下痞满。

详载半夏

大黄黄连泻心汤，用之以治太阳伤寒，汗出心痞。

详载大黄

大黄黄连黄芩泻心汤，用之以治心气不足，吐血。

详载大黄

生姜泻心汤，用之以治太阳伤寒，干呕心痞。

详载生姜

葛根黄连黄芩汤，用之以治太阳中风，下利汗喘。

详载葛根

干姜芩连人参汤，用之以治厥阴阳寒，中虚吐下。

详载干姜

小陷胸汤，用之以治太阳伤寒，结胸。 详载苦蒌实

白头翁汤，用之以治厥阴伤寒，热利下重。

详载白头翁

蒸淫溢於經絡肌膚之內則瘡毒浸淫從口流向四肢者生從四肢流向者死黃連泄淫熱之浸淫也

黃連佐治方

甘草瀉心湯用之以治太陽傷寒壞病痞證　詳載甘草

半夏瀉心湯用之以治少陽傷寒心下痞滿　詳載半夏

大黃黃連瀉心湯用之以治太陽傷寒汗出心痞　詳載大黃

大黃黃連黃芩瀉心湯用之以治心氣不足吐衄　詳載大黃

生姜瀉心湯用之以治太陽傷寒乾噫心痞　詳載生姜

葛根黃連黃芩湯用之以治太陽中風下利汗喘　詳載葛根

乾姜芩連人參湯用之以治厥陰傷寒中虛吐下　詳載乾姜

小陷胸湯用之以治太陽傷寒結胸　詳載苦蔞實

白頭翁湯用之以治厥陰傷寒熱利下重　詳載白頭翁

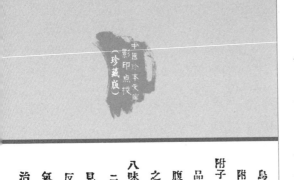

烏梅丸用之以治厥陰傷寒厥逆吐蚘　詳載烏梅
附子瀉心湯用之以治太陽傷寒汗出惡寒　詳載附子

附子　味辛苦性溫入足太陰脾足少陰腎直走中宮爲溫脾之聖藥專入下焦爲煖腎之良品燥水土而驅溼寒補垂絕之眞火降上逆而升下陷續將斷之微陽療踝膝之拘急定腰腹之疼痛治手足之厥冷除臟府之陰寒通經脈瘀凝消癥瘕冷結回噦噫止脹滿皆獨擅之長也

八味腎氣丸　乾地黃八兩山萸肉四兩薯蕷四兩茯苓三兩澤瀉三兩牡丹皮三兩桂枝一兩附子二兩末之蜜丸如彈子大空腹酒服一丸百丸爲劑　治虛勞腰痛小腹拘急小便不利者見金匱詳解虛勞證又治婦人轉胞失溺煩熱不得臥者見金匱婦人雜病又治消渴小便反多者見金匱詳解消渴證此皆以其水寒土溼木氣鬱陷而生熱故拘急而小便不利木氣鬱迫而不達故煩熱而不得臥木氣鬱怒而生燥故消渴而小便反多是當溫補腎氣以治其本附子溫腎水之寒薯蕷斂腎精之泄苓澤地黃滲溼而潤燥桂枝丹皮達木而行鬱

乌梅丸，用之以治厥阴伤寒，厥逆吐蛔。详载乌梅

附子泻心汤，用之以治太阳伤寒，汗出恶寒。

详载附子

附子　味辛苦，性温，入足太阴脾，足少阴肾。直走中宫，为温脾之圣药。专入下焦，为暖肾之良品。燥水土而驱湿寒，补垂绝之真火，降上逆而升下陷，续将断之微阳，疗踝膝之拘急，定腰腹之疼痛，治手足之厥冷，除藏府之阴寒，通经脉瘀凝，消癥瘕冷结，回哕噫，止胀满，皆独擅之长也。

八味肾气丸　干地黄八两　山萸肉四两　薯蓣四两　茯苓三两　泽泻三两　牡丹皮三两　桂枝一两　附子二两，末之，蜜丸如弹子大，空腹，酒服一丸，百丸为剂。治虚劳腰痛，小腹拘急，小便不利者，见《金匮详解》虚劳证。又治妇人转胞失溺，烦热不得卧者，见《金匮》妇人杂病。又治消渴，小便反多者，见《金匮详解》消渴证。此皆以其木塞土湿，木气郁陷而生热，故拘急而小便不利。木气郁迫而不达，故烦热而不得卧。木气郁怒而生燥，故消渴而小便反多。是当温补肾气，以治其本。附子温肾水之寒；薯蓣敛肾精之泄；苓、泽、地黄渗湿而润燥；桂枝、丹皮达木而行郁也，名曰肾气丸者。以附子为入肾之药，君附子而不君地黄也。

附子汤　附子二枚　茯苓三两　白术四两　人参二两　芍药二两　治伤寒，身体骨节疼痛，手足寒，脉沉者，见伤寒少阴证。以少阴为水旺之藏，水旺湿瘀，故生疼痛。四肢属脾，脾湿而不能温养，故四肢厥冷而脉沉。参、术、茯苓补脾而利水；芍药、附子清风而驱寒也。又治妊娠六七月，子藏开，脉弦发热，其胎愈胀，腹痛恶寒，少腹如扇者，见《金匮详解》妇人妊娠。以水寒土湿木郁生风，故少腹如扇。阳气下陷，故发热恶寒。浊阴填塞，故腹痛胎胀。参、术、茯苓培土而泄湿；芍药、附子清热而驱寒也。

桂枝加附子汤　桂枝三两　芍药三两　甘草二两　生姜三两　附子一枚　大枣十二枚　治太阳中风，发汗，遂漏不止，恶风，小便难，四肢微急，难以屈伸者。见伤寒太阳坏病，以表阳外泄，卫气不敛，故汗频漏而不止。木郁不能疏泄，故小便难。甘、枣、姜、桂补中而达木郁；芍药、附子清风而温水寒也。

附子泻心汤　附子一枚　大黄二两　黄连一两　黄芩一两　治寒伤下后，心下痞鞕（鞕）而复恶寒汗出

也名曰腎氣丸者以附子爲入腎之藥君附子而不君地黃也

附子湯　附子二枚茯苓三兩白朮四兩人參二兩芍藥二兩　治傷寒身體骨節疼痛手足寒脈沉者見傷寒少陰證以少陰爲水旺之藏水旺溼瘀故生疼痛四肢屬脾脾溼而不能溫養故四肢厥冷而脈沉參朮茯苓補脾而利水芍藥附子清風而驅寒也　又治妊娠六七月子藏開脈弦發熱其胎愈脹腹痛惡寒少腹如扇者見金匱詳解婦人妊娠以水寒土溼木鬱生風故少腹如扇陽氣下陷故發熱惡寒濁陰填塞故腹痛胎脹參朮茯苓培土而泄溼芍藥附子清熱而驅寒也

桂枝加附子湯　桂枝三兩芍藥三兩甘草二兩生姜三兩附子一枚大棗十二枚　治太陽中風發汗遂漏不止惡風小便難四肢微急難以屈伸者見傷寒太陽壞病以表陽外泄衛氣不斂故汗頻漏而不止木鬱不能疏泄故小便難甘棗姜桂補中而達木鬱芍藥附子清風而溫水寒也

附子瀉心湯　附子一枚大黃二兩黃連一兩黃芩一兩　治寒傷下後心下痞鞕而復惡寒汗出

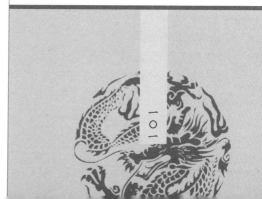

者見傷寒太陽證以下傷中氣胆胃逆行故心下痞鞕溼蒸火炎故汗出惡寒大黃泄其胃火黃連泄其心火黃芩泄其胆火加附子以温其腎水之寒脾土之溼雖以三黃泄火可以不傷及脾腎也

桂枝去芍藥加附子湯　桂枝四兩　甘草二兩　生姜三兩　大棗十二枚　附子三枚　治風溼相搏骨節疼痛不嘔不渴小便不利者見金匱詳解溼證以水寒土溼中氣堙滯故不嘔不渴木氣不能疏泄故小便不利甘草生姜補土而温中桂枝附子疏木而温寒也　又治太陽傷寒下後胸滿微惡寒者以脾腎陽虛加附子以温寒扶陽也

附子佐治方

四逆湯用之以至太陰傷寒腹脹自利　詳載甘草

甘草附子湯用之以治風溼相搏骨節疼痛　詳載甘草

桂枝去桂加白朮湯用之以至風溼身痛小便自利　詳載白朮

理中丸加味用之以治藿亂吐利身痛腹滿　詳載人參

者，见伤寒太阳证。以下伤中气，胆胃逆行，故心下痞鞕（鞭）。湿蒸火炎，故汗出恶寒。大黄泄其胃火，黄连泄其心火，黄芩泄其胆火，加附子，以温其肾水之寒，脾土之湿。虽以三黄泄火，可以不伤及脾肾也。

桂枝去芍药加附子汤

桂枝四两　甘草二两　生姜三两　大枣十二枚　附子三枚

治风湿相搏，骨节疼痛，不呕不渴，小便不利者，见《金匮详解》湿证。以木寒土湿，中气瘀滞，故不呕不渴。木气不能疏泄，故小便不利。甘草、生姜补土而温中；桂枝、附子疏木而温寒也。又治太阳伤寒下后，胸满微恶寒者，以脾肾阳虚，加附子，以温寒扶阳也。

附子佐治方

四逆汤，用之以治太阴伤寒，腹胀自利。详载甘草

甘草附子汤，用之以治风湿相搏，骨节疼痛。

详载甘草

桂枝去桂加白术汤，用之以治风湿身痛，小便自利。

详载白术

理中丸加味，用之以治藿（霍）乱吐利，身痛腹满。详载人参

真武汤，用之以治少阴伤寒，肢体痛重。详载茯苓

芍药甘草附子汤，用之以治太阳伤寒，亡阳恶寒。详载芍药

干姜附子汤，用之以治太阳伤寒，昼烦夜静。详载干姜

附子粳米汤，用之以治腹痛呕吐，胸胁逆满。详载粳米

大黄附子汤，用之以治胁下偏痛，腹满脉紧。详载大黄

黄土汤，用之以治先便后血。详载灶中黄土

苦蒌瞿麦丸，用之以治消渴，小便不利。详载苦蒌根

薏苡附子散，用之以治脾痹。详载薏苡

小青龙加味，用之以治太阳伤寒，水气干呕。详载麻黄

桂枝芍药知母汤，用之以治历节痛眩。详载桂枝

桂甘姜枣麻附细辛汤，用之以治水气停心。详载桂枝

竹叶汤，用之以治产后中风，面赤头痛。详载竹叶

眞武湯用之以治少陰傷寒肢體痛重　詳載茯苓

芍藥甘草附子湯用之以治太陽傷寒亡陽惡寒　詳載芍藥

乾姜附子湯用之以治太陽傷寒晝煩夜靜　詳載乾姜

附子粳米湯用之以治腹痛嘔吐胸脅逆滿　詳載粳米

大黃附子湯用之以治脅下偏痛腹滿脈緊　詳載大黃

黃土湯用之以治先便後血　詳載灶中黃土

苦蔞瞿麥丸用之以治消渴小便不利　詳載苦蔞根

薏苡附子散用之以治脾痹　詳載薏苡

小青龍加味用之以治太陽傷寒水氣乾嘔　詳載麻黃

桂枝芍藥知母湯用之以治歷節痛眩　詳載桂枝

桂甘姜棗麻附細辛湯用之以治水氣停心　詳載桂枝

竹葉湯用之以治産後中風面赤頭痛　詳載竹葉

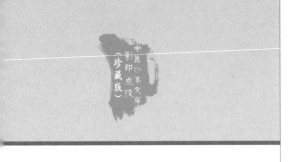

烏頭赤石脂丸用之以治胸痺心背徹痛　詳載烏頭

烏頭　味辛苦性溫入足厥陰肝足少陰腎苦辛溫燥疏利迅速開關節而通經絡去溼寒而逐冷痺腿足膝踝之腫痛能除胸脅腰腹之痞脹能消治寒疝之良藥療脚氣之妙品治歷節疼痛心腹冷積諸證力更勝於附子大有奇功製同附子蜜煎用

烏頭湯　烏頭五枚麻黃三兩甘草三兩黃芪三兩芍藥三兩　治歷節腫痛不可屈伸者見金匱詳解歷節證以溼寒流於關節經氣被遏陽氣鬱陷是以腫痛而不可屈伸甘草芍藥培土而疏木黃芪麻黃益衛而宣營烏頭驅逐其溼寒也

烏頭赤石脂丸　烏頭一分蜀椒一分乾姜一兩附子半兩赤石脂一兩　治背痛徹心心痛徹背者見金匱詳解胸痺心痛證以寒邪逆衝擊撞作痛背爲胸府故痛徹胸背當以石脂護其心主而以烏附薑椒驅逐其寒邪也

大烏頭煎　大烏頭五枚水三升煎一升去滓入蜜二斤煎令水老　治寒疝臍痛腹滿手足厥冷者見金匱詳解寒疝證以水寒木鬱陰邪凝結衝突作痛烏頭破其寒凝白蜜潤其風

乌头赤石脂丸，用之以治胸痹心背彻痛。详载乌头

乌头　味辛、苦，性温，入足厥阴肝，足少阴肾。苦辛温燥，疏利迅速，开关节而通经络，去湿寒而逐冷痹，腿、足、膝、踝之肿痛能除，胸胁腰腹之痞胀能消，治寒疝之良药；疗脚气之妙品。治历节疼痛，心腹冷积诸证，力更胜于附子，大有奇功。制同附子，蜜煎用。

乌头汤　乌头五枚　麻黄三两　甘草三两　黄芪三两　芍药三两　治历节肿痛，不可屈伸者，见《金匮详解》历节证。以湿寒流于关节，经气被遏，阳气郁陷，是以肿痛而不可屈伸。甘草、芍药培土而疏木，黄芪、麻黄益卫而宣营，乌头驱逐其湿寒也。

乌头赤石脂丸　乌头一分　蜀椒一分　干姜一两　附子半两　赤石脂一两　治背痛彻心，心痛彻背者，见《金匮详解》胸痹心痛证。以寒邪逆冲击撞作痛，背为胸府，故痛彻胸背。当以石脂护其心，主而以乌、附、姜、椒驱逐其寒邪也。

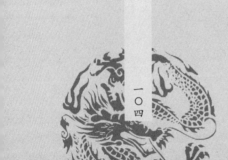

大乌头煎　大乌头五枚，水三升，煎一升，去滓，入蜜二斤，煎令水老。治寒疝脐痛，腹满，手足厥冷者，见《金匮详解》寒疝证。以水寒木郁，阴邪凝结，冲突作痛。乌头破其寒凝，白蜜润其风

燥也。

乌头桂枝汤 乌头三枚 桂枝三两 芍药三两 甘草二两 生姜三两 治寒疝腹痛者，见《金匮详解》寒疝证。以肝肾寒邪同侮脾土，腹为土位，故其痛在腹。甘、姜、芍药培土而纾木，桂枝、乌头达郁而驱寒也。

乌头佐治方

赤丸，用之以治腹痛厥逆。 详载朱砂

蛇床子 味苦、辛，微温，入足太阴脾，足厥阴肝，足少阴肾。燥水土而补肝肾，暖命门而温子宫，壮阳，宜子兴丈夫宗茎萎弱，除女子玉门寒冷，疗前阴寒湿肿痛，治下部冷痹酸疼，浴（治）阳痿，断带下，嗽牙痛，吹耳脖，及一切疥癣、痂癞、痔漏、肛脱、疮疡、惊痫，薰洗无不奇效。去壳取仁微妙（炒）研，用浴汤薰洗，生煎用。

蛇床子散 蛇床子为末，以米白粉少许，和合如枣核大，绵裹纳之自温，治妇人阴寒者，见《金匮详解》妇人杂病。以阴寒之病由于肝肾阳虚，湿寒不化。蛇床子温肝而暖肾，燥湿而除寒也。

燥也

烏頭桂枝湯　烏頭三枚 桂枝三兩 芍藥三兩 甘草二兩 生姜三兩　治寒疝腹痛者見金匱詳解寒疝證以肝腎寒邪同侮脾土腹爲土位故其痛在腹甘姜芍藥培土而紓木桂枝烏頭達鬱而驅寒也

烏頭佐治方

赤丸用之以治腹痛厥逆　詳載硃砂

蛇床子　味苦辛微溫入足太陰脾足厥陰肝足少陰腎燥水土而補肝腎煖命門而溫子宮壯陽宜子興丈夫宗莖萎弱除女子玉門寒冷療前陰寒溼腫痛治下部冷痺酸疼浴陽痿斷帶下嗽牙痛吹耳脖及一切疥癬痂癩痔漏肛脫瘡瘍驚癇薰洗無不奇效去殼取仁微妙研用浴湯薰洗生煎用

蛇床子散　蛇床子爲末以米白粉少許和合如棗核大綿裹納之自溫治婦人陰寒者見金匱詳解婦人雜病以陰寒之病由於肝腎陽虛溼寒不化蛇床子溫肝而煖腎燥溼而除寒也

南陽藥證匯解卷三

仁和吳槐綬子紱著

木部

厚朴　味苦辛微温入足陽明胃破壅塞而消脹滿下衝逆而定喘嗽除反胃嘔吐療腸滑泄利宿水停飲皆治泄穢吞酸並醫腸胃雷鳴藿亂轉筋無不悉效去皮薑汁炒用

桂枝加厚朴杏子湯　桂枝三兩芍藥三兩生姜三兩甘草一兩厚朴一兩大棗十二枚杏子五十枚　治傷寒下後微喘者見傷寒太陽證以下後中虛胃逆肺氣不降是以發喘生姜甘棗温中而補土桂枝芍藥疏木而息風厚朴杏仁降逆而定喘也

朴姜甘夏人參湯　厚朴一斤生姜半斤甘草二兩半夏半升人參一兩　治傷寒汗後腹脹滿者見傷寒太陽壞病以汗後中虛胃逆濁陰填塞乃生脹滿人參甘草補中培土朴夏生姜泄滿消脹也

厚朴大黃湯　厚朴一尺枳實四枚大黃六兩　治支飲胸滿者見金匱詳解痰飲咳嗽證以飲

南阳药证汇解卷三

仁和吴槐绶子绂著

木部

厚朴　味苦、辛，微温，入足阳明胃。破壅塞而消胀满，下冲逆而定喘嗽。除反胃呕吐，疗肠滑泄，利宿水停饮，皆治泄秽吞酸，并医肠胃雷鸣，藿（霍）乱转筋，无不悉效，去皮，姜汁炒用。

桂枝加厚朴杏子汤　桂枝三两　芍药三两　生姜三两　甘草一两　厚朴一两　大枣十二枚　杏子五十枚　治伤寒下后微喘者，见伤寒太阳证。以下后中虚，胃逆，肺气不降，是以发喘。生姜、甘、枣温中而补土；桂枝、芍药疏木而息风；厚朴、杏仁降逆而定喘也。

朴姜甘夏人参汤　厚朴一斤　生姜半斤　甘草二两　半夏半升　人参一两　治伤寒汗后腹胀满者，见伤寒太阳坏病。以汗后中虚，胃逆浊阴，填塞乃生胀满。人参、甘草补中培土，朴、夏、生姜泄满消胀也。

厚朴大黄汤　厚朴一尺　枳实四枚　大黄六两　治支饮胸满者，见《金匮详解》痰饮咳嗽证。以饮居心下，阻遏胋胃下降之路，故其满在胸。大黄逐饮而泄满，朴、枳下气而降逆也。按此即小承气汤而分两不同。

厚朴三物汤 厚朴八两 枳实五枚 大黄四两 治腹满便闭者，见《金匮详解》腹满证。以浊阴痞塞，脾滞不行，腹为土位，土湿脾滞，故见腹满而便闭。大黄逐饮而开闭，枳、朴下气而泄满也。按此亦小承气而分两不同，且与前方皆君。厚朴与大小承气之君大黄不同，故承气诸方列入大黄，而不列于厚朴也。

厚朴七物汤 厚朴半斤 枳实五枚 大黄二两 桂枝二两 甘草三两 生姜五两 大枣十枚 治腹满痛发热，脉浮而数，饮食如故者，见《金匮详解》腹满证。以其外感风邪，经气郁则发热，而脉见浮数，府气郁则腹满而痛。甘、枣、姜、桂所以固中而解表；枳、朴、大黄所以攻内而清里也。

厚朴麻黄汤 厚朴五两 小麦一升 麻黄四两 石膏如鸡子大 杏仁半升 干姜二两 半夏半升 细辛二两 五味半升 治欬而脉浮者，见《金匮详解》咳嗽上气证。以其湿浊凝瘀，阻遏肺胃，既不得下行，复不得外泄。上逆而生热，下郁而生寒。故以小麦、石膏清肺胃而泄热；姜辛五味温脾肾而

居心下阻遏胋胃下降之路故其滿在胸大黃逐飲而泄滿朴枳下氣而降逆也 按此即小承氣湯而分兩不同

厚朴三物湯 厚朴八兩枳實五枚 大黃四兩 治腹滿便閉者見金匱詳解腹滿證以濁陰痞塞脾滯不行腹爲土位土溼脾滯故見腹滿而便閉大黃逐飲而開閉枳朴下氣而泄滿也按此亦小承氣而分兩不同且與前方皆君厚朴與大小承氣之君大黃不同故承氣諸方列入大黃而不列於厚朴也

厚朴七物湯 厚朴半斤枳實五枚 大黃二兩桂枝二兩甘草三兩生姜五兩大棗十枚 治腹滿痛發熱脈浮而數飲食如故者見金匱詳解腹滿證以其外感風邪經氣鬱則發熱而脈見浮數府氣鬱則腹滿而痛甘棗姜桂所以固中而解表枳朴大黃所以攻內而清裏也

厚朴麻黃湯 厚朴五兩小麥一升麻黃四兩石膏如雞子大杏仁半升乾姜二兩半夏半升細辛二兩五味半升 治欬而脈浮者見金匱詳解咳嗽上氣證以其溼濁凝瘀阻遏肺胃既不得下行復不得外泄上逆而生熱下鬱而生寒故以小麥石膏清肺胃而泄熱姜辛五味溫脾腎而

驅寒朴杏半夏降衝逆而止嗽也

厚朴佐治方

枳實薤白桂枝湯用之以治胸痺心痞逆搶心下 詳載枳實
大小承氣湯用之以治陽明傷寒熱邪結胃 詳載大黃
麻仁丸用之以治陽明傷寒脾約便難 詳載麻仁
王不留行散用之以治金瘡亡血 詳載王不留行
梔子厚朴湯用之以治太陽傷寒心煩腹痛 詳載梔子
鱉甲煎丸用之以治瘧母 詳載鱉甲

枳實 味苦酸辛性寒入足陽明胃破結開瘀泄痞消滿除頑痰停飲化宿食堅癥迅利峻猛下一切腐敗壅阻之物能使去濁而還清麵包炒黑用

枳朮湯 枳實七枚白朮二兩 治心下堅大如盤邊如旋杯水飲所作者見金匱詳解水氣證以濁陰爲胆木所遏不得與肺胃下降致水氣停瘀而不化此皆由中虛土敗故以枳實下

驱寒；朴、杏、半夏降冲逆而止嗽也。

厚朴佐治方

枳实薤白桂枝汤，用之以治胸痹心痞，逆抢心下。

详载枳实

大小承气汤，用之以治阳明伤寒，势邪结胃。

详载大黄

麻仁丸，用之以治阳明伤寒，脾约便难。详载麻仁

王不留行散，用之以治金疮亡血。 详载王不留行

栀子厚朴汤，用之以治太阳伤寒，心烦腹痛。

详载栀子

鳖甲煎丸，用之以治疟母。 详载鳖甲

枳实 味苦、酸、辛，性寒，入足阳明胃。破结开瘀，泄痞消满，除顽痰停饮，化宿食坚瘕，迅利峻猛，下一切腐败壅阻之物，能使去浊而还清，面包炒黑用。

枳术汤 枳实七枚 白术二两 治心下坚大如盘，边如旋杯，水饮所作者，见《金匮详解》水气证。以浊阴为胆木所遏，不得与肺胃下降，致水气停瘀而不化，此皆由中虚土败，故以枳实下

气而导饮，白术补中而培土也。

枳实薤白桂枝汤 枳实四枚 厚朴四两 苦蒌一枚 薤白半斤 桂枝一两 治胸痹心痞，胸中满结胁下，逆抢心者，见《金匮详解》胸痹心痛证。以肺胃之气既不下降，胆木之气又复逆行，故痞结于胸胁之间。枳、朴、薤白破壅而消痹，苦蒌、桂枝涤瘀而疏木也。

枳实栀子豉汤 枳实三枚 栀子十四枚 香豉一两，煎分二服，覆令微汗。治大病差后劳复者，见伤寒差后劳复，以大病新差，正气未能续复，因劳而复，伤中气，经热郁发，浊阴逆升，填塞中脘。烦热交作，此非感证汗下，均无所施。故以枳实导滞，栀子清热，香豉和中，而散郁也。

枳实芍药散 枳实 芍药等分为散，服方寸匕，日三服。治产后腹痛，烦满不得卧者，见《金匮详解》妇人产后证。以产后血亡，肝燥木郁，风动而克脾土。土位于腹，痛而烦满，土败阳虚，阳神不能蛰藏，故烦不得卧。芍药清风而止痛，枳实泄满而除烦也。

枳实佐治方

栀子厚朴汤，用之以治太阳伤寒，心烦腹痛。

详载栀子

氣而導飲白朮補中而培土也

枳實薤白桂枝湯 枳實四枚厚朴四兩苦蔞一枚薤白半斤桂枝一兩 治胸痹心痞胸中滿結脅下逆搶心者見金匱詳解胸痹心痛證以肺胃之氣既不下降胆木之氣又復逆行故痞結於胸脅之間枳朴薤白破壅而消痹苦蔞桂枝滌瘀而疏木也

枳實梔子豉湯 枳實三枚梔子十四枚香豉一兩煎分二服覆令微汗 治大病差後勞復者見傷寒差後勞復以大病新差正氣未能續復因勞而復傷中氣經熱鬱發濁陰逆升填塞中脘煩熱交作此非感證汗下均無所施故以枳實導滯梔子清熱香豉和中而散鬱也

枳實芍藥散 枳實 芍藥等分爲散服方寸匕日三服 治產後腹痛煩滿不得臥者見金匱詳解婦人產後證以產後血亡肝燥木鬱風動而尅脾土土位於腹故腹痛而煩滿土敗陽虛陽神不能蟄藏故煩不得臥芍藥清風而止痛枳實泄滿而除煩也

枳實佐治方

梔子厚朴湯用之以治太陽傷寒心煩腹痛 詳載梔子

梔子大黃湯用之以治酒疸懊憹熱痛　詳載梔子

麻仁丸用之以治陽明傷寒胃燥脾約　詳載麻仁

大柴胡湯用之以治少陽傷寒熱盛煩躁　詳載柴胡

桂姜枳實湯用之以治痰飲氣逆　詳載桂枝

大小承氣湯用之以治陽明傷寒熱結胃燥　詳載大黃

外臺茯苓散用之以治痰飲心胸虛滿　詳載茯苓

梔子　味苦性寒入手太陰心足太陰脾足厥陰肝足太陽膀胱最醫黃疸能退皮膚之薰黃善清瘀熱能吐胸膈之濁瘀清心火而去鬱煩泄脾土而驅溼熱心脾之溼火既降膀胱之水道自開泄溼熱之要藥也今人畏其寒炒令焦黑己失本性仲景方中皆用生梔子也

梔子乾姜湯　梔子十四枚　乾姜二兩　煎分三服得吐止後服　治傷寒大下後身熱不去微煩者見傷寒太陽壞病以其大下傷中濁陰上逆腐敗凝瘀而生煩熱乾姜降逆而溫中梔子清瘀而除煩也

栀子大黄汤，用之以治酒疸，懊侬热痛。详载栀子

麻仁丸，用之以治阳明伤寒，胃燥脾约。详载麻仁

大柴胡汤，用之以治少阳伤寒，热盛烦躁。详载柴胡

桂姜枳实汤，用之以治痰饮气逆。详载桂枝

大小承气汤，用之以治阳明伤寒，热结胃燥。详载大黄

外台茯苓散，用之以治痰饮，心胸虚满。详载茯苓

栀子　味苦性寒，入手太阴心，足太阴脾，足厥阴肝，足太阳膀胱。最医黄疸，能退皮肤之薰黄，善清瘀热，能吐胸膈之浊瘀，清心火而去郁烦，泄脾土而驱湿热。心脾之湿火既降，膀胱之水道自开，泄湿热之要药也。今人畏其寒，炒令焦黑，己（已）失本性。仲景方中皆用生栀子也。

栀子干姜汤　栀子十四枚　干姜二两　煎，分三服，得吐，止后服。治伤寒大下后，身热不去，微烦者，见伤寒太阳坏病。以其大下伤中，浊阴上逆，腐败凝于而生烦热。干姜降逆而温中，栀子清瘀而除烦也。

栀子厚朴汤　栀子十四枚　厚朴四两　枳实四枚，煎分二服，得吐止后服。治伤寒下后，心烦腹痛，卧起不安者，见伤寒太阳坏病。以其下伤中气，浊阴填塞，郁结心胸，致火炎胃逆，而烦躁不安。朴、枳泄满而降逆，栀子清瘀而除烦也。

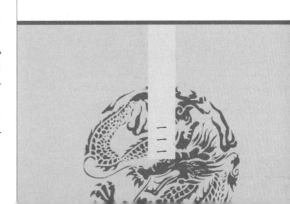

栀子香豉汤　栀子十四枚　香豉四两　煎，分二服，得吐，止后服。治伤寒汗下后，烦热，胸中窒者，见伤寒太阳坏病。以汗下败其中气，浊瘀胃逆，君火上炎，故胸中烦热而窒塞。香豉调中而开塞，栀子清瘀而除烦也。又治伤寒下后，胃中空虚，客气动膈，心中懊憹，舌上胎者，见伤寒阳明证。以其下伤胃气，浊阴不降，客居胸膈，故生懊憹。栀子豉汤所以清扩其胸膈也。又治伤寒下后，其外有热，手足温，不结胸，心中懊憹。饥不能食，但头汗出者。见伤寒阳明证，以下伤中气，阳浮于表，故外热而手足温。膈下之阴与膈上之阳格而不达，郁而上蒸，故但头汗出，虽不结胸而心中懊憹，必饥而不能食。栀子豉汤所以清瘀而调中也。又治厥阴病，利后虚烦，按之心下濡者，贫（见）伤寒厥阴证。又见《金匮详解》下利证。以利后脾虚，心气郁阻，肺气燔蒸，非同承气之鞭（鞕）满，按之而心下濡，故知为虚烦也。栀子香豉汤所以清其中脘之烦

梔子厚朴湯　梔子十四枚　厚朴四兩　實枳四枚煎分二服得吐止後服　治傷寒下後心煩腹痛臥起不安者見傷寒太陽壞病以其下傷中氣濁陰塡塞鬱結心胸致火炎胃逆而煩躁不安朴枳泄滿而降逆梔子清瘀而除煩也

梔子香豉湯　梔子十四枚　香豉四兩煎分二服得吐止後服　治傷寒汗下後煩熱胸中窒者見傷寒太陽壞病以汗下敗其中氣濁瘀胃逆君火上炎故胸中煩熱而窒塞香豉調中而開塞梔子清瘀而除煩也　又治傷寒下後胃中空虛客氣動膈心中懊憹舌上胎者見傷寒陽明證以其下傷胃氣濁陰不降客居胸膈故生懊憹梔子豉湯所以清擴其胸膈也　又治傷寒下後其外有熱手足溫不結胸心中懊憹饑不能食但頭汗出者見傷寒陽明證以下傷中氣陽浮於表故外熱而手足溫膈下之陰與膈上之陽格而不達鬱而上蒸故但頭汗出雖不結胸而心中懊憹必饑而不能食梔子豉湯所以清瘀而調中也　又治厥陰病利後虛煩按之心下濡者貧傷寒厥陰證又見金匱詳解下利證以利後脾虛心氣鬱阻肺氣燔蒸非同承氣之鞭滿按之而心下濡故知爲虛煩也梔子香豉湯所以清其中脘之煩

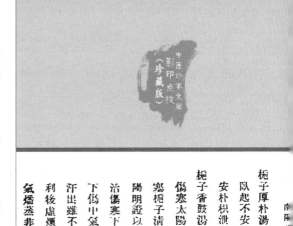

熱也

梔子甘草香豉湯 梔子十二枚 香豉四兩 甘草二兩，炙 煎分三服得吐止後服 治傷寒汗下後虛煩不得眠劇則反覆顛倒心中懊憹而少氣者見傷寒太陽壞病以其汗下之後中氣虛敗故於梔子豉湯加甘草以補中也

梔子生薑香豉湯 梔子十二枚 香豉四兩 生薑五兩 煎分二服得吐止後服 治傷寒汗吐下後虛煩不眠反覆顛倒心中懊憹而嘔者見傷寒太陽壞病以其汗吐下後中氣益虛濁陰上逆肺胃不降故見嘔證加生薑者所以降逆而止嘔也

梔子蘖皮湯 梔子十五枚 甘草一兩，炙 黃柏皮一兩 治傷寒發熱身黃者見傷寒太陰證以其濕熱浸淫不能泄於膀胱又不能泄於皮毛故鬱而身熱發黃甘草以補其中柏皮以清熱而泄表梔子以驅溼而退黃黃去而身熱亦自矣

梔子大黃湯 梔子十四枚 香豉二升 大黃三兩 枳實五枚 治酒疸心中懊憹熱痛者見金匱詳解黃疸證以酒溼熏蒸鬱而為熱故懊憹而熱痛梔子清其瘀熱香豉和其中脘大黃枳實下

热也。

栀子甘草香豉汤 栀子十二枚 香豉四两 甘草二两，炙 煎分三服，得吐止后服。治伤寒汗下后，虚烦不得眠，剧则反覆颠倒，心中懊侬，而少气者，见伤寒太阳坏病。以其汗下之后，中气虚败，故于栀子豉汤加甘草，以补中也。

栀子生姜香豉汤 栀子十二枚 香豉四两 生姜五两 煎分二服，得吐止后服。治伤寒汗、吐、下后，虚烦不眠，反覆颠倒，心中懊侬而呕者，见伤寒太阳坏病。以其汗、吐、下后，中气益虚，浊阴上逆，肺胃不降，故见呕证。加生姜者，所以降逆而止呕也。

栀子蘖皮汤 栀子十五枚 甘草一两，炙 黄柏皮一两 治伤寒发热身黄者，见伤寒太阴证。以其湿热浸淫，不能泄于膀胱，又不能泄于皮毛，故郁而身热发黄。甘草以补其中；柏皮以清热而泄表；栀子以驱湿而退黄，黄去而身热亦自矣。

栀子大黄汤 栀子十四枚 香豉二升 大黄三两 枳实五枚 治酒疸，心中懊侬热痛者，见《金匮详解》黄疸证。以酒湿薰蒸，郁而为热，故懊侬而热痛。栀子清其瘀热，香豉和其中脘。大黄、枳实下

其酒湿也。

栀子佐治方

大黄硝石汤，用之以治黄疸腹满，小便不利。

详载大黄

茵陈蒿汤，用之以治身黄腹满。 详载茵陈

黄柏 味苦性寒，入足厥阴肝，足太阴脾。疏肝脾而泄湿热，清膀胱而通水道，治热利下重。医黄疸腹满，颇有殊效。惟其性苦寒迅利，大不宜于肝、肾、脾、胃之阳，必湿热薰蒸于胃脘，郁陷于膀胱，迫入于大肠，乃可用之。黄柏清藏府之湿热，柏皮清经络之湿热，发热身黄者用柏皮。

黄柏佐治方

大黄硝石汤，用之以治黄疸腹满。 详载大黄

栀子柏皮汤，用之以治发热身黄。 详载栀子

白头翁汤，用之以治厥阴伤寒，热利下重。

详载白头翁

其酒溼也

梔子佐治方

大黃硝石湯用之以治黃疸腹滿小便不利 詳載大黃

茵陳蒿湯用之以治身黃腹滿 詳載茵陳

黃柏 味苦性寒入足厥陰肝足太陰脾疏肝脾而泄溼熱清膀胱而通水道治熱利下重醫黃疸腹滿頗有殊效惟其性苦寒迅利大不宜於肝腎脾胃之陽必溼熱薰蒸於胃脘鬱陷於膀胱迫入於大腸乃可用之黃柏清藏府之溼熱柏皮清經絡之溼熱發熱身黃者用柏皮

黃柏佐治方

大黃硝石湯用之以治黃疸腹滿 詳載大黃

梔子柏皮湯用之以治發熱身黃 詳載梔子

白頭翁湯用之以治厥陰傷寒熱利下重 詳載白頭翁

烏梅丸用之以治厥陰傷寒煩渴吐蚘 詳載烏梅

芍藥 味酸微苦微寒入足厥陰肝足少陽胆能清肝風最泄肝熱治心中煩悸消腹裏痛滿療胸脅之痞熱伸腿足之拘攣若消渴若淋澀若瀉利若吐衄若崩漏若帶濁無不皆醫惟其性酸寒頗不宜於脾腎當與姜桂朮甘並用乃不至傷脾腎之陽肝胆有鬱火者宜之

桂枝加芍藥湯 桂枝三兩 甘草二兩炙 大棗十二枚 生姜三兩 芍藥六兩 治傷寒下後腹滿痛屬太陰者見傷寒太陰證以木鬱剋土下敗脾陽脾虛不運是以腹滿而痛甘棗生姜補土而溫中桂枝芍藥達木而紓鬱也

芍藥甘草湯 芍藥四兩 甘草四兩 治傷寒脈浮汗出心煩惡寒小便數脚攣急者見傷寒太陽壞病以汗出陽虛脾陷胃逆相火不降而心煩風木不達而惡寒津液為汗所耗故便數而筋急甘草以補其土芍藥以清其風風息血和而筋脈柔土補陽盛而汗溺調矣

芍藥甘草附子湯 芍藥三兩 甘草三兩 附子一枚 治傷寒發汗後病不解反惡寒者見傷寒太陽證以發汗亡陽陽虛鬱陷故表病不解表陽既陷則裏寒內動故反惡寒此緣汗之太

一〇五

乌梅丸，用之以治厥阴伤寒，烦渴吐蛔。详载乌梅

芍药 味酸微苦，微寒，入足厥阴肝，足少阳胆。能清肝风，最泄肝热，治心中烦悸，消腹里痛满，疗胸胁之痞热，伸腿足之拘挛。若消渴，若淋涩，若泻利，若吐衄，若崩漏，若带浊，无不皆医。惟其性酸寒，颇不宜于脾肾，当与姜、桂、术、甘并用，乃不至伤脾肾之阳，肝胆有郁火者宜之。

桂枝加芍药汤 桂枝三两 甘草二两，炙 大枣十二枚 生姜三两 芍药六两 治伤寒下后，腹满痛，属太阴者，见伤寒太阴证。以木郁克土，下败脾阳，脾虚不运，是以腹满而痛。甘、枣、生姜补土而温中；桂枝、芍药达木而纾郁也。

芍药甘草汤 芍药四两 甘草四两 治伤寒脉浮，汗出心烦，恶寒，小便数，脚挛急者，见伤寒太阳坏病。以汗出阳虚，脾陷胃逆，相火不降而心烦，风木不达而恶寒，津液为汗所耗。故便数而筋急，甘草以补其土，芍药以清其风，风息血和而筋脉柔，土补阳盛，而汗溺调矣。

芍药甘草附子汤 芍药三两 甘草三两 附子一枚 治伤寒发汗后，病不解，反恶寒者，见伤寒太阳证。以发汗亡阳，阳虚郁陷，故表病不解，表阳既陷，则里寒内动，故反恶寒。此缘汗之太

过，表里俱虚也。甘、附温补其里寒，芍药清解其表热也。

芍药佐治方

通脉四逆汤，用之以治太阳中风，心痞烦呕。 详载甘草

四逆散，用之以治少阴伤寒，四肢厥逆。 详载甘草

新加汤，用之以治太阳伤寒，身痛脉迟。 详载人参

柴胡桂枝汤，用之以治少阳伤寒，肢痛心结。 详载柴胡

小柴胡汤，用之以治少阳伤寒，寒热烦满。 详载柴胡

大柴胡汤，用之以治少阳伤寒，双解表里。 详载柴胡

桂枝茯苓汤，用之以治妊娠癥结，胎动血漏。 详载桂枝

桂枝芍药知母汤，用之以治历节肢痛，头眩脚肿。 详载桂枝

桂枝汤，用之以治太阳中风，发热恶寒。 详载桂枝

桂二麻一汤，用之以治太阳伤寒，汗多心悸。 详载桂枝

過表裏俱虛也甘附溫補其裏寒芍藥清解其表熱也

芍藥佐治方

通脈四逆湯用之以治太陽中風心痞煩嘔　詳載甘草

四逆散用之以治少陰傷寒四肢厥逆　詳載甘草

新加湯用之以治太陽傷寒身痛脈遲　詳載人參

柴胡桂枝湯用之以治少陽傷寒肢痛心結　詳載柴胡

小柴胡湯用之以治少陽傷寒寒熱煩滿　詳載柴胡

大柴胡湯用之以治少陽傷寒雙解表裏　詳載柴胡

桂枝茯苓湯用之以治妊娠癥結胎動血漏　詳載桂枝

桂枝芍藥知母湯用之以治歷節肢痛頭眩腳腫　詳載桂枝

桂枝湯用之以治太陽中風發熱惡寒　詳載桂枝

桂二麻一湯用之以治太陽傷寒汗多心悸　詳載桂枝

桂枝二越婢一湯用之以治太陽傷寒下利心痞　詳載桂枝
桂枝加桂湯用之以治太陽傷寒氣衝心胸　詳載桂枝
防己黄芪湯用之以治風溼身重汗出惡風　詳載防己
真武湯用之以少陰傷寒陽虛厥逆　詳載茯苓
桂枝去桂加茯苓白术湯用之以治太陽傷寒煩痛　詳載茯苓
小建中湯用之以治少陽傷寒腹中急痛　詳載膠飴
黄芪建中湯用之以治虛勞裏急　詳載膠飴
當歸芍藥散用之以治婦人妊娠腹中㽲痛　詳載當歸
黄芩湯用之以治太陽少陽合病下利　詳載黄芩
黄芪芍藥桂酒湯用之以治黄汗身腫而渴　詳載黄芪
黄芪桂枝五物湯用之以治血痹不仁　詳載黄芪
桂枝加黄芪湯用之以治黄汗脛冷腰髖弛痛　詳載黄芪

桂枝二越婢一汤，用之以治太阳伤寒，下利心痞。

详载桂枝

桂枝加桂汤，用之以治太阳伤寒，气冲心胸。

详载桂枝

防己黄芪汤，用之以治风湿身重，汗出恶风。

详载防己

真武汤，用之以治少阴伤寒，虚厥逆。　详载茯苓

桂枝去桂加茯苓白术汤，用之以治太阳伤寒，烦痛。

详载茯苓

小建中汤，用之以治少阳伤寒，腹中急痛。

详载胶饴

黄芪建中汤，用之以治虚劳里急。　详载胶饴

当归芍药散，用之以治妇人妊娠腹中㽲痛。

详载当归

黄芩汤，用之以治太阳、少阳合病下利。　详载黄芩

黄芪芍药桂酒汤，用之以治黄汗，身肿而渴。

详载黄芪

黄芪桂枝五物汤，用之以治血痹不仁。　详载黄芪

桂枝加黄芪汤，用之以治黄汗胫冷，腰髋弛痛。

详载黄芪

薯蓣丸，用之以治虚劳百病。　　详载薯蓣

枳实芍药散，用之以治产后腹痛烦满。　　详载枳实

土瓜根散，用之以治女子经水不利，小腹满痛。

详载土瓜根

奔豚汤，用之以治奔豚气上冲心。　　详载甘李根皮

王不留行散，用之以治金疮亡血。　　详载王不留行

附子汤，用之以治少阴伤寒，身体骨节疼痛。

详载附子

鳖甲煎丸，用之以治疟母。　　详载鳖甲

麻黄升麻汤，用之以治厥阴伤寒，咽喉不利。

详载麻黄

麻桂各半汤，用之以治太阳风寒两感。　　详载麻黄

苦蒌桂枝汤，用之以治痉病身强脉沉。　　详载苦蒌

小青龙加石羔（膏）汤，用之以治咳逆烦燥（躁）。　　详载石羔（膏）

甘遂半夏汤，用之以治留饮欲去，心下坚满。

详载甘遂

薯蕷丸用之以治虛勞百病　詳載薯蕷

枳實芍藥散用之以治產後腹痛煩滿　詳載枳實

土瓜根散用之以治女子經水不利小腹滿痛　詳載土瓜根

奔豚湯用之以治奔豚氣上衝心　詳載甘李根皮

王不留行散用之以治金瘡亡血　詳載王不留行

附子湯用之以治少陰傷寒身體骨節疼痛　詳載附子

鼈甲煎丸用之以治瘧母　詳載鼈甲

麻黃升麻湯用之以治厥陰傷寒咽喉不利　詳載麻黃

麻桂各半湯用之以治太陽風寒兩感　詳載麻黃

苦蔞桂枝湯用之以治痙病身強脈沉　詳載苦蔞

小青龍加石羔湯用之以治咳逆煩燥　詳載石羔

甘遂半夏湯用之以治留飲欲去心下堅滿　詳載甘遂

大黃䗪虫丸用之以治五勞七傷內有乾血　詳載大黃

葛根湯用之以治太陽傷寒無汗惡寒　詳載葛根

黃連阿膠湯用之以治少陰傷寒心煩不臥　詳載黃連

桂枝龍骨牡蠣湯用之以治虛勞失精陰寒目眩　詳載龍骨

生梓白皮　味苦性寒入足少陽胆足陽明胃性既苦寒故能祛戊土之濕熱功主清利故能泄甲木之鬱火凡濕熱熏蒸則生嘔吐惡心鬱火阻遏則生疥瘡癬痱生梓白皮皆能治之尤宜黃證

生梓白皮佐治方

麻黃連翹赤小豆湯用之以治太陰傷寒瘀熱發黃　詳載連翹

甘李根白皮　味濇性寒入足厥陰肝下肝氣而清風木降衝逆而泄濕熱斂濇之性能斷痢止帶甘寒之味能消渴除煩尤治奔豚之良藥也

奔豚湯　甘草二兩炙　半夏四兩　生姜四兩　生葛五兩　黃芩三兩　川芎二兩　當歸二兩　芍藥二兩　甘李根

大黄䗪虫丸，用之以治五劳七伤，内有干血。

详载大黄

葛根汤，用之以治太阳伤寒，无汗恶寒。详载葛根

黄连阿胶汤，用之以治少阴伤寒，心烦不卧。

详载黄连

桂枝龙骨牡蛎汤，用之以治虚劳失精，阴寒目眩。

详载龙骨

生梓白皮　味苦性寒，入足少阳胆，足阳明胃。性既苦寒，故能祛戊土之湿热，功主清利，故能泄甲木之郁火。凡湿热薰蒸，则生呕吐恶心，郁火阻遏，则生疥痤癣痱。生梓白皮皆能治之，尤宜黄证。

生梓白皮佐治方

麻黄连翘赤小豆汤，用之以治太阴伤寒，瘀热发黄。

详载连翘

甘李根白皮　味涩性寒，入足厥阴肝。下肝气而清风木，降冲逆而泄湿热，敛涩之性能，断痢止带，甘寒之味能消渴除烦，尤治奔豚之良药也

奔豚汤　甘草二两，炙　半夏四两　生姜四两　生葛五两　黄芩三两　川芎二两　当归二两　芍药二两　甘李根

白皮一斤　治奔豚气上冲胸腹痛，往来寒热者，见《金匮详解》奔豚证。以木生于土，阳亡土败，木气郁发，乙木上冲，故胸腹疼痛。甲木逆行，故往来寒热。甘、姜、半夏和中而降逆，芩、葛、芎药泄热而清风，甘李根白皮入肝而下冲气也。

桂枝　味甘、辛，气香，性温，入足厥阴肝，足太阴脾，足太阳膀胱。辛温发散，最达木郁，故入肝家而行血。善调土气，故入脾藏而化湿。极疏水道，故入膀胱而导癃，解营郁之妙品，散风邪之良。剧升清阳之脱陷，降浊阴之冲逆，纾经络挛急，利关节之壅阻，能定痛楚，大去湿寒。专止奔豚，更安惊悸，调经开闭，通关逐痹，噎塞痞痛之辈，遗浊淋沥之伦泄利，呕逆吞酸，便血之属。堕胎脱肛，崩漏带下之类，无不奏效。洵非他药所及，以百病之生，悉由水寒，水寒则土湿，土湿则木郁。桂枝达木扶土而暖水，故能左之右之，无不宜之也，去皮用。

桂枝汤　桂枝三两　芍药三两　甘草二两　大枣十二枚　生姜三两　治太阳中风，头痛发热，汗出恶风者，以风伤卫气，泄于皮毛，风欲泄而卫敛之，郁遏营血不得外达，经阳被遏，故发热汗出而恶风。甘草、大枣补脾而滋肝；芍药清营血之热；姜、桂达营气之郁也。又治妊娠渴不能食，

白皮一斤　治奔豚氣上衝胸腹痛往來寒熱者見金匱詳解奔豚證以木生於土陽亡土敗木氣鬱發乙木上衝故胸腹疼痛甲木逆行故往來寒熱甘薑半夏和中而降逆芩葛芎藥泄熱而清風甘李根白皮入肝而下衝氣也

桂枝　味甘辛氣香性溫入足厥陰肝足太陰脾足太陽膀胱辛溫發散最達木鬱故入肝家而行血善調土氣故入脾藏而化溼極疏水道故入膀胱而導癃解營鬱之妙品散風邪之良劑升清陽之脫陷降濁陰之衝逆紓經絡攣急利關節之壅阻能定痛楚大去溼寒專止奔豚更安驚悸調經開閉通關逐痺噎塞痞痛之輩遺濁淋澀之倫泄利嘔逆吞酸便血之屬墮胎脫肛崩漏帶下之類無不奏效洵非他藥所及以百病之生悉由水寒水寒則土溼土溼則木鬱桂枝達木扶土而煖水故能左之右之無不宜之也去皮用

桂枝湯　桂枝三兩芍藥三兩甘草二兩大棗十二枚生姜三兩　治太陽中風頭痛發熱汗出惡風者以風傷衛氣泄於皮毛風欲泄而衛斂之鬱遏營血不得外達經陽被遏故發熱汗出而惡風甘草大棗補脾而滋肝芍藥清營血之熱姜桂達營氣之鬱也　又治妊娠渴不能食

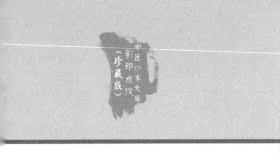

無寒熱者見金匱詳解妊娠以妊娠六十日氣血凝濇肺胃不降故有發渴惡心嘔吐不甘飲食之證桂枝湯調和其營衛則氣血自不至凝濇矣

桂枝去芍藥湯　桂枝三兩　甘草三兩炙　大棗十二枚　生姜三兩　治傷寒下後脈促胸滿者見傷寒太陽證以表證誤下經陽內陷未成結胸尚可用桂枝以解其表若脈促胸滿則裏陰上逆表陽內鬱爲裏陰所拒雖不結胸亦當去芍藥之酸寒而但以桂枝達其經陽也

桂枝去芍藥加附子湯　桂枝三兩　甘草三兩炙　大棗十二枚　生姜三兩　治同前證而微覺惡寒者以其陽陷稍深故於去芍藥方中而加附子以溫寒水而助陽氣也

桂枝人參湯　桂枝四兩　人參二兩　白朮二兩　甘草二兩炙　治傷寒表證未解而數下之遂利不止心下痞硬者見傷寒太陽證以誤下傷中脾陷而泄胃逆而痞參朮補其中氣姜桂達其表邪也

桂二麻一湯　桂枝二兩七銖　芍藥一兩六銖　甘草一兩二銖炙　大棗五枚　生姜一兩六銖　麻黃十六銖　杏仁十六枚　治太陽風傷汗後形狀如瘧日再發者見傷寒太陽證以表寒裏熱正氣衰耗其寒熱往來日僅再

无寒热者，见《金匮详解》妊娠。妊娠六十日，气血凝涩，肺胃不降，故有发渴恶心，呕吐，不甘饮食之证。桂枝汤调和其营卫，则气血自不至凝涩矣。

桂枝去芍药汤　桂枝三两　甘草三两，炙　大枣十二枚　生姜三两　治伤寒下后，脉促胸满者，见伤寒太阳证。以表证误下，经阳内陷，未成结胸，尚可用桂枝以解其表。若脉促胸满，则里阴上逆，表阳内郁为里阴所拒，虽不结胸，亦当去芍药之酸寒，而但以桂枝达其经阳也。

桂枝去芍药加附子汤　桂枝三两　甘草三两，炙　大枣十二枚　生姜三两　治同前证，而微觉恶寒者，以其阳陷稍深，故于去芍药方中而加附子，以温寒水而助阳气也。

桂枝人参汤　桂枝四两　人参二两　白术二两　甘草二两，炙　治伤寒表证未解而数下之，遂利不止，心下痞硬者，见伤寒太阳证。以误下伤中，脾陷而泄，胃逆而痞。参术补其中气，姜桂达其表邪也。

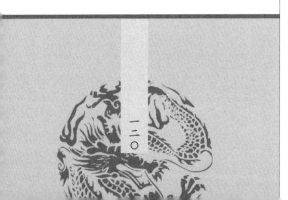

桂二麻一汤　桂枝二两七铢　芍药一两六铢　甘草一两二铢，炙　大枣五枚　生姜一两六铢　麻黄十六铢　杏仁十六枚　治太阳风伤汗后形状如疟，日再发者，见伤寒太阳证，以表寒里热，正气衰耗，其寒热往来，日仅再

发，不能频与邪争。故重用桂枝、芍药以泄其营，轻用麻黄、姜、杏以泄其卫也。

桂枝二越婢一汤　桂枝十八铢　芍药十八铢　甘草十八铢　大枣四枚　生姜一两二铢　麻黄十八铢　石膏二十四铢　治太阳风寒发热，恶寒，脉微弱者，见伤寒太阳证。以脉弱，虽由于理气之虚而发热恶寒，必有表证，当清其里而解其表。桂、芍、石膏疏解其营分之热；生姜、麻黄清泄其卫气之郁；甘草、大枣和中而补虚也。

桂枝甘草汤　桂枝四两　甘草二两，炙　治伤寒发汗过多，叉手自冒心，心下悸动，欲得手按者，见伤寒太阳证。以阳衰十败，木气冲突，心神不宁，故心下悸动，欲得手按，以定摇撼。桂枝、甘草达木而培土也。

白虎加桂枝汤　石膏一斤　知母六两　甘草一两，炙　粳米二合　桂枝三两　治疟病，其脉平，身无寒但热，骨节烦痛者，见《金匮详解》疟病。以外感风伤，郁为内热而成温疟，故有热而无寒。温疟之重者，即所谓瘅疟也。病不在半表半里之少阳，而在太阳、阳明二经，故以白虎泄阳明之热，加桂枝以达太阳之表也。

發不能頻與邪爭故重用桂枝芍藥以泄其營輕用麻黃姜杏以泄其衛也

桂枝二越婢一湯　桂枝十八銖　芍藥十八銖　甘草十八銖　大棗四枚　生姜一兩二銖　麻黃十八銖　石膏二十四銖　治太陽風寒發熱惡寒脈微弱者見傷寒太陽證以脈弱雖由於理氣之虛而發熱惡寒必有表證當清其裏而解其表桂芍石膏疏解其營分之熱生姜麻黃清泄其衛氣之鬱甘草大棗和中而補虛也

桂枝甘草湯　桂枝四兩　甘草二兩炙　治傷寒發汗過多叉手自冒心心下悸動欲得手按者見傷寒太陽證以陽衰土敗木氣衝突心神不寧故心下悸動欲得手按以定搖撼桂枝甘草達木而培土也

白虎加桂枝湯　石膏一斤　知母六兩　甘草一兩炙　粳米二合　桂枝三兩　治瘧病其脈平身無寒但熱骨節煩痛者見金匱詳解瘧病以外感風傷鬱為內熱而成溫瘧故有熱而無寒溫瘧之重者即所謂癉瘧也病不在半表半裏之少陽而在太陽陽明二經故以白虎泄陽明之熱加桂枝以達太陽之表也

桂枝加桂湯　桂枝五兩芍藥三兩甘草炙二兩大棗十二枚生姜三兩　治傷寒燒針發汗針處被寒核起而亦必發奔豘氣從小腹上衝胸者以燒針泄汗汗出而外寒閉其針孔則木動風生即發奔豘奔豘者肝腎之寒邪逆行而衝心胸發作欲死當先灸其核上針孔以散外寒復用桂枝加桂湯以散內寒則木達而不至鬱發矣　加桂湯即桂枝湯加桂枝二兩

桂苓五味甘草湯　桂枝四兩茯苓四兩五味半升甘草炙三兩　治痰飲欬逆服小青龍湯後飲去嗽止氣從少腹上衝胸咽者見金匱詳解欬嗽證以青龍湯麻黃爲君麻黃能去飲止嗽而頗動木氣故氣上衝胸咽與奔豘之理相似亦與奔豘之證相同故桂苓五味甘草湯亦重用桂枝以降其衝此係咳逆故用五味也

桂薑枳實湯　桂枝三兩生姜三兩枳實五兩　治心中懸飲氣逆痞塞者見金匱詳解胸痺心痛證以留飲在心胆胃不降痞結於心復爲乙木衝擊故心痛而氣痞桂姜以下其衝逆枳實以消其痞塞也

桂甘姜棗麻附細辛湯　桂枝三兩甘草炙二兩生姜三兩大棗十二枚麻黃二兩附子一枚細辛三兩

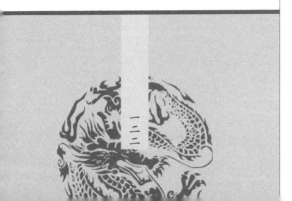

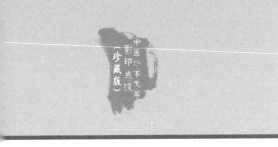

桂枝加桂汤　桂枝五两　芍药三两　甘草二两，炙　大枣十二枚　生姜三两　治伤寒烧针发汗，针处被寒核起而亦必发奔豘。气从小腹上冲胸者，以烧针泄汗，汗出而外寒闭其针孔，则木动风生，即发奔豘。奔豘者，肝肾之寒邪逆行而冲心胸发作欲死，当先灸其核上针孔，以散外寒，复用桂枝加桂汤，以散内寒，则木达而不至郁发矣。加桂汤即桂枝汤加桂枝二两。

桂苓五味甘草汤　桂枝四两　茯苓四两　五味半升　甘草三两，炙　治痰饮欬逆，服小青龙汤后饮去嗽，止气从少腹上冲胸咽者，见《金匮详解》欬嗽证。以青龙汤麻黄为君，麻黄能去饮止嗽而颇动木气，故气上冲胸。咽与奔豘之理相似，亦与奔豘之证相同，故桂苓五味甘草汤亦重用桂枝。以降其冲，此系咳逆，故用五味也。

桂姜枳实汤　桂枝三两　生姜三两　枳实五两　治心中悬饮气逆痞塞者，见《金匮详解》胸痹心痛证。以留饮在心，胆胃不降，痞结于心，复为乙木冲击，故心痛而气痞。桂姜以下其冲逆，枳实以消其痞塞也。

桂甘姜枣麻附细辛汤　桂枝三两　甘草二两，炙　生姜三两　大枣十二枚　麻黄二两　附子一枚　细辛三两治水气，心下坚大如盘，边如旋杯者，见《金匮详解》水气证。以水旺土衰，水邪上泛而干阳位，浊阴盘踞心下，故坚大如盘。甘、枣、姜、附温补土气之中虚；麻黄、细辛辛降水邪之上泛也。

桂枝茯苓丸 桂枝 芍药 丹皮 桃仁 茯苓，各等分，蜜丸如兔矢大，日服一丸，不知加至三丸。治妊娠宿有癥病，胎动血漏者，见《金匮详解》妇人妊娠。以胎妊渐长，而土虚湿旺，中气不运，与宿癥相碍，肝木郁陷，不能荣养胎妊，致胎动而血漏。丹皮、桃仁破癥而消瘀，芍药、苓、桂达木而泄湿也。

桂枝芍药知母汤 桂枝四两 白术四两 知母四两 防风四两 芍药三两 生姜五两 麻黄二两 附子二两 治肢节疼痛，脚肿身羸，头眩欲吐者，见《金匮详解》历节证。以湿伤关节，经气被壅，湿性沉重下行，故肢痛而脚肿。阳为湿阻，则阳陷而阴升，故眩晕而欲吐。知母、芍药降敛其浊阴；生姜、附子温化其湿寒；白术、甘草补中而益气；麻黄、桂枝通经而消肿。湿去阳升，则疼痛眩晕自愈也。

桂枝佐治方

治水氣心下堅大如盤邊如旋杯者見金匱詳解水氣證以水旺土衰水邪上泛而干陽位濁陰盤踞心下故堅大如盤甘棗姜附溫補土氣之中虛麻黃細辛辛降水邪之上泛也

桂枝茯苓丸 桂枝 芍藥 丹皮 桃仁 茯苓各等分蜜丸如兔矢大日服一丸不知加至三丸 治妊娠宿有癥病胎動血漏者見金匱詳解婦人妊娠以胎妊漸長而土虛溼旺中氣不運與宿癥相碍肝木鬱陷不能榮養胎妊致胎動而血漏丹皮桃仁破癥而消瘀芍藥苓桂達木而泄溼也

桂枝芍藥知母湯 桂枝四兩白朮四兩知母四兩防風四兩芍藥三兩生姜五兩麻黃二兩附子二兩治肢節疼痛脚腫身羸頭眩欲吐者見金匱詳解歷節證以溼傷關節經氣被壅溼性沉重下行故肢痛而脚腫陽爲溼阻則陽陷而陰升故眩暈而欲吐知母芍藥降斂其濁陰生姜附子溫化其溼寒白朮甘草補中而益氣麻黃桂枝通經而消腫溼去陽升則疼痛眩暈自愈也

桂枝佐治方

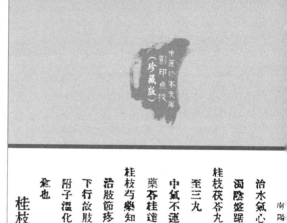

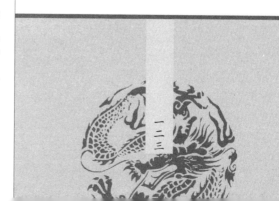

甘草附子湯用之以治風溼痛煩　詳載甘草
四逆丸加味用之以治少陰傷寒厥逆而悸　詳載甘草
麻黄加朮湯用之以治溼病煩痛　詳載白朮
理中丸加味用之以治霍亂吐利腎氣築動　詳載人參
小建中湯用之以治少陽傷寒腹中急痛　詳載膠飴
黄連建中湯用之以治虛勞裏急　詳載膠飴
苓桂朮甘湯用之以治太陽傷寒逆滿氣衝　詳載茯苓
苓桂甘棗湯用之以治奔豚臍下悸動　詳載茯苓
茯苓甘草湯用之以治太陽傷寒汗出不渴　詳載茯苓
五苓散用之以治渴欲飲水小便不利　詳載茯苓
澤漆湯用之以欬而上氣裏水阻格　詳載澤漆
防己黄芪湯用之以治風溼身重汗出惡風　詳載防己

甘草附子汤，用之以治风湿痛烦。　详载甘草

四逆丸加味，用之以治少阴伤寒，厥逆而悸。　详载甘草

麻黄加术汤，用之以治湿病烦痛。　详载白术

理中丸加味，用之以治霍乱吐利，肾气筑动。　详载人参

小建中汤，用之以治少阳伤寒，腹中急痛。　详载胶饴

黄连建中汤，用之以治虚劳里急。　详载胶饴

苓桂术甘汤，用之以治太阳伤寒，逆满气冲。　详载茯苓

苓桂甘枣汤，用之以治奔豚，脐下悸动。　详载茯苓

茯苓甘草汤，用之以治太阳伤寒，汗出不渴。　详载茯苓

五苓散，用之以治渴欲饮水，小便不利。　详载茯苓

泽漆汤，用之以治欬而上气，里水阻格。　详载泽漆

防己黄芪汤，用之以治风湿身重，汗出恶风。　详载防己

防己茯苓汤，用之以治皮水肢肿。 详载防己

木防己汤，用之以治隔间支饮，喘满心痞。 详载防己

肾气丸，用之以治虚劳腰痛，小腹拘急。 详载附子

桂枝去芍药加附子汤，用之以治风湿相搏，烦痛。 详载附子

桂枝加附子汤，用之以治太阳中风，汗漏不止。 详载附子

葛根汤，用之以治太阳、阳明合病，恶寒无汗。 详载葛根

黄芪桂枝五物汤，用之以治血痹，身体不仁。 详载黄芪

桂枝加黄芪汤，用之以治黄汗胫冷，身重烦躁。 详载黄芪

黄芪芍药桂酒汤，用之以治黄病身肿，汗如蘖汁。 详载黄芪

桃仁承气汤，用之以治太阳伤寒，热结膀胱。 详载桃仁

鳖甲煎丸，用之以治疟母。 详载鳖甲

薯蓣丸，用之以治风气百病。 详载薯蓣

防己茯苓湯用之以治皮水肢腫　詳載防己

木防己湯用之以治膈間支飲喘滿心痞　詳載防己

腎氣丸用之以治虛勞腰痛小腹拘急　詳載附子

桂枝去芍藥加附子湯用之以治風溼相摶煩痛　詳載附子

桂枝加附子湯用之以治太陽中風汗漏不止　詳載附子

葛根湯用之以治太陽陽明合病惡寒無汗　詳載葛根

黃芪桂枝五物湯用之以治血痺身體不仁　詳載黃芪

桂枝加黃芪湯用之以治黃汗脛冷身重煩躁　詳載黃芪

黃芪芍藥桂酒湯用之以治黃病身腫汗如蘗汁　詳載黃芪

桃仁承氣湯用之以治太陽傷寒熱結膀胱　詳載桃仁

鼈甲煎丸用之以治瘧母　詳載鼈甲

薯蕷丸用之以治風氣百病　詳載薯蕷

麻桂各半湯用之以治太陽風寒雙感　詳載麻黃
大青龍湯用之以治太陽中風脈緊身疼煩躁　詳載麻黃
麻黃升麻湯用之以治厥陰傷寒咽喉不利　詳載麻黃
小青龍湯用之以治太陽傷寒內有水氣　詳載麻黃
小青龍加石膏湯用之以治咳嗽上氣喘滿嘔逆　詳載石膏
苦蔞桂枝湯用之以治痓病身強脈沉　詳載苦蔞
竹葉湯用之以治產後中風面熱頭痛　詳載竹葉
柴胡桂姜湯用之以治少陽傷寒胸脅滿結　詳載柴胡
木防己去石膏加茯苓芒硝湯用之以治支飲痞堅　詳載芒硝
黃連湯用之以治太陽傷寒胸中有熱　詳載黃連
桂枝龍骨牡蠣湯用之以治虛勞失精陰寒目眩　詳載龍骨
桂枝甘草龍骨牡蠣湯用之以治太陽傷寒煩躁　詳載龍骨

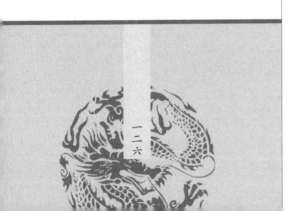

麻桂各半汤，用之以治太阳风寒双感。　详载麻黄

大青龙汤，用之以治太阳中风，脉紧、身疼、烦躁。　详载麻黄

麻黄升麻汤，用之以治厥阴伤寒，咽喉不利。　详载麻黄

小青龙汤，用之以治太阳伤寒，内有水气。　详载麻黄

小青龙加石膏汤，用之以治咳嗽，上气喘满呕逆。　详载石膏

苦蒌桂枝汤，用之以治痓病，身强脉沉。　详载苦蒌

竹叶汤，用之以治产后中风，面热头痛。　详载竹叶

柴胡桂姜汤，用之以治少阳伤寒，胸胁满结。　详载柴胡

木防己去石膏加茯苓芒硝汤，用之以治支食痞坚。　详载芒硝

黄连汤，用之以治太阳伤寒，胸中有热。　详载黄连

桂枝龙骨牡蛎汤，用之以治虚劳失精，阴寒目眩。　详载龙骨

桂枝甘草龙骨牡蛎汤，用之以治太阳伤寒，烦躁。　详载龙骨

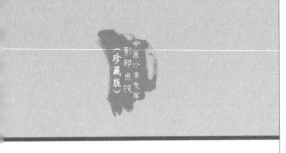

桂枝去芍药加蜀漆龙骨牡蛎汤，用之以治太阳伤寒，火劫惊狂，卧起不安。

详载龙骨

柴胡加龙骨牡蛎汤，用之以治少阳伤寒，烦满谵语。

详载龙骨

山茱萸 味苦性涩，入足厥阴肝，敛乙木之疏泄，缩小便之通利，秘阳根而拘精血，温癸水而助蛰藏，敛精固汤之药也，去核酒蒸用。

山茱萸佐治方

八味肾气丸，用之以治诸虚不足，亡阳失精。

详载附子

茯苓 味甘气平，入足阳明胃，足太阴脾，足少阴肾，足太阳膀胱。燥水土而导痰饮，安惊悸而消郁满，汗下后烦燥（躁）皆医。水饮者之燥渴并治，反胃与噎膈俱效。水胀与气鼓同疗，淋沥泄利之灵丹。遗带崩漏之妙品，冲和渗淡，百病皆宜。无弊无偏，去湿而不伤中，百草中无与比伦也。

五苓散 茯苓十八铢 猪苓十八铢 泽泻一两六铢 白术十八铢 桂枝半两 治太阳中风，内有水气，渴欲饮水，水入即吐者，见伤寒太阳证。以宿水停瘀，阳气阻遏，水不泄于膀胱，而留于肺胃，宿水未消。

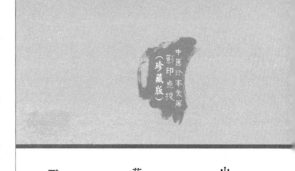

桂枝去芍藥加蜀漆龍骨牡蠣湯用之以治太陽傷寒火劫驚狂臥起不安詳載龍骨

柴胡加龍骨牡蠣湯用之以治少陽傷寒煩滿譫語　詳載龍骨

山茱萸　味苦性澀入足厥陰肝斂乙木之疏泄縮小便之通利秘陽根而攝精血溫癸水而助蟄藏斂精固湯之藥也去核酒蒸用

山茱萸佐治方

八味腎氣丸用之以治諸虛不足亡陽失精　詳載附子

茯苓　味甘氣平入足陽明胃足太陰脾足少陰腎足太陽膀胱燥水土而導痰飲安驚悸而消鬱滿汗下後煩燥皆醫水飲者之燥渴並治反胃與噎膈俱效水脹與氣鼓同療淋瀝泄利之靈丹遺帶崩漏之妙品沖和滲淡百病皆宜無弊無偏去濕而不傷中百草中無與比倫也

五苓散　茯苓十八銖　猪苓十八銖　澤瀉一兩六銖　白朮十八銖　桂枝半兩　治太陽中風內有水氣渴欲飲水水入即吐者見傷寒太陽證以宿水停瘀陽氣阻遏水不泄於膀胱而留於肺胃宿水未消

又得新水，是以水投水，莫能容受，故入口即吐。故以白朮保其中土，而以二苓、澤、桂疏木氣而利水道也。又治汗後脈浮，小便不利，熱微消渴者，見傷寒太陽證。以汗泄亡陽，陽虛不運，則土溼木鬱，不能疏泄水道，故小便不利。風動津耗，故見消渴。二苓、白朮培土而生津，桂枝、澤瀉達木而行水也。又治痞證，心下痞與瀉心湯，而痞不解，口渴心煩，小便不利者，見傷寒太陽壞病。以土溼水停，痞因不解。五苓散利水泄溼以消其痞也。又治瘦人臍下有悸，吐痰沫而顛眩者，見金匱詳解痰飲證。以瘦人氣弱不能消水，水邪上泛，故臍下悸而吐痰沫。水泛而陵君火，則心神不安，故顛冒而眩暈。五苓散燥土泄水，水去而痰悸顛眩自平矣。

桂枝去桂加茯苓白朮湯　芍藥二兩　甘草二兩，炙　生姜三兩　大棗十二枚　茯苓三兩　白朮三兩　治傷寒汗出不解，頭痛發熱無汗，心下滿痛，小便不利者，見傷寒太陽證。以汗出亡陽，水泛胃逆，則心下滿痛，土溼脾陷，則小便不利。桂枝湯而去桂枝，恐桂枝發汗益亡其陽，故去桂而加苓朮，以培土泄水消滿也。

一一九

又得新水，是以投水，水莫能容受，故入口即吐。故以白术保其中土，而以二苓、泽、桂疏木气而利水道也。又治汗后脉浮，小便不利，热微消渴者，见伤寒太阳证。以汗泄亡阳，阳虚不运，则土湿木郁，不能疏泄水道，故小便不利。风动津耗，故见消渴。二苓、白术培土而生津，桂枝、泽泻达木而行水也。又治痞证，心下痞与泻心汤，而痞不解，口渴心烦，小便不利者，见伤寒太阳坏病。以土湿水停，痞因不解。五苓散利水泄湿以消其痞也。又治瘦人脐下有悸，吐痰沫而颠眩者，见《金匮详解》痰饮证。以瘦人气弱不能消水，水邪上泛，故脐下悸而吐痰沫。水泛而陵君火，则心神不安，故颠冒而眩晕。五苓散燥土泄水，水去而痰悸颠眩自平矣。

桂枝去桂加茯苓白术汤

芍药二两　甘草二两，炙　生姜三两　大枣十二枚　茯苓三两　白术三两　治伤寒汗出不解，头痛发热无汗，心下满痛，小便不利者，见伤寒太阳证。以汗出亡阳，水泛胃逆，则心下满痛，土湿脾陷，则小便不利。桂枝汤而去桂枝，恐桂枝发汗益亡其阳，故去桂而加苓术，以培土泄水消满也。

苓桂术甘汤 茯苓四两 桂枝二两 白术二两 甘草二两，炙 治伤寒吐下之后，心下逆满，气上冲胸，起则头眩。又复发汗，动经身为振振动摇者，见伤寒太阳证。以吐下已伤，其里阳复汗，以泄其表阳，阳衰则水泛土湿，木郁风生，故心满气冲，头眩身摇。苓桂泄水而达木，术甘培土而扶阳也。

真武汤 茯苓三两 白术二两 附子一枚 芍药二两 生姜三两 治伤寒内有水气，腹痛下利，小便不利，四肢沉重疼痛，或呕者，见伤寒少阳证。以少阴为水盛之藏，水泛土湿，则脾陷胃逆，故腹痛呕利。水气不输于膀胱而淫于经络，故肢节疼痛。附子温其水寒，芍药清其风木，生姜、术、苓止呕而泄湿培土也。又治太阳中风服大青龙汤，汗出亡阳，手足厥逆，筋惕肉瞤者，见伤寒太阳证。以阳亡土败，寒水上泛，风木郁动，故厥冷而动惕。苓、术、附子温补而驱湿寒，生姜、芍药降逆而清风木也。又治伤寒汗出不解，发热头眩，心下悸，身瞤动，振振欲擗地者，以汗后亡阳，土湿木郁，寒水侵陵君火，故眩悸战摇。芍药、生姜散其风木，苓、术、附子温补其火土也。

苓桂朮甘湯 茯苓四兩桂枝二兩白朮二兩甘草二兩炙 治傷寒吐下之後心下逆滿氣上衝胸起則頭眩又復發汗動經身爲振振動搖者見傷寒太陽證以吐下已傷其裏陽復汗以泄其表陽陽衰則水泛土溼木鬱風生故心滿氣衝頭眩身搖苓桂泄水而達木朮甘培土而扶陽也

真武湯 茯苓三兩白朮二兩附子一枚芍藥二兩生姜三兩 治傷寒內有水氣腹痛下利小便不利四肢沉重疼痛或嘔者見傷寒少陰證以少陰爲水盛之藏水泛土溼則脾陷胃逆故腹痛嘔利水氣不輸於膀胱而淫於經絡故肢節疼痛附子溫其水寒芍藥清其風木生姜朮苓止嘔而泄溼培土也 又治太陽中風服大青龍湯汗出亡陽手足厥逆筋惕肉瞤者見傷寒太陽證以陽亡土敗寒水上泛風木鬱動故厥冷而動惕苓朮附子溫補而驅溼寒生姜芍藥降逆而清風木也 又治傷寒汗出不解發熱頭眩心下悸身瞤動振振欲擗地者以汗後亡陽土溼木鬱寒水侵陵君火故眩悸戰搖芍藥生姜疏散其風木苓朮附子溫補其火土也

苓桂甘棗湯　茯苓半斤　桂枝四兩　甘草二兩，炙　大棗十二枚　治汗後臍下悸動，欲作奔豚者，見金匱詳解奔豚證。以水旺土崩，木氣鬱動，則生驚悸。悸在心下，枝葉之不寧；悸在臍下，根本之將拔。臍下見悸，則奔豚作矣。甘、棗、桂枝補土而達木，茯苓燥土而泄水也。又治傷寒下後臍下悸，欲作奔豚者，見傷寒太陽壞病。以汗多亡陽，水寒土溼，木氣衝突，上干心胸，肝腎合邪，故悸於臍下而作奔豚。苓桂甘棗湯所以疏風木而平水土也。

茯苓四逆湯　茯苓四兩　甘草二兩　人參一兩　乾薑一兩　附子一兩　治傷寒汗下後，病仍不解，煩燥者，見傷寒太陽壞病。以汗下亡陽，土敗水泛，神魂不斂，陽氣逆升，則擾亂而生煩躁。參、甘、薑、附補火而培土，茯苓泄水燥土也。

半夏加茯苓湯　半夏一升　生薑半斤　茯苓四兩　治飲家水停心下，先渴後嘔者，見金匱詳解痰飲證。以飲家水停，則土溼津凝，化生痰涎，肺氣不能潤降，必見燥渴。渴則思飲，飲則為痰飲所格，故作嘔吐。半夏、薑、苓降逆而消飲也。又治卒嘔吐，心下痞膈，間有水悸眩者，見金匱詳解痰飲證。以膈間有水，則清陽被遏，濁陰逆升，故心痞而悸眩。濁瘀水停，不能容受，故

苓桂甘枣汤

茯苓半斤　桂枝四两　甘草二两，炙　大枣十二枚　治汗后脐下悸动，欲作奔豚者，见《金匮详解》奔豚证。以水旺土崩，木气郁动，则生惊悸。悸在心下，枝叶之不宁；悸在脐下，根本之将拔，脐下见悸，则奔豚作矣。甘、枣、桂枝补土而达木，茯苓燥土而泄水也。又治伤寒下后脐下悸，欲作奔豚者，见伤寒太阳坏病。以汗多亡阳，水寒土湿，木气冲突，上干心胸，肝肾合邪，故悸于脐下，而作奔豚。苓桂甘枣汤所以疏风木而平水土也。

茯苓四逆汤

茯苓四两　甘草二两　人参一两　干姜一两　附子一两　治伤寒汗下后，病仍不解，烦燥（躁）者，见伤寒太阳坏病。以汗下亡阳，土败水泛，神魂不敛，阳气逆升，则扰乱而生烦躁。参、甘、姜、附补火而培土，茯苓泄水燥土也。

半夏加茯苓汤

半夏一升　生姜半斤　茯苓四两　治饮家水停心下，先渴后呕者，见《金匮详解》痰饮证。以饮家水停，则土湿津凝，化生痰涎，肺气不能润，降必见燥渴，渴则思饮，饮则为痰饮所格，故作呕吐。半夏、姜、苓降逆而消饮也。又治卒呕吐，心下痞膈，间有水悸眩者，见《金匮详解》痰饮证。以膈间有水，则清阳被遏，浊阴逆升，故心痞而悸眩，浊瘀水停，不能容受，故

卒呕吐。小半夏汤而加茯苓，所以降逆而泄水也。

茯苓泽泻汤 茯苓八两 泽泻四两 白术三两 甘草二两 桂枝二两 生姜四两 治反胃呕吐，渴欲饮水者，见《金匮详解》呕哕证。以土湿木郁，浊阴不降，胆胃俱逆，是以作呕。姜、桂降逆而升陷，术、甘补土而生津，苓、泽渗湿而利水也。

茯苓甘草汤 茯苓二两 桂枝二两 生姜二两 甘草一两，炙 治伤寒汗出不渴者，见伤寒太阳证，以汗后阳虚，湿邪留滞，肺胃湮郁，故汗出而口不渴。桂枝、茯苓达木而泄湿，生姜、甘草降逆而和中也。

苓桂五味甘草去桂加干姜细辛汤 茯苓四两 五味半升 干姜三两 甘草三两 细辛三两 治痰饮咳逆，胸满者，见《金匮详解》痰饮证。以中虚胃逆，是以咳满。姜、辛、五味破壅而降逆，茯苓、甘草泄水而培土也。

外台茯苓散 茯苓三两 人参三两 白术三两 枳实三两 橘皮一两 生姜四两 治胸有停饮，宿水吐出后，心胸虚满不能食者，见《金匮详解》痰饮证。以心胸阳位，浊阴逆升，阳气衰微，水虽去而

卒嘔吐小半夏湯而加茯苓所以降逆而泄水也

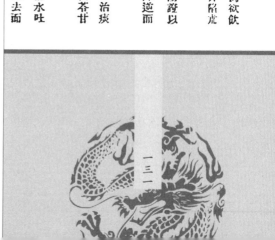

茯苓澤瀉湯　茯苓八兩澤瀉四兩白朮三兩甘草二兩桂枝二兩生姜四兩　治反胃嘔吐渴欲飲水者見金匱詳解嘔噦證以土溼木鬱濁陰不降胆胃俱逆是以作嘔姜桂降逆而升陷朮甘補土而生津苓澤滲溼而利水也

茯苓甘草湯　茯苓二兩桂枝二兩生姜二兩甘草炙一兩　治傷寒汗出不渴者見傷寒太陽證以汗後陽虛溼邪留滯肺胃湮鬱故汗出而口不渴桂枝茯苓達木而泄溼生姜甘草降逆而和中也

苓桂五味甘草去桂加乾姜細辛湯　茯苓四兩五味半升乾姜三兩甘草三兩細辛三兩　治痰飲咳逆胸滿者見金匱詳解痰飲證以中虛胃逆是以咳滿姜辛五味破壅而降逆茯苓甘草泄水而培土也

外臺茯苓散　茯苓三兩人參三兩白朮三兩枳實三兩橘皮一兩生姜四兩　治胸有停飲宿水吐出後心胸虛滿不能食者見金匱詳解痰飲證以心胸陽位濁陰逆升陽氣衰微水雖去而

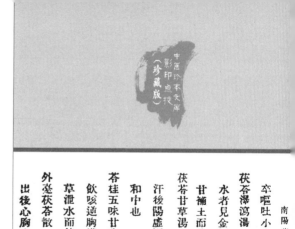

胃不降是以吐後虛滿參朮茯苓補中而燥土橘皮薑枳降濁而消滿也

茯苓佐治方

小青龍湯用之以治太陽傷寒水氣咳喘　詳載麻黃

小柴胡湯用之以治少陽傷寒寒熱煩滿　詳載柴胡

薑甘苓朮湯用之以治積聚腎着身重如坐水中　詳載乾薑

薯蕷丸用之以治風氣百病　詳載薯蕷

黃芪建中湯用之以治虛勞裏急　詳載膠飴

酸棗湯用之以治虛勞心煩不得眠臥　詳載棗仁

茵陳五苓散用之以治黃疸　詳載茵陳

猪苓湯用之以治陽明傷寒渴欲飲水小便不利　詳載猪苓

防己茯苓湯用之以治皮水肢腫　詳載防己

木防己去石膏加茯苓芒硝湯用之以治支飲喘滿　詳載芒硝

胃不降，是以吐后虚满。参、术、茯苓补中而燥土，橘皮、姜、枳降浊而消满也。

茯苓佐治方

小青龙汤，用之以治太阳伤寒，水气咳喘。

详载麻黄

小柴胡汤，用之以治少阳伤寒，寒热烦满。

详载柴胡

姜甘苓术汤，用之以治积聚肾着，身重如坐水中。

详载干姜

薯蓣丸，用之以治风气百病。　详载薯蓣

黄芪建中汤，用之以治虚劳里急。　详载胶饴

酸枣汤，用之以治虚劳心烦，不得眠卧。　详载枣仁

茵陈五苓散，用之以治黄疸。　详载茵陈

猪苓汤，用之以治阳明伤寒，渴欲饮水，小便不利。

详载猪苓

防己茯苓汤，用之以治皮水肢肿。　详载防己

木防己去石膏加茯苓芒硝汤，用之以治支饮喘满。

详载芒硝

苦蒌瞿麦丸，用之以治消渴，小便不利。 详载苦蒌根

赤丸，用之以治腹满厥逆。 详载朱砂

柴胡加龙骨牡蛎汤，用之以治少阳伤寒，胸烦谵语。 详载龙骨

肾气丸，用之以治虚劳里急，小便不利。 详载附子

附子汤，用之以治少阴伤寒，身体疼痛，手足厥冷。 详载附子

猪苓 味甘平，入足少阴肾，足太阳膀胱。利水燥土，泄饮消痰，决水道而驱湿，清膀胱而通淋，能断带浊，最消鼓胀，渗利之性，较之茯苓为捷。二苓固能利水，然非佐以培土达木之品，亦未能独奏奇功，故仲景必与白术、桂枝并用也。

猪苓散 猪苓 泽泻 白术，等分为散，白饮和服。治病在膈上，呕吐后而思水者，见《金匮》呕哕证。以呕吐伤津，必当作渴。若饮在心下，得水即吐者，以本有宿水。又得新水，更难容受也。若饮在膈上，呕吐而思水者，此虽津伤而饮已去，病当解也。设中气虚弱，不能蒸水化气，则宿水方去，新水又停，是常泄水生津，不使作渴，则水不加增，饮不复停矣。苓泽泄水而去

苦蔞瞿麥丸用之以治消渴小便不利 詳載苦蔞根

赤丸用之以治腹滿厥逆 詳載硃砂

柴胡加龍骨牡蠣湯用之以治少陽傷寒胸煩譫語 詳載龍骨

腎氣丸用之以治虛勞裏急小便不利 詳載附子

附子湯用之以治少陰傷寒身體疼痛手足厥冷 詳載附子

猪苓 味甘平入足少陰腎足太陽膀胱利水燥土泄飲消痰決水道而驅溼清膀胱而通淋能斷帶濁最消鼓脹滲利之性較之茯苓爲捷二苓固能利水然非佐以培土達木之品亦未能獨奏奇功故仲景必與白朮桂枝並用也

猪苓散 猪苓 澤瀉 白朮等分爲散白飲和服 治病在膈上嘔吐後而思水者見金匱嘔噦證以嘔吐傷津必當作渴若飲在心下得水即吐者以本有宿水又得新水更難容受也若飲在膈上嘔吐而思水者此雖津傷而飲已去病當解也設中氣虛弱不能蒸水化氣則宿水方去新水又停是常泄水生津不使作渴則水不加增飲不復停矣苓澤泄水而去

溼白朮生津而止渴也

猪苓佐治方

五苓散用之以治太陽中風渴欲飲水　詳載茯苓

茵陳五苓散用之以治黃疸水旺溼盛　詳載茵陳

牡丹皮　味苦辛微寒入足厥陰肝辛涼疏利化凝瘀而破血癥泄鬱熱而清風燥善達木鬱故排癰疽之膿血最清肝熱能除藏府之鬱蒸通經脈下胞胎止吐衄斷淋瀝去癩風消偏墜下瘀化癥之良劑血熱骨蒸之佳品也

牡丹皮佐治方

溫經湯用之以治婦人經阻帶下　詳載吳萸

大黃丹皮湯用之以治腸癰腹腫按痛如淋　詳載大黃

桂枝茯苓丸用之以治妊娠胎動血漏　詳載桂枝

腎氣丸用之以治虛勞裏急　詳載附子

湿，白术生津而止渴也。

猪苓佐治方

五苓散，用之以治太阳中风，渴欲饮水。详载茯苓

茵陈五苓散，用之以治黄疸，水旺湿盛。详载茵陈

牡丹皮　味苦辛，微寒，入足厥阴肝，辛凉疏利，化凝瘀而破血癥，泄郁热而清风燥，善达木郁。故排痈疽之脓血，最清肝热，能除藏府之郁蒸，通经脉下胞胎。止吐衄，断淋沥，去癞风，消偏堕，下瘀化癥之良剂，血热骨蒸之佳品也。

牡丹皮佐治方

温经汤，用之以治妇人经阻带下。　详载吴萸

大黄丹皮汤，用之以治肠痈腹肿，按痛如淋。

详载大黄

桂枝茯苓丸，用之以治妊娠胎动血漏。　详载桂枝

肾气丸，用之以治虚劳里急。　详载附子

鳖甲煎丸，用之以治疟母结为癥瘕。　　详载鳖甲

诃黎勒　味酸微苦，气涩，入手太阴肺，手阳明大肠，善下冲逆，能止辛金之嗽。最收脱陷，能敛庚金之泻，苦能破其壅滞。凡胸满心痛，气喘痰阻之病，并治酸能益其收敛，举崩中带下，便血堕胎之证悉医，疏郁升陷之力，大有殊效。

诃黎勒散　诃黎勒十枚，为散，粥饮和，顿服。治气利者，见《金匮详解》下利证。以肝脾郁陷而为下利，利则气阻而痛涩，是为气利，诃黎勒行郁而升陷也。

桔梗　味苦辛，入手太阴肺。秉苦泄辛通之性，具疏利排决之长，能降逆开结，兼消瘀化凝，清咽喉而止疼痛，疗疮痈而排脓血，理目痛鼻塞，平口疮气喘，尤咽痛肺痈之良药也。

桔梗汤　桔梗二两　甘草二两　治伤寒咽痛者，见伤寒少阴证。少阴肾脉，循喉咙而挟舌本。少阴心脉挟咽，而系目系，此手足两少阴所循之经也。少阴本属水藏，水郁火炎，故病咽痛。桔梗降逆而开结，生甘草泄火而缓急也。又治肺痈咳而胁满，振寒脉数，咽干不渴，时出浊唾腥臭，久而吐脓如粥米者，见《金匮详解》肺痈。以其血肉为湿热所薰蒸，致腐败而为脓，桔梗

鼈甲煎丸用之以治瘧母結爲癥瘕　詳載鼈甲

訶黎勒　味酸微苦氣濇入手太陰肺手陽明大腸善下衝逆能止辛金之嗽最收脫陷能斂庚金之瀉苦能破其壅滯凡胸滿心痛氣喘痰阻之病並治酸能益其收斂擧崩中帶下便血墮胎之證悉醫疏鬱升陷之力大有殊效

訶黎勒散　訶黎勒十枚爲散粥飲和頓服　治氣利者見金匱詳解下利證以肝脾鬱陷而爲下利利則氣阻而痛澀是爲氣利訶黎勒行鬱而升陷也

桔梗　味苦辛入手太陰肺秉苦泄辛通之性具疏利排決之長能降逆開結兼消瘀化凝清咽喉而止疼痛療瘡癰而排膿血理目痛鼻塞平口瘡氣喘尤咽痛肺癰之良藥也

桔梗湯　桔梗二兩甘草二兩治傷寒咽痛者見傷寒少陰證少陰腎脈循喉嚨而挾舌本少陰心脈挾咽而繫目系此手足兩少陰所循之經也少陰本屬水藏水鬱火炎故病咽痛桔梗降逆而開結生甘草泄火而緩急也　又治肺癰咳而胸滿振寒脈數咽乾不渴時出濁唾腥臭久而吐膿如粥米者見金匱詳解肺癰以其血肉爲溼熱所薰蒸致腐敗而爲膿桔梗

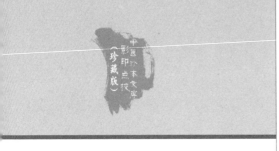

破壅而消腐甘草泄熱而清肺也

二白散　桔梗三分貝母三分巴豆一分爲散白飲和服　治太陽中風寒實結胸者見傷寒太陽證以表病未解誤用冷水噀灌表閉而寒溼內動結於胸膈故成結胸桔梗貝母泄上焦之鬱熱巴豆溼下焦之溼寒使或由湧吐而出或由泄利而去也外臺以治肺癰使之排決下利不致養癰成患亦可法也

排膿湯　桔梗三兩甘草二兩大棗十枚生姜二兩　治瘡疽膿鞭者見金匱詳解瘡癰證以瘡阻必當排膿而排膿全賴中氣甘棗生姜補中而行氣桔梗排膿而消瘀也

排膿散　桔梗二分芍藥六分枳實十六枚爲散以雞子黃一枚調散飲和服之日一服　治瘡疽膿成者見金匱詳解瘡癰證以膿成必當排決則腐去而新生桔梗排其膿枳實下其腐芍藥涼其營血雞子黃補其脾精也

桔梗佐治方

通脈四逆湯用之以治少陰傷寒下利厥逆　詳載甘草

破壅而消腐，甘草泄热而清肺也。

二白散　桔梗三分　贝母三分　巴豆一分，为散，白饮和服。治太阳中风，寒实结胸者，见伤寒太阳证。以表病未解，误用冷水噀灌，表闭而寒湿内动，结于胸膈，故成结胸。桔硬、贝母泄上焦之郁热；巴豆湿下焦之湿寒，使或由涌吐而出，或由泄利而去也。《外台》以治肺痈，使之排决下利，不致养痈成患，亦可法也。

排脓汤　桔梗三两　甘草二两　大枣十枚　生姜二两　治疮疽脓鞕（鞭）者，见《金匮详解》疮痈证。以疮阻必当排脓，而排脓全赖中气。甘、枣、生姜补中而行气，桔梗排脓而消瘀也。

排脓散　桔梗二分　芍药六分　枳实十六枚，为散，以鸡子黄一枚，调散饮，和服之，日一服。治疮疽脓成者，见《金匮详解》疮痈证。以脓成必当排决，则腐去而新生。桔梗排其脓，枳实下其腐，芍药凉其营血，鸡子黄补其脾精也。

桔梗佐治方

通脉四逆汤，用之以治少阴伤寒，下利厥逆。

详载甘草

薯蓣丸，用之以治风气百病。　　详载薯蓣

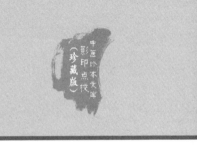

竹叶汤，用之以治产后中风发热。　　详载竹叶

皂荚　味辛、苦、涩，入手太阴肺。降逆气而开壅塞，荡痰浊而涤垢，汗止喘嗽而透关窍，开口噤而通喉痹，吐老痰，消恶疮，薰脱肛，平乳吹。其下瘀导浊之功能，化粘联胶固之物，使失根据依附之性，去边筋衣膜，炒研丸用。

皂荚丸　皂荚六两，去皮，酥黄蜜丸如梧子大，枣膏和汤，服之，日夜四服，每服三丸。治咳逆上气，时时吐浊，但坐不得眠者，见《金匮详解》咳嗽上气证。以肺胃瘀浊，痰涎胶粘，卧则气逆，益不得降。皂荚开闭塞而涤痰涎，以利气迫也。

柏叶　味苦、辛，微涩，入手太阴肺。清金益气，敛肺止血，治吐衄，断崩漏，疗便尿诸血，愈历节诸痛，以秉秋金之性，故有止血之效。缘其善收土湿，湿去土燥，金自敛也。

柏叶汤　柏叶三两　干姜三两　艾一把　马通汁一升

治吐血不止者，以中虚土败，肺胃逆行，血随气而上壅。故吐血不止，见《金匮详解》吐衄证。血家最易亡阳，故以干姜温中而扶阳，柏、艾、马

薯蕷丸用之以治風氣百病　　詳載薯蕷

竹葉湯用之以治產後中風發熱　　詳載竹葉

皂莢　味辛苦澀入手太陰肺降逆氣而開壅塞蕩痰濁而滌垢汗止喘嗽而透關竅開口噤而通喉痹吐老痰消惡瘡薰脫肛平乳吹其下瘀導濁之功能化粘聯膠固之物使失根據依附之性去邊筋衣膜炒研丸用

皂莢丸　皂莢六兩去皮酥黃蜜丸如梧子大棗膏和湯服之日夜四服每服三丸　治咳逆上氣時時吐濁但坐不得眠者見金匱詳解咳嗽上氣證以肺胃瘀濁痰涎膠粘臥則氣逆益不得降皂莢開閉塞而滌痰涎以利氣迫也

柏葉　味苦辛微澀入手太陰肺清金益氣斂肺止血治吐衄斷崩漏療便尿諸血愈歷節諸痛以秉秋金之性故有止血之效緣其善收土溼溼去土燥金自斂也

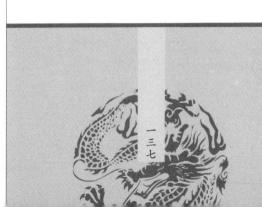

柏葉湯　柏葉三兩乾姜三兩艾一把馬通汁一升　治吐血不止者以中虛土敗肺胃逆行血隨氣而上壅故吐血不止見金匱詳解吐衄證血家最易亡陽故以乾姜溫中而扶陽柏艾馬

通斂血而止吐也

桑根皮　味甘辛微澀微寒入手太陰肺清金利水斂肺止嗽降肺火而平氣喘定吐血而斷崩中醫金瘡敷石癰通小便療水腫殺寸白蟲塗蛾口瘡其餘口瘡疥瘡以汁搽之俱效三月三日採東南根皮陰乾用

桑根皮佐治方

王不留行散用之以治金瘡失血　詳載王不留行

竹茹　味甘微寒入手太陰肺足陽明胃降逆止嘔清熱除煩善掃瘀濁能療吐衄亦清金斂肺之藥也

竹皮大丸　竹茹二分石膏二分白薇一分有熱用二分甘草七分桂枝一分棗肉和丸彈子大飲服一丸日三服夜一服喘者加柏實一分　治產婦乳子中虛煩亂嘔逆者見金匱詳解婦人產後證以產後中虛木土雙鬱土爲木尅故煩而嘔逆竹茹除濁而止嘔石膏白薇清金而除煩甘草桂枝培土而達木也

能敛血而止吐也。

桑根皮　味甘辛，微涩，微寒，入手太阴肺。清金利水，敛肺止嗽，降肺火而定气喘，定吐血而断崩中，医金疮，敷石痈，通小便，疗水肿，杀寸白虫，涂娥口疮。其余口疮疥疮，以汁搽之俱效。三月三日采东南根皮，阴干用。

桑根皮佐治方

王不留行散，用之以治金疮失血。　详载王不留行

竹茹　味甘微寒，入手太阴肺，足阳明胃。降逆止呕，清热除烦，善扫瘀浊，能疗吐血，亦清金，敛肺之药也。

竹皮大丸　竹茹二分　石膏二分　白薇一分，有热用二分　甘草七分　桂枝一分，枣肉和丸弹子大，饮服一丸，日三服，夜一服，喘者加柏实一分。治产妇乳子中虚，烦乱呕逆者，见《金匮详解》妇人产后证。以产后中虚，木土双郁，土为木克，烦而呕逆。竹茹降浊而止呕，石膏、白薇清金而除烦，甘草、桂枝培土而达木也。

竹茹佐治方

橘皮竹茹汤，用之以治呕吐不止。　　详载橘皮

竹叶　味甘气平，微凉，入手太阴肺。清金火而除烦热，疗吐衄而润消渴，甘寒而不伤中，清上焦之佳品也。

竹叶汤　竹叶一把　桔梗一两　生姜五两　附子一枚　葛根三两　桂枝一两　甘草一两　人参一两　大枣十五枚

治产后中风发热，面赤头痛者，见《金匮详解》妇人产后证。以产后中气虚弱，肝脾陷而下寒，肺胃逆而上热。故发热面赤，喘而头痛，下寒弥甚，则上热益增。凡病无不皆然，中虚者尤形其剧。故当以桂附温寒而暖水；葛根、防风清金而达木；竹叶、桔梗凉肺而除烦；甘草、人参补中而培土也。

竹叶石膏汤　竹叶二把　石膏一两　麦冬一斤　粳米半升　人参三两　甘草半两　半夏半升　治大病差后，虚羸少气，气逆欲吐者，见伤寒类证差后劳复。以病后中虚，少阳、阳明不能顺降，则郁热薰蒸，消烁肌肉。故羸瘦而少气，上逆而欲吐。竹叶、膏、冬清金而除烦；参、甘、粳米补气而生津；

竹茹佐治方

橘皮竹茹湯用之以治嘔吐不止　詳載橘皮

竹葉　味甘氣平微涼入手太陰肺清金火而除煩熱療吐衄而潤消渴甘寒而不傷中清上焦之佳品也

竹葉湯　竹葉一把桔梗一兩生薑五兩附子一枚葛根三兩桂枝一兩甘草一兩人參一兩大棗十五枚

治產後中風發熱而赤頭痛者見金匱詳解婦人產後證以產後中氣虛弱肝脾陷而下寒肺胃逆而上熱故發熱而赤喘而頭痛下寒彌甚則上熱益增凡病無不皆然中虛者尤形其劇故當以桂附溫寒而煖水葛根防風清金而達木竹葉桔梗涼肺而除煩甘草人參補中而培土也

竹葉石膏湯　竹葉二把石膏一兩麥冬一斤粳米半升人參三兩甘草二兩半夏半升　治大病差後虛羸少氣氣逆欲吐者見傷寒類證差後勞復以病後中虛少陽陽明不能順降則鬱熱薰蒸消爍肌肉故羸瘦而少氣上逆而欲吐竹葉膏冬清金而除煩參甘粳米補氣而生津

半夏降逆而止吐也

巴豆　味辛苦性大熱入足陽明胃足太陰脾足少陰腎驅沉寒而化積水開冷滯而破凝結泄停痰留飲下宿穀堅癥善排膿血專蕩腐穢奇功立建神效非常去殼炒研去油淨用之但辛熱大毒服逾三厘殺人

巴豆佐治方

二白散用之以治太傷傷寒寒實結胸　詳載桔梗

半夏降逆而止吐也。

巴豆　味辛苦，性大热，入足阳明胃，足太阴脾，足太阴肾。驱沉寒而化积水，开冷滞而破凝结，泄停痰留饮，下宿谷坚癥，善排脓血，专荡腐秽，奇功立建，神效非常。去壳炒研，去油，净用之。但辛热大毒，服逾三厘杀人。

巴豆佐治方

二白散，用之以治太阳伤寒，寒实结胸。详载桔梗

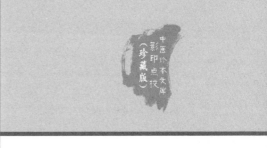

南阳药证汇解卷四

仁和吴槐绶子绂著

米麦蔬果部

粳米　味甘，入足太阴脾，足阳明胃，手太阴肺。培土和中，清金益气，生津而止燥渴，利水而通湿浊，直与人参同功。仲景白虎汤，竹叶石膏汤，麦门冬汤，均用之者，以其能益气生津也。盖津由气化水，由津生。譬夫水沸气腾，气之絪缊而上升者，津也。气之飘洒而下滴者，水也。使无人参、粳米之益气。但以石膏、麦冬之类，欲清金而渴，则津无由生，气不化水，必无效也。解人难得，故不知仲景制方之妙也。

附子粳米汤　附子一枚　半夏半升　甘草一两，炙　大枣十枚　粳米半升　煮米熟，汤成去滓，入药煎服一升，日三服。治腹中寒，气雷鸣切，痛胸胁逆满呕吐者，见《金匮详解》腹满证。以火土双败，水侮火，而木克土，肝不克乎脾土，则腹中雷鸣而切痛。胆木克乎胃土，则胸中逆满而呕吐，胃不降而脾不升，则水泛而火炎，中气失旋运之权。粳米、甘、枣补中培土，附子温寒水之上侮；

南陽藥證匯解卷四

仁和吳槐綬子紱著

米麥蔬果部

粳米　味甘入足太陰脾足陽明胃手太陰肺培土和中清金益氣生津而止燥渴利水而通溼濁直與人參同功仲景白虎湯竹葉石膏湯麥門冬湯均用之者以其能益氣生津也蓋津由氣化水由津生譬夫水沸氣騰氣之絪縕而上升者津也氣之飄灑而下滴者水也使無人參粳米之益氣但以石膏麥冬之類欲清金而止渴則津無由生氣不化水必無效也解人難得故不知仲景製方之妙也

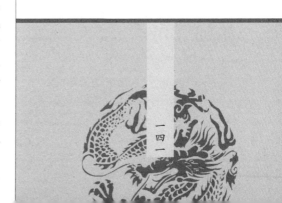

附子粳米湯　附子一枚半夏半升甘草一兩炙大棗十枚粳米半升煮米熟湯成去滓入藥煎服一升日三服　治腹中寒氣雷鳴切痛胸脅逆滿嘔吐者見金匱詳解腹滿證以火土雙敗水侮火而木尅土肝不尅乎脾土則腹中雷鳴而切痛膽木尅乎胃土則胸中逆滿而嘔吐胃不降而脾不升則水泛而火炎中氣失旋運之權粳米甘棗補中培土附子溫寒水之上侮

半夏平胃土之上逆也物之冲和莫如穀氣素問稻米者完粳米得穀氣之完者穀氣化精歸於肝脾穀精化氣輸於肺胃氣清則津生津生則金潤金潤則水利水利則土燥土燥則木達木達則火降火降則金潤而津生補中宮而育諸子其止渴之功實以其有益氣之長也

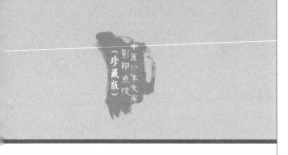

粳米佐治方

白虎加人參湯用之以治太陽傷寒心煩口渴舌燥 詳載人參

白虎加桂枝湯用之以治瘧病無寒但熱 詳載桂枝

麥門冬湯用之以治咳嗽火逆咽喉不利 詳載麥冬

竹葉石膏湯用之以治大病差後虛羸少氣 詳載竹葉

蛇床子散用之以治婦人陰寒 詳載蛇床子

白虎湯用之以治太陽傷寒渴欲飲水 詳載石膏

桃花湯用之以治太陰傷寒腹痛下利膿血 詳載赤石脂

半夏平胃土之上逆也。物之冲和，莫如谷气。《素问》：稻米者，完粳米，得谷气之完者。谷气化精，归于肝脾；谷精化气，输于肺胃；气清则津生，津生则金润；金润则水利，水利则土燥；土燥则木达，木达则火降；火降则金润而津生。补中宫而育诸子，其止渴之功，实以其有益气之长也。

粳米佐治方

白虎加人参汤，用之以治太阳伤寒，心烦口渴，舌燥。 详载人参

白虎加桂枝汤，用之以治疟病，无寒但热。 详载桂枝

麦门冬汤，用之以治咳嗽火逆，咽喉不利。 详载麦冬

竹叶石膏汤，用之以治大病差后，虚羸少气。 详载竹叶

蛇床子散，用之以治妇人阴寒。 详载蛇床子

白虎汤，用之以治太阳伤寒，渴欲饮水。 详载石膏

桃花汤，用之以治太阴伤寒，腹痛下利脓血。 详载赤石脂

小麦　味甘微苦，入足太阴脾，足阳明胃，手太阴肺。润辛金之枯燥，通壬水之淋涩，生津止渴，除烦涤热，善止悲伤，兼治痈脓。仲景枳实芍药散，用之，以其能泄痈脓，而去湿热也，煮粥食良。

甘麦大枣汤　甘草三两　小麦一升　大枣十枚　治妇人脏燥，悲伤欲哭，数欠伸者，见《金匮详解》妇人杂病。以其木郁风生，耗伤精血，则脏燥而悲伤欲哭。五脏之志在肺，为悲，五脏之声在肺，为哭，风伤肺津枯，金燥阴气欲引而下，阳气欲引而上，阳升阴降，升不遽升，降不遽降，故数欠伸也。

小麦佐治方

白术散加味，用之以治妇人妊娠养胎。　详载白术

枳实芍药散，用之以治产后烦满诸病。　详载枳实

大麦　味甘酸，性滑，入足阳明胃，手太阴肺，利水泄湿，生津止渴，润燥消胀，下气宽胸，消中有补者也，煮粥食良。

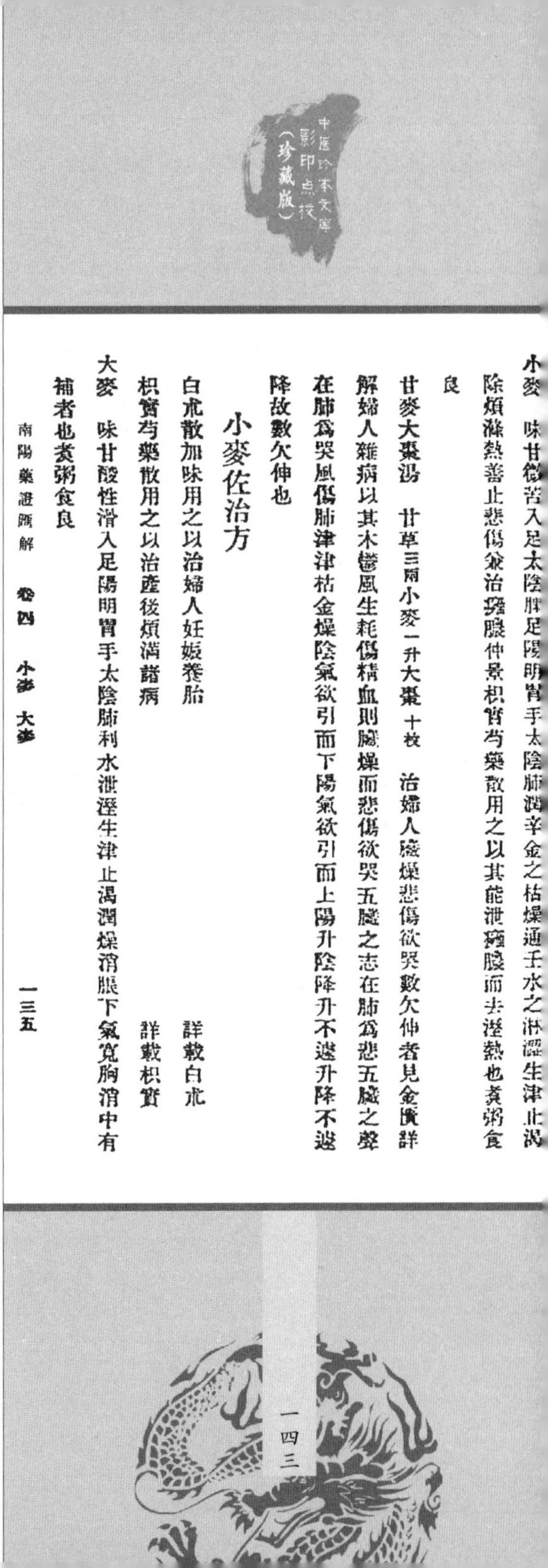

小麥　味甘微苦入足太陰脾足陽明胃手太陰肺潤辛金之枯燥通壬水之淋澀生津止渴除煩滌熱善止悲傷兼治癰膿仲景枳實芍藥散用之以其能泄癰膿而去溼熱也煮粥食良

甘麥大棗湯　甘草三兩小麥一升大棗十枚　治婦人臟燥悲傷欲哭數欠伸者見金匱詳解婦人雜病以其木鬱風生耗傷精血則臟燥而悲傷欲哭五臟之志在肺爲悲五臟之聲在肺爲哭風傷肺津津枯金燥陰氣欲引而下陽氣欲引而上陽升陰降升不遂升降不遂降故數欠伸也

小麥佐治方

白朮散加味用之以治婦人妊娠養胎　詳載白朮

枳實芍藥散用之以治產後煩滿諸病　詳載枳實

大麥　味甘酸性滑入足陽明胃手太陰肺利水泄溼生津止渴潤燥消脹下氣寬胸消中有補者也煮粥食良

南陽藥證匯解　卷四　小麥　大麥　一三五

中医珍本文库影印点校（珍藏版）

大麥佐治方

金匱硝礬散用之以治女勞黑疸日晡發熱　詳載硝石

白朮散加味用之以治婦人妊娠養胎　詳載白朮

神麴　味辛甘入足太陰脾化宿穀停飲消鞭塊堅積療癥痞除脹滿醫泄利通瘀血性雖辛烈然能治虛勞百合以其調中而導滯也

神麴佐治方

薯蕷丸用之以治風氣百病　詳載薯蕷

麻仁　味甘氣平性滑入足陽明胃足厥陰肝手陽明大腸滑澤通利潤腸胃之燥約通經脈之結代隧道艱澀腑氣湮鬱之病服之自能滋潤而不傷脾胃可稱良品去殼炒研用

麻仁丸　麻仁二升芍藥半斤杏仁一斤去皮尖炒研如脂　大黃一斤厚朴一尺枳實半斤共研蜜丸如梧子大飲服十丸日三服漸加　治傷寒脾約便難者見傷寒陽明證以陽明燥土爲實熱所迫致脾氣約結大腸枯槁糟粕不能順下故大便難而隧道閉麻杏潤燥滑腸芍藥清風去熱只

大麦佐治方

金匮硝矾散，用之以治女劳黑疸，日晡发热。
详载硝石

白术散加味，用之以治妇人妊娠养胎。　详载白术

神曲　味辛甘，入足太阴脾。化宿谷停饮，消鞭（鞕）块坚积，疗癥痞，除胀满，医泄利，通瘀血，性虽辛烈，然能治虚劳百合，以其调中而导滞也。

神曲佐治方

薯蓣丸，用之以治风气百病。　详载薯蓣

麻仁　味甘气平，性滑，入足阳明胃，足厥阴肝，手阳明大肠。滑泽通利，润肠胃之燥约，通经脉之结代，隧道艰涩，腑气湮郁之病，服之自能湿润而不伤脾胃，可称良品。去壳炒研用。

麻仁丸　麻仁二升　芍药半斤　杏仁一斤，去皮尖炒，研如脂　大黄一斤　厚朴一尺　枳实半斤　共研蜜丸，如梧子大，饮服十丸，日三服渐加。治伤寒脾约便难者，见伤寒阳明证。以阳明燥土为实热所迫，致脾气约结，大肠枯槁，糟粕不能顺下，故大便难而隧道闭。麻、杏润燥滑肠；芍药清风去热；枳、

朴行气而导滞也。

麻仁佐治方

炙甘草汤，用之以治少阳伤寒，心下悸动。

详载甘草

胶饴 味甘，入足阳明胃，足太阴脾，最补脾精，善化胃气，生津，润肺金之燥，养血滋肝木之风温，润淳浓，补中缓急，可与甘草同功。为交济水火之枢，亦升降金木之轴。中气健运，水木自温而左升，金火自清而右降。木燥则辅以芍药，水寒则佐以姜附，气弱则益以黄芪，血虚则滋以当归。于此而调剂之，可以得仲景建中三方之义，而尽胶饴之能事矣。

小建中汤 胶饴一升 芍药六两 桂枝三两 甘草三两，炙 生姜三两 大枣十二枚 治伤寒阳脉涩，阴脉弦，法当腹中急痛者，见伤寒少阳证。以少阳胆经，与厥阴肝经，表里同气。少阳不降，则寸之阳脉涩，厥阴不升，则尺之阴脉弦。木邪克土，法当腹中急痛，胶饴、甘草补脾而缓急，姜、桂、芍药达木而清风也。又治伤寒心中悸而烦者，见伤寒少阳证。以少阳甲木化气于相火，误发其汗，则相火郁隆，风动木燥，必传阳明。阳明胃土为胆木所克，则湮郁而生烦悸，土居中位。

朴行氣而導滯也

麻仁佐治方

炙甘草湯用之以治少陽傷寒心下悸動　詳載甘草

膠飴　味甘入足陽明胃足太陰脾最補脾精善化胃氣生津潤肺金之燥養血滋肝木之風溫潤淳濃補中緩急可與甘草同功爲交濟水火之樞亦升降金木之軸中氣健運水木自溫而左升金火自清而右降木燥則輔以芍藥水寒則佐以薑附氣弱則益以黄芪血虚則滋以當歸於此而調劑之可以得仲景建中三方之義而盡膠飴之能事矣

小建中湯　膠飴一升 芍藥六兩 桂枝三兩 甘草三兩炙 生姜三兩 大棗十二枚　治傷寒陽脈澀陰脈弦法當腹中急痛者見傷寒少陽證以少陽胆經與厥陰肝經表裏同氣少陽不降則寸之陽脈澀厥陰不升則尺之陰脈弦木邪尅土法當腹中急痛膠飴甘草補脾而緩急姜桂芍藥達木而清風也　又治傷寒心中悸而煩者見傷寒少陽證以少陽甲木化氣於相火誤發其汗則相火鬱隆風動木燥必傳陽明陽明胃土爲胆木所尅則湮鬱而生煩悸土居中位

故以膠飴甘棗益胃而補脾芍藥薑桂清風而疏木也　又治虛勞裏急腹痛悸衄夢而失精四肢疼痛手足煩熱咽乾口燥者見金匱詳解虛勞證以中氣虛弱相火刑金膽木尅土胃土肺金爲火所爍則上逆而致衄虛火浮升故咽乾而口燥風木動搖故驚悸而裏急木泄不藏則夢而失精陽陷於陰則煩熱痠痛膠飴甘棗補土養精而緩急薑桂芍藥疏木達鬱而消風也

大建中湯　膠飴一升人參一兩乾薑四兩蜀椒二合　治心胸大寒痛嘔而不能飲食腹中寒氣上衝皮毛頭足出現上下走痛不可觸近者見金匱詳解腹滿證以火土雙敗水邪泛溢侮己土而陵丁火嘔痛並作飲食俱廢皆中下焦之寒盛也參飴補土而建中薑椒補火而驅寒也

黃芪建中湯　黃芪一兩半膠飴一升芍藥六兩桂枝三兩甘草二兩炙生薑三兩大棗十二枚　治虛勞裏急諸不足者見金匱詳解虛勞證以陽虛不足生氣失政是以裏急故於小建中湯中加黃

故以胶饴、甘枣益胃而补脾，芍药、姜、桂清风而疏木也。又治虚劳里急，腹痛悸衄，梦而失精，四肢疼痛，手足烦热，咽干口燥者，见《金匮详解》虚劳证。以中气虚弱，相火刑金，胆木克土，胃土肺金为火所烁，则上逆而致衄。虚火浮升，故咽干而口燥。风木动摇，故惊悸而里急。木泄不藏，则梦而失精，阳陷于阴则烦热酸痛。胶饴、甘枣补土养精而缓急。姜、桂、芍药疏木达郁而消风也。

大建中汤　胶饴一升　人参一两　干姜四两　蜀椒二合　治心胸大寒，痛呕而不能饮食，腹中寒气上冲皮毛，头足出现上下走痛，不可触近者，见《金匮详解》腹满证。以火土双败，水邪泛溢，侮己土而陵丁火，呕痛并作，饮食俱废，皆中下焦之寒盛也。参、饴补土而建中；姜、椒补火而驱寒也。

黄芪建中汤　黄芪一两半　胶饴一升　芍药六两　桂枝三两　甘草二两，炙　生姜三两　大枣十二枚　治虚劳里急，诸不足者，见《金匮详解》虚劳证。以阳虚不足，生气失政，是以里急，故于小建中汤中加黄芪，以补卫阳也。

薏苡　味甘气香，入足太阴脾，足阳明胃。燥土而化戊土之气，去湿而补己土之精，清金而润辛金之燥，利水而通壬水之淋，稽诸药物，能燥土而去湿者，未必能益气而生津。能清金而利水者，未必能补中而培土。具此全力而竟全功者，厥惟薏苡。凡筋挛骨痛，水胀气鼓，肺痈肠疽，消渴淋痛之症，悉由湿生，无不皆治，能久服之。其功效未可得之于寻常食品中也。

薏苡附子散　薏苡十三两　附子十枚　杵为散，服方寸匕。治胸痹缓急者，见《金匮详解》胸痹证。以痹证本属湿寒，浊阴上逆，清气下陷，故痹于胸中。薏苡泄湿而驱浊，附子温寒而破壅也。

薏苡附子败酱散　薏苡十分　附子二分　败酱五分　杵为散，煎服五寸匕，小便当下。治肠痈，身甲错，腹皮急，按之濡如肿状，腹无积聚，身无热，脉数者，见《金匮详解》肠痈证。以寒邪在腹，血气凝瘀，乃腐败而为脓，肠气壅塞，故无积聚而腹皮急。按之则濡，而如肿也。血败不能外华，故肌肤甲错。卫气阻遏，故无表邪外热，而脉则见数。附子破其寒湿，败酱排其脓血，薏苡利其水道也。

【**按**】取酱草即苦菜，能化脓为水，使从小便下。

薏苡佐治方

薏苡　味甘氣香入足太陰脾足陽明胃燥土而化戊土之氣去溼而補己土之精清金而潤辛金之燥利水而通壬水之淋稽諸藥物能燥土而去溼者未必能益氣而生津能清金而利水者未必能補中而培土具此全力而竟全功者厥惟薏苡凡筋攣骨痛水脹氣鼓肺癰腸疽消渴淋痛之症悉由溼生無不皆治能久服之其功效未可得之於尋常食品中也

薏苡附子散　薏苡十三兩　附子十枚杵為散服方寸匕　治胸痺緩急者見金匱詳解胸痺證以痺證本屬溼寒濁陰上逆清氣下陷故痺於胸中薏苡泄溼而驅濁附子溫寒而破壅也

薏苡附子敗醬散　薏苡十分附子二分敗醬五分杵為散煎服五寸匕小便當下　治腸癰身甲錯腹皮急按之濡如腫狀腹無積聚身無熱脈數者見金匱詳解腸癰證以寒邪在腹血氣凝瘀乃腐敗而為膿腸氣壅塞故無積聚而腹皮緊急按之則濡而如腫也血敗不能外華故肌膚甲錯衛氣阻遏故無表邪外熱而脈則見數附子破其寒溼敗醬排其膿血薏苡利其水道也　按敗醬草即苦菜能化膿為水使從小便下

薏苡佐治方

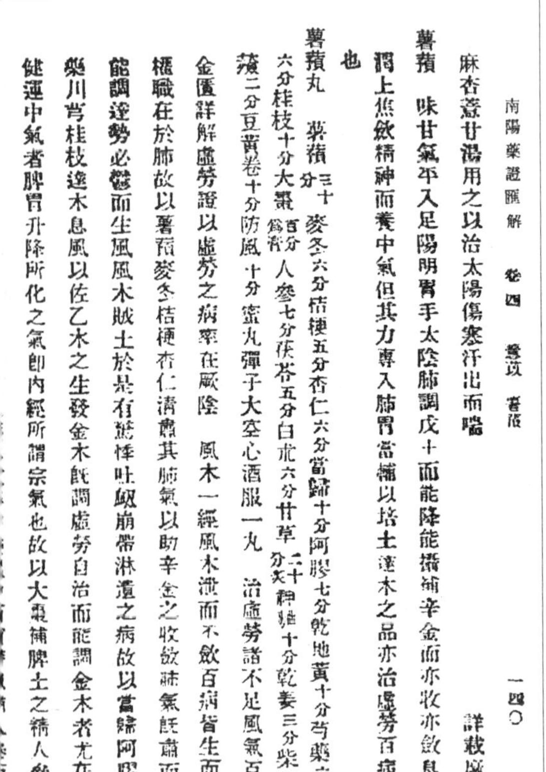
南陽藥證匯解　卷四　薏苡　薯蕷　一四〇

麻杏薏甘湯用之以治太陽傷寒汗出而喘　詳載麻黃

薯蕷　味甘氣平入足陽明胃手太陰肺調戊土而能降能攝補辛金而亦收亦斂息風燥而潤上焦斂精神而養中氣但其力專入肺胃當輔以培土達木之品亦治虛勞百病之良藥也

薯蕷丸　薯蕷三十分　麥冬六分桔梗五分杏仁六分當歸十分阿膠七分乾地黃十分芍藥六分川芎六分桂枝十分大棗百分為膏人參七分茯苓五分白朮六分甘草二十分炙神麯十分乾薑三分柴胡五分白蘞二分豆黃卷十分防風十分蜜丸彈子大空心酒服一丸　治虛勞諸不足風氣百病者見金匱詳解虛勞證以虛勞之病率在厥陰　風木一經風木泄而不斂百病皆生而收斂之權職在於肺故以薯蕷麥冬桔梗杏仁清肅其肺氣以助辛金之收斂肺氣既肅而肝木不能調達勢必鬱而生風風木賊土於是有驚悸吐衄崩帶淋遺之病故以當歸阿膠地黃芍藥川芎桂枝達木息風以佐乙木之生發金木既調虛勞自治而能調金木者尤在中氣之健運中氣者脾胃升降所化之氣即內經所謂宗氣也故以大棗補脾土之精人參補胃土

麻杏薏甘汤，用之以治太阳伤寒，汗出而喘。

详载麻黄

薯蓣　味甘气平，入足阳明胃，手太阴肺。调戊土，而能降能摄，补辛金而亦收亦敛，息风燥而润上焦，敛精神而养中气。但其方力专入肺胃，当辅以培土达木之品，亦治虚劳百病之良药也。

薯蓣丸　薯蓣三十分　麦冬六分　桔梗五分　杏仁六分　当归十分　阿胶七分　干地黄十分　芍药六分　川芎六分　桂枝十分　大枣百分为膏　人参七分　茯苓五分　白术六分　甘草二十分，炙　神曲十分　干姜三分　柴胡五分　白蔹二分　豆黄卷十分　防风十分　蜜丸弹子大，空心酒服一丸。治虚劳诸不足，风气百病者，见《金匮详解》虚劳证。以虚劳之病，率在厥阴。风木一经，风木泄而不敛，百病皆生而收敛之权，职在于肺，故以薯蓣、麦冬、桔梗、杏仁清肃其肺气：以助辛金之收敛，肺气既肃而肝木不能调达，势必郁而生风。风木贼土，于是有惊悸，吐衄崩带，淋遗之病。故以当归、阿胶、地黄、芍药、川芎、桂枝达木息风。以佐乙木之生发，金木既调虚劳自治，而能调金木者。尤在中气之健运中气者，脾胃升降所化之气，即《内经》所谓宗气也。故以大枣补脾土之精，人参补胃土之气，苓、术、甘草和中而去湿。以防大枣之壅脾，干姜、神曲温中而消滞，以辅人参而导胃，斯脾胃健而中气运，升降得所，血气均调，诸虚不足，可渐愈也。

薯蓣佐治方

苦蒌瞿麦丸，用之以治消渴，小便不利。

详载苦蒌根

肾气丸，用之以治男子消渴，女子胞阻。 详载附子

香豉 味苦微甘，微寒，入足太阴脾。调和脏腑，廓清胸臆，泄瘀驱湿，除浊和中，宿物失援，自然涌吐，以能扫荡浊瘀，大有除旧布新之妙，非吐剂也。

香豉佐治方

栀子香豉汤，用之以治太阳伤寒，烦热心室。

详载栀子

栀子大黄汤，用之以治酒疸，懊憹热痛。 详载栀子

瓜蒂散，用之以治太阳伤寒，胸有寒瘀，心痞气断。

详载瓜蒂

干姜 味辛性温，入足阳明胃，足太阴脾，足厥阴肝，手太阴肺。温中散寒，燥湿行郁，补土益火，消食导饮，暖脾胃而温手足，调阴阳而定呕吐，能下冲逆，故平咳嗽。善提脱陷，故止泄利。上

治霍亂齁喘噎膈吐衄嘔噦之疾下醫膨脹崩漏帶濁淋澀滑泄諸症以其能溫中而交濟上下也若佐以清金潤下之品則己土因之而升水不下潤而病寒戊土因之而降火不上炎而病熱故仲景理中湯丸皆用之也凡女子經行腹痛而色紫黑久不產育者以肝脾之陽虛血海之寒凝故仲景溫經湯用之不得以其紫黑而誤爲血熱也略舉二方可以知乾姜之功用矣溫中微炒勿令黑

乾姜附子湯　乾姜一兩　附子一枚　治傷寒下後復汗晝日煩躁不得眠夜而安靜不嘔不渴脈沉無表證身無大熱者見傷寒太陽壞病以寒水侮土陽神不藏晝而陽氣用事故見煩燥夜而陰氣司權故見安靜非陽氣之偏盛正微陽之拔根而外越也乾姜以回脾胃之陽附子以復肝腎之陽所以救下後復汗之亡陽也

乾姜芩連人參湯　乾姜　黃芩　黃連　人參各三兩　治傷寒本自寒下醫復吐下之寒格更逆吐下者見傷寒厥陰證以其中氣本屬虛寒脾陽陷而相火升火鬱於上而爲吐陽鬱

治霍乱，齁喘噎膈，吐衄呕哕之疾。下医膨胀崩漏，带浊淋涩，滑泄诸症，以其能温中而交济上下也。若佐以清金润下之品，则己土因之而升水，不下润而病寒。戊土因之而降火，不上炎而病热。故仲景理中汤丸，皆用之也。凡女子经行腹痛，而色紫黑，久不产育者，以肝脾之阳虚，血海之寒凝。故仲景温经汤，用之不得以其紫黑而误为血热也。略举二方，可以知干姜之功用矣。温中微炒，勿令黑。

干姜附子汤　干姜一两　附子一枚　治伤寒下后复汗，昼日烦躁，不得眠。夜而安静，不呕不渴，脉沉无表证，身无大热者，见伤寒太阳坏病。以寒水侮土，阳神不藏，昼而阳气用事，故见烦燥。夜而阴气司权，故见安静。非阳气之偏盛，正微阳之拔根而外越也。干姜以回脾胃之阳，附子以复肝肾之阳，所以救下后复汗之亡阳也。

干姜芩连人参汤　干姜　黄芩　黄连　人参各三两　治伤寒本自寒下，医复吐下之寒格，更逆吐下者，见伤寒厥阴证。以其中气本属虚寒，脾阳陷而相火升，火郁于上而为吐，阳郁于下而为利，医复吐下之，则中虚寒格吐下益甚，此为逆治。当以芩连清泄君相之火，参姜温补脾胃之寒也。

姜甘苓术汤　干姜二两　甘草二两　茯苓四两　白术四两　治肾着身重，腹重腰中冷痛，如坐水中，小便自利，饮食如故者，见《金匮详解》五藏风寒积聚证。以其得病之原由身劳汗出，衣里冷湿，湿淫经络而入于藏府，不得宣泄，致肾气痹着，身与腰腹俱沉重而冷痛。水泛侮土，故腰以下如坐水中。水不停瘀，则不伤胃气，故饮食如故，小便自利也。甘、姜以温其中，苓、术以泄其湿，则中气健运，湿邪自化，积聚亦消矣。

干姜佐治方

甘草干姜汤，用之以治太阳伤寒，烦躁，吐逆厥冷。

详载甘草

甘草泻心汤，用之以治太阳中风，心痞烦呕。

详载甘草

四逆汤，用之以治太阴伤寒，腹胀自利不渴。

详载甘草

桂枝人参汤，用之以治胸痹，心痞胁满。详载人参

干姜人参半夏丸，用之以治妇人妊娠，呕吐不止。

详载半夏

薑甘苓朮湯　乾姜二兩甘草二兩茯苓四兩白朮四兩　治腎着身重腹重腰中冷痛如坐水中小便自利飲食如故者見金匱詳解五藏風寒積聚證以其得病之原由身勞汗出衣裏冷溼溼淫經絡而入於藏府不得宣泄致腎氣痺着身與腰腹俱沉重而冷痛水泛侮土故腰以下如坐水中水不停瘀則不傷胃氣故飲食如故小便自利也甘姜以溫其中苓朮以泄其溼則中氣健運溼邪自化積聚亦消矣

乾姜佐治方

甘草乾姜湯用之以治太陽傷寒煩躁吐逆厥冷　詳載甘草

甘草瀉心湯用之以治太陽中風心痞煩嘔　詳載甘草

四逆湯用之以治太陰傷寒腹脹自利不渴　詳載甘草

桂枝人參湯用之以治胸痺心痞脅滿　詳載人參

乾姜人參半夏丸用之以治婦人妊娠嘔吐不止　詳載半夏

半夏瀉心湯用之以治少陽傷寒心下痞滿 詳載半夏

苓甘五味薑辛加半夏湯用之以治支飲昏冒嘔逆 詳載半夏

溫經湯用之以治經阻帶下掌熱腹滿 詳載吳茰

小柴胡湯用之以治少陽傷寒寒熱煩嘔 詳載柴胡

柴胡桂薑湯用之以治少陽傷寒胸脅滿結 詳載柴胡

真武湯用之以治少陰傷寒腹痛肢重嘔利 詳載茯苓

苓桂五味甘草去桂加乾薑細辛湯用之以治痰飲 詳載茯苓

小青龍湯用之以治太陽傷寒水氣欬利 詳載麻黃

麻黃升麻湯用之以治厥陰傷寒泄利咽痛 詳載麻黃

厚朴麻黃湯用之以治咳嗽上氣 詳載厚朴

生薑瀉心湯用之以治太陽傷寒乾嘔心痞下利 詳載生薑

半夏泻心汤，用之以治少阳伤寒，心下痞满。

详载半夏

苓甘五味姜辛加半夏汤，用之以治支饮，昏冒呕逆。

详载半夏

温经汤，用之以治经阻带下，掌热腹满。 详载吴萸

小柴胡汤，用之以治少阳伤寒，寒热烦呕。

详载柴胡

柴胡桂姜汤，用之以治少阳伤寒，胸胁满结。

详载柴胡

真武汤，用之以治少阴伤寒，腹痛肢重，呕利。

详载茯苓

苓桂五味甘草去桂加干姜细辛汤，用之以治痰饮。

详载茯苓

小青龙汤，用之以治太阳伤寒，水气欬利。

详载麻黄

麻黄升麻汤，用之以治厥阴伤寒，泄利咽痛。

详载麻黄

厚朴麻黄汤，用之以治咳嗽上气。 详载厚朴

生姜泻心汤，用之以治太阳伤寒，干呕心痞下利。

详载生姜

苓甘五味姜辛半杏加大黄汤，用之以治痰饮。

详载大黄

黄芩汤，用之以治少阳伤寒自利。　　详载黄芩

外台黄芩汤，用之以治干呕下利。　　详载黄芩

王不留行散，用之以治金疮亡血。　详载王不留行

大建中汤，用之以治心胸病寒，呕痛不食。

详载胶饴

桃花汤，用之以治少阴腹痛，下利脓血。

详载赤石脂

胶姜汤，用之以治妇人经脉陷下，黑色。 详载阿胶

白通加猪胆汁汤，用之以治少阴伤寒，厥利呕烦。

详载猪胆汁

通脉四逆加猪胆汁汤，用之以治霍乱吐利，汗出而厥。　　详载猪胆汁

鳖甲煎丸，用之以治疟母。　　详载鳖甲

薯蓣丸，用之以治虚劳风气百疾。　　详载薯蓣

柏叶汤，用之以治吐血不上。　　详载柏叶

小青龙加石膏汤，用之以治水气喘逆烦躁。

详载石膏

黄芩湯用之以治少陽傷寒自利　詳載黄芩
外臺黄芩湯用之以治乾嘔下利　詳載黄芩
王不留行散用之以治金瘡亡血　詳載王不留行
大建中湯用之以治心胸病寒嘔痛不食　詳載膠飴
桃花湯用之以治少陰腹痛下利膿血　詳載赤石脂
膠姜湯用之以治婦人經脈陷下黑色　詳載阿膠
白通加猪胆汁湯用之以治少陰傷寒厥利嘔煩　詳載猪胆汁
通脈四逆加猪胆汁湯用之以治霍亂吐利汗出而厥　詳載猪胆汁
鱉甲煎丸用之以治瘧母　詳載鱉甲
薯蕷丸用之以治虛勞風氣百疾　詳載薯蕷
柏葉湯用之以治吐血不止　詳載柏葉
小青龍加石膏湯用之以治水氣喘逆煩躁　詳載石膏

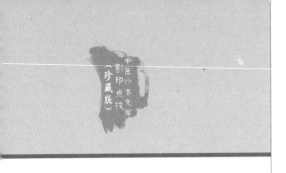

烏梅丸用之以治厥陰傷寒氣衝吐蚘　　詳載烏梅

生薑　味辛性溫入足陽明胃足太陰脾足厥陰肝手太陰肺疏利通達行肺胃而降濁陰走肝脾而散鬱氣善止嘔逆能蕩心胸之瘀滿功主疏達能排胆胃之壅礙通鼻塞而止痛楚調藏府而宣營衛既可和中又能發表仲景桂枝湯用之所以佐桂芍之達營而助甘棗之溫裏立法之精未可言喻其餘痰飲咳嗽嘔噦痞滿諸證無不用之以乾姜入肝脾回陽之力獨大生姜入肺胃降逆之功獨多生姜瀉心湯並用之脾胃雙治法也

生姜瀉心湯　生姜四兩人參三兩甘草三兩大棗十二枚乾姜一兩半夏半升黃芩三兩黃連一兩　治傷寒汗出表解胃中不和乾噫惡聞食臭心下痞鞕脅下有水氣腹中雷鳴下利者見傷寒太陽證以其汗後陽虛中寒脾陷則腹中雷鳴而下利胃逆則心下痞鞕而乾噫水穀不消土氣虛敗故惡聞食臭參甘姜棗溫補中氣之虛寒黃連黃芩清泄上焦之鬱熱半夏生姜降濁消痞而止噫也

乌梅丸，用之以治厥阴伤寒，气冲吐蛔。详载乌梅

生姜　味辛性温，入足阳明胃，足太阴脾，足厥阴肝，手太阴肺。疏利通达，行肺胃而降浊阴，走肝脾而散郁气，善止呕逆，能荡心胸之瘀满，功主疏达，能排胆胃之壅凝，通鼻塞而止痛楚。调藏府而宣营卫，既可和中，又能发表。仲景桂枝汤，用之所以佐桂芍之达营，而助甘枣之温里立法之精，未可言喻。其余痰饮，咳嗽呕哕，痞满诸证无不用之。以干姜入肝脾回肠之力独大，生姜入肺胃降逆之功独多，生姜泻心汤并用之，脾胃双治法也。

生姜泻心汤　生姜四两　人参三两　甘草三两　大枣十二枚　干姜一两　半夏半升　黄芩三两　黄连一两　治伤寒汗出表解，胃中不和，干噫，恶闻食臭，心下痞鞭（鞕），胁下有水气，腹中雷鸣下利者，见伤寒太阳证。以其汗后阳虚，中寒脾陷，则腹中雷鸣而下利。胃逆则心下痞鞭（鞕）而干噫，水谷不消，土气虚败，故恶闻食臭。参、甘、姜、枣温补中气之虚寒；黄连、黄芩清泄上焦之郁热；半夏、生姜降浊消痞而止噫也。

生姜半夏汤　生姜一斤　半夏半升　治妇人胸中似喘非喘，似呕非呕，似哕非哕，心中愦愦然

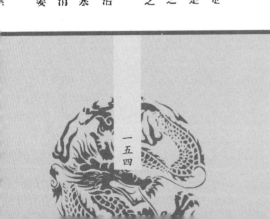

无奈者，见《金匮详解》呕吐哕证。以其肺胃湿浊，薰蒸凝结，心胸升降不调，烦郁不可名状。生姜以荡涤其邪秽，半夏以辛降其冲逆也。

生姜佐治方

通脉四逆汤，用之以治少阴伤寒，厥逆下利，咽痛干呕。　　详载甘草

去桂加白术汤，用之以治风湿相搏，身体烦痛。　　详载白术

越婢加术汤，用之以治里水黄肿而渴。　　详载白术

理中丸加味，用之以治霍乱吐利，发热恶寒。　　详载人参

新加汤，用之以治太阳伤寒，身痛脉沉。　　详载人参

小建中汤，用之以治少阳伤寒，腹中急痛。　　详载胶饴

黄芪建中汤，用之以治虚劳里急。　　详载胶饴

葛根汤，用之以治太阳、阳明合病，恶寒无汗。　　详载葛根

桂枝加葛根汤，用之以治阳明伤寒，汗出恶风。　　详载葛根

薑以蕩滌其邪穢半夏以辛降其衝逆也

生薑佐治方

通脈四逆湯用之以治少陰傷寒厥逆下利咽痛乾嘔　詳載甘草

去桂加白朮湯用之以治風溼相搏身體煩痛　詳載白朮

越婢加朮湯用之以治裏水黃腫而渴　詳載白朮

理中丸加味用之以治霍亂吐利發熱惡寒　詳載人參

新加湯用之以治太陽傷寒身痛脈沉　詳載人參

小建中湯用之以治少陽傷寒腹中急痛　詳載膠飴

黃芪建中湯用之以治虛勞裏急　詳載膠飴

葛根湯用之以治太陽陽明合病惡寒無汗　詳載葛根

桂枝加葛根湯用之以治陽明傷寒汗出惡風　詳載葛根

小柴胡湯用之以治少陽傷寒胸滿嘔煩 詳載柴胡

大柴胡湯用之以治少陽傷寒心痞嘔吐下利 詳載柴胡

柴胡桂枝湯用之以治少陰傷寒煩痛微嘔 詳載柴胡

當歸四逆加吳萸生姜湯用之以治厥陰傷寒厥冷 詳載吳萸

黃芩加半夏生姜湯用之以治反胃嘔吐 詳載半夏

黃芩湯用之以治少陽傷寒自利 詳載黃芩

當歸生姜湯用之以治寒疝腹痛裏急 詳載當歸

厚朴七物湯用之以治腹滿而痛發熱脈數 詳載厚朴

桂枝加大黃湯用之以治太陽傷寒誤下腹痛 詳載大黃

桂枝加芍藥湯用之以治太陽傷寒下後腹滿 詳載芍藥

奔豚湯用之以治氣衝胸痛往來寒熱 詳載甘李根皮

桂枝湯用之以治太陽中風頭痛發熱惡風 詳載桂枝

小柴胡汤，用之以治少阳伤寒，胸满呕烦。

详载柴胡

大柴胡汤，用之以治少阳伤寒，心痞，呕吐下利。

详载柴胡

柴胡桂枝汤，用之以治少阴伤寒，烦痛微呕。

详载柴胡

当归四逆加吴萸生姜汤，用之以治厥阴伤寒，厥冷。

详载吴萸

黄芩加半夏生姜汤，用之以治反胃呕吐。 详载半夏

黄芩汤，用之以治少阳伤寒自利。 详载黄芩

当归生姜汤，用之以治寒疝，腹痛里急。 详载当归

厚朴七物汤，用之以治腹满而痛，发热脉数。

详载厚朴

桂枝加大黄汤，用之以治太阳伤寒，误下腹痛。

详载大黄

桂枝加芍药汤，用之以治太阳伤寒，下后腹满。

详载芍药

奔豚汤，用之以治气冲胸痛，往来寒热。

详载甘李根皮

桂枝汤，用之以治太阳中风头痛，发热恶风。

详载桂枝

桂枝去芍药汤，用之以治太阳伤寒，脉促胸满。

详载桂枝

桂姜枳实汤，用之以治悬饮气逆。　　详载桂枝

桂枝二越婢一汤，用之以治太阳风寒两感。

详载桂枝

桂二麻一汤，用之以治太阳风寒，形状如疟。

详载桂枝

桂枝加桂汤，用之以治太阳伤寒，欲发奔豘。

详载桂枝

桂甘姜枣麻附细辛汤，用之以治水气在胸。

详载桂枝

桂枝芍药知母汤，用之以治历节疼痛，头眩脚肿。

详载桂枝

黄芪桂枝五物汤，用之以治血痹身体不仁。

详载黄芪

桂枝加黄芪汤，用之以治黄汗胫冷。　　详载黄芪

射干麻黄汤，用之以治咳嗽上气。　　详载射干

排脓汤，用之以治疮疽脓成。　　详载桔梗

大青龙汤，用之以治太阳伤寒，烦躁无汗。

详载麻黄

桂枝去芍藥湯用之以治太陽傷寒脈促胸滿　詳載桂枝
桂姜枳實湯用之以治懸飲氣逆　詳載桂枝
桂枝二越婢一湯用之以治太陽風寒兩感　詳載桂枝
桂二麻一湯用之以治太陽風寒形狀如瘧　詳載桂枝
桂枝加桂湯用之以治太陽傷寒欲發奔豘　詳載桂枝
桂甘薑棗麻附細辛湯用之以治水氣在胸　詳載桂枝
桂枝芍藥知母湯用之以治歷節疼痛頭眩脚腫　詳載桂枝
黃芪桂枝五物湯用之以治血痹身體不仁　詳載黃芪
桂枝加黃芪湯用之以治黃汗脛冷　詳載黃芪
射干麻黃湯用之以治咳嗽上氣　詳載射干
排膿湯用之以治瘡疽膿成　詳載桔梗
大青龍湯用之以治太陽傷寒煩躁無汗　詳載麻黃

麻桂各半湯用之以治太陽風寒寒熱如瘧 詳載麻黄
越婢湯用之以治風水身腫無汗惡風 詳載麻黄
苦蔞桂枝湯用之以治痙病身強脈遲 詳載苦蔞根
竹葉湯用之以治大病差後虛羸少氣 詳載竹葉
旋覆代赭湯用之以治太陽傷寒心痞噫氣 詳載旋覆花
桂枝去桂加茯苓白朮湯用之以治太陽傷寒痛滿 詳載茯苓
真武湯用之以治少陰傷寒水氣下利身重 詳載茯苓
半夏加茯苓湯用之以治水停心下先渴後嘔 詳載茯苓
茯苓甘草湯用之以治太陽傷寒汗出不渴 詳載茯苓
茯苓澤瀉湯用之以治反胃嘔吐渴欲飲水 詳載茯苓
外臺茯苓散用之以治停痰宿水胸開虛滿 詳載茯苓

麻桂各半汤，用之以治太阳风寒，寒热如疟。详载麻黄

越婢汤，用之以治风水身肿，无汗恶风。详载麻黄

苦蒌桂枝汤，用之以治痉病，身强脉迟。详载苦蒌根

竹叶汤，用之以治大病差后，虚羸少气。详载竹叶

旋覆代赭汤，用之以治太阳伤寒，心痞噫气。详载旋覆花

桂枝去桂加茯苓白术汤，用之以治太阳伤寒，痛满。详载茯苓

真武汤，用之以治少阴伤寒，水气下利身重。详载茯苓

半夏加茯苓汤，用之以治水停心下，先渴后呕。详载茯苓

茯苓甘草汤，用之以治太阳伤寒，汗出不渴。详载茯苓

茯苓泽泻汤，用之以治反胃呕吐，渴欲饮水。详载茯苓

外台茯苓散，用之以治停痰宿水，胸开虚满。详载茯苓

泽漆汤，用之以治咳嗽上气。详载泽漆

防己黄芪汤，用之以治风湿身重，汗出恶风。

详载防己

柴胡加芒硝汤，用之以治少阳伤寒，胸满潮热。

详载芒硝

文蛤散，用之以治渴欲饮水，小便不利。 详载文蛤

黄连汤，用之以治太阳伤寒，胸中有热。 详载黄连

桂枝龙骨牡蛎汤，用之以治虚劳失精。 详载龙骨

桂枝去芍药加龙骨牡蛎汤，用之以治太阳证惊狂。

详载龙骨

豆黄卷 味甘气平，入足太阴脾，足厥阴肝。利水泄湿，达木纾筋，通腠理而走肌肤，行经脉而破血癥，疗水郁腹胀，治筋挛膝痛。即大黑豆水浸芽，生五寸，晒干为豆黄卷。

豆黄卷佐治方

薯蓣丸，用之以治虚劳风气百病。 详载薯蓣

薤白 味辛气温，入手太阴肺，手阳明大肠。辛温通畅，疏散凝瘀；开胸痹而降逆，除后重而升陷；消痞痛而止气痛，医利下而疗带下；安胎妊，去骨梗，治痢升陷达郁；降逆之佳品，胸痹心

防己黃芪湯用之以治風濕身重汗出惡風 詳載防己

柴胡加芒硝湯用之以治少陽傷寒胸滿潮熱 詳載芒硝

文蛤散用之以治渴欲飲水小便不利 詳載文蛤

黃連湯用之以治太陽傷寒胸中有熱 詳載黃連

桂枝龍骨牡蠣湯用之以治虛勞失精 詳載龍骨

桂枝去芍藥加龍骨牡蠣湯用之以治太陽證驚狂 詳載龍骨

豆黃卷 味甘氣平入足太陰脾足厥陰肝利水泄溼達木紓筋通腠理而走肌膚行經脈而破血癥療水鬱腹脹治筋攣膝痛即大黑豆水浸芽生五寸晒乾爲豆黃卷

豆黃卷佐治方

薯蕷丸用之以治虛勞風氣百病 詳載薯蕷

薤白 味辛氣溫入手太陰肺手陽明大腸辛溫通暢疏散凝瘀開胸痹而降逆除後重而升陷消痞痛而止氣痛醫利下而療帶下安胎妊去骨梗治痢升陷達鬱降逆之佳品胸痹心

痛之良藥也

薤白佐治方

栝蔞薤白白酒湯用之以治胸痺欬喘心背徹痛　詳載栝蔞實

栝蔞薤白半夏湯用之以治胸痺不臥心痛徹背　詳載栝蔞實

枳實薤白桂枝湯用之以治胸痺心痞脅下搶心　詳載枳實

葱白　味辛氣溫入手太陰肺升陷達鬱行經發表通經脈走皮毛下乳汁散乳癰消腫毒療淋澀

白通湯　葱白四莖乾姜一兩附子一枚　治傷寒下利脈微者見傷寒少陰證以少陰藏病厥逆不復微陽將絕故下利而脈微姜附以復其將絕之陽葱白以通其隨絕之脈也

葱白佐治方

白通加猪胆汁湯用之以治少陰傷寒下利厥逆　詳載猪胆汁

痛之良药也。

薤白佐治方

苦蒌薤白白酒汤，用之以治胸痹咳喘，心背彻痛。

详载苦蒌实

苦蒌薤白半夏汤，用之以治胸痹不卧，心痛彻背。

详载苦蒌实

枳实薤白桂枝汤，用之以治胸痹心痞，胁下抢心。

详载枳实

葱白　味辛气温，入手太阴肺，升陷达郁，行经发表，通经脉，走皮毛，下乳汁，散乳痈，消肿毒，疗淋涩。

白通汤　葱白四茎　干姜一两　附子一枚　治伤寒下利，脉微者，见伤寒少阴证。以少阴藏病，厥逆不复，微阳将绝，故下利而脉微。姜附以复其将绝之阳，葱白以通其随绝之脉也。

葱白佐治方

白通加猪胆汁汤，用之以治少阴伤寒，下利厥逆。

详载猪胆汁

百合　味甘微苦，入手太阴肺，清金润燥，泄热除烦，能开喉痹。善清肺痈，利小便，滑大肠，调耳聋耳痛，治鼻痈乳痈。水浸一宿，去白沫，更以泉水煎汤用，清肃气分之上品也。

百合知母汤　百合七枚　知母一两　治百合病发汗后，邪气传变，百脉皆病，其证眠食俱废，吐利皆作，寒热难分，坐卧不安，口苦面赤，心烦意乱，不能指为何经何藏之病者，见《金匮详解》百合病。以百脉皆病，故名百合。百合之病，受之于肺，肺为百脉所宗，发汗之后，津燥金燔，致成种种诸症。此宜清肺以救枯燥，百合、知母生津泄热，而清肺也。

滑石代赭汤　百合一枚　滑石三两　代赭石如鸡子大　治百合病下之后者，见《金匮详解》百合病下。伤中脘之阳，则胃逆肺热，燔蒸焦烁，心神烦乱，百合清肺而生津；滑石、代赭降逆而除烦也。

百合鸡子汤　百合七枚　煎汤入鸡子黄一枚，搅匀煎服。治百合病吐之后者，见《金匮详解》百合病。以吐伤肺胃之津，金枯土燥，烦热弥增，百合清肺气而生津。鸡子黄补脾精而润燥也。

百合地黄汤　百合七枚　生地黄汁一斤　入百合汤煎服，大便当如漆。治百合病不经发汗、吐、下，病形如初者，见《金匮详解》百合病。以虽未经发汗、吐、下而瘀热，淫蒸浊邪填塞与发汗、吐、

聾耳痛治鼻癰乳癰水浸一宿去白沫更以泉水煎湯用清肅氣分之上品也

百合知母湯　百合七枚知母一兩　治百合病發汗後邪氣傳變百脈皆病其證眠食俱廢吐利皆作寒熱難分坐臥不安口苦面赤心煩意亂不能指爲何經何藏之病者見金匱詳解百合病以百脈皆病故名百合百合之病受之於肺肺爲百脈所宗發汗之後津燥金燔致成種種諸症此宜清肺以救枯燥百合知母生津泄熱而清肺也

滑石代赭湯　百合一枚滑石三兩代赭石如雞子大　治百合病下之後者見金匱詳解百合病下傷中脘之陽則胃逆肺熱燔蒸焦爍心神煩亂百合清肺而生津滑石代赭降逆而除煩也

百合雞子湯　百合七枚煎湯入雞子黃一枚攪勻煎服　治百合病吐之後者見金匱詳解百合病以吐傷肺胃之津金枯土燥煩熱彌增百合清肺氣而生津雞子黃補脾精而潤燥也

百合地黃湯　百合七枚生地黃汁一斤入百合湯煎服大便當如漆　治百合病不經發汗吐下病形如初者見金匱詳解百合病以雖未經發汗吐下而瘀熱淫蒸濁邪填塞與發汗吐

下之病初無二致亦常清金泄熱以除燔爍百合保肺而潤燥地黃泄胃而下濁也

百合洗方　百合一升水一斗浸一宿洗身洗已煮餅食勿以鹽豉　治百合病一月不解變成渴者見金匱詳解百合病以其病之不解由於肺熱不清金燥津亡變而爲渴肺主皮毛百合浸水洗身使入皮毛以清肺熱也

百合滑石散　百合一兩滑石二兩爲散飲服方寸匕日三服微利止後服　治百合病變發熱者見金匱詳解百合病以其土虛而溼動肺鬱而胃逆溼氣浸淫變而爲熱百合清金而泄熱滑石利水而驅溼也

赤小豆　味甘入手太陽小腸足太陽膀胱利水泄溼行鬱退熱善消一切癰腫能治諸種溼熱安胎下乳清營止血兼能調養脾胃滲利之良物也浸令芽出曝乾用

赤小豆當歸散　赤小豆二升當歸十兩爲散漿水服方寸匕日三服　治狐惑膿成脈數心煩默默欲臥目赤眥青汗出能食者見金匱詳解狐惑證以土溼木鬱溼熱薰蒸血肉腐敗而化爲膿當歸養血而排膿赤小豆利水而泄溼也　又治先血後便者以肝脾陷漏疏泄不

下之病，初无二致，亦常清金泄热，以除燔烁百合，保肺而润燥。地黄泄胃而下浊也。

百合洗方　百合一升，水一斗，浸一宿，洗身，洗已煮饼食，勿以盐豉。治百合病，一月不解，变成渴者，见《金匮详解》百合病。以其病之不解，由于肺热不清，金燥津亡，变而为渴。肺主皮毛，百合浸水洗身，使入皮毛，以清肺热也。

百合滑石散　百合一两　滑石二两，为散，饮服方寸匕，日三服，微利，止后服。治百合病变发热者，见《金匮详解》百合病。以其土虚而湿动，肺郁而胃逆，湿气浸淫，变而为热。百合清金而泄热，滑石利水而驱湿也。

赤小豆　味甘，入手太阳小肠，足太阳膀胱。利水泄湿，行郁退热，善消一切痈肿，能治诸种湿热，安胎下乳，清营止血。兼能调养脾胃，渗利之良物也。浸令芽出，曝干用。

赤小豆当归散　赤小豆二升　当归十两　为散，浆水服方寸匕，日三服。治狐惑脓成，脉数心烦，默默欲卧，目赤眦青，汗出能食者，见《金匮详解》狐惑证。以土湿木郁，湿热薰蒸，血肉腐败，而化为脓。当归养血而排脓，赤小豆利水而泄湿也。又治先血后便者，以肝脾陷漏，疏泄不藏其□也近。经所谓先血后便者，近血也。便血之证，无不由于土湿木郁，木郁而克湿土，则肝木不能藏血，脾土不能统血，血自下利。其先便后便者，不过远近之分耳，赤小豆利水而燥土，当归滋营而疏木也。

大枣　味甘气香，微苦微辛，微盐微酸，入足太阴脾，足阳明胃。最补脾精，善养胃气，生津润肺，荣血滋肝气，味纯和。性质凝重，备土德之全，得五味之正。其甘宜胃，其香宜脾，其辛宜肝，其酸宜肺，其苦宜肾，其盐宜心。补中宫而育诸子，建中州而达四维。既宜于内伤调补之病，尤宜于外感达表之剂。仲景太阳中风，凡桂枝发表诸方，皆用之者，恐其卫泄营伤，汗出血亡。故以大枣补其营血，使其外感既去，内伤不作，所谓夺汗者，勿血夺。血者勿汗，汗血名异而实同也。惟其长于补血而短于补气，故仲景必与姜、桂并用，使凝重之体化而为流利之品，以收内外伤感补泄咸宜之效。能体会桂枝汤、十枣汤、葶苈大枣汤等方之义，则知化裁之妙矣。即黑枣坚实肥大者佳。

十枣汤　甘遂　芫花　大戟各等分为散，大枣十枚煎汤，和服一钱匕。治太阳中风下利，

藏其□也近經所謂先血後便者近血也便血之證無不由於土溼木鬱木鬱而剋溼土則肝木不能藏血脾土不能統血血自下利其先便後便者不過遠近之分耳赤小豆利水而燥土當歸滋營而疏木也

大棗　味甘氣香微苦微辛微鹽微酸入足太陰脾足陽明胃最補脾精善養胃氣生津潤肺榮血滋肝氣味純和性質凝重備土德之全得五味之正其甘宜胃其香宜脾其辛宜肝其酸宜肺其苦宜腎其鹽宜心補中宮而育諸子建中州而達四維既宜於內傷調補之病尤宜於外感達表之劑仲景太陽中風凡桂枝發表諸方皆用之者恐其衛泄營傷汗出血亡故以大棗補其營血使其外感既去內傷不作所謂奪汗者勿血奪血者勿汗汗血名異而實同也惟其長於補血而短於補氣故仲景必與薑桂並用使凝重之體化而爲流利之品以收內外傷感補泄咸宜之效能體會桂枝湯十棗湯葶藶大棗湯等方之義則知化裁之妙矣即黑棗堅實肥大者佳

十棗湯　甘遂　芫花　大戟各等分爲散大棗十枚煎湯和服一錢七　治太陽中風下利

嘔逆表解者乃可攻之其人漐漐汗出發作有時頭痛心下痞鞕脅下痛乾嘔短氣汗出不惡寒者見傷寒太陽壞病以其土敗不能制水水邪泛溢脾陷而爲利胃逆而爲嘔相火升炎鬱而汗出表解故不惡寒鬱則陽陷濁升是以頭痛心痞及於兩脅此皆誤於汗下中氣虛敗以致陰盛水泛成爲太陽壞病芫遂大戟決水排飲之力莫之與京恐其泄水傷中故以大棗補脾精而保中氣也　又治脈沉而弦懸飲內痛者又治欬家脈弦有水者又治支飲欬煩心痛者或不卒死或百日或一年猶宜十棗湯者以其決水排飲能絕其根株也俱見金匱詳解痰飲證

大棗佐治方

甘草瀉心湯用之以治太陽中風痞鞕煩嘔　詳載甘草

去桂加白朮湯用之以治風溼煩痛　詳載白朮

吳茰湯用之以治陽明傷寒食穀欲嘔　詳載吳茰

當歸四逆加吳茰湯用之以治厥陰傷寒脈微欲絕　詳載吳茰

呕逆表解者，乃可攻之。其人漐漐汗出，发作有时，头痛心下痞鞭（鞕），胁下痛，干呕短气，汗出不恶寒者，见伤寒太阳坏病。以其土败不能制水，水邪泛溢，脾陷而为利，胃逆而为呕，相火升炎，郁而汗出表解。故不恶寒，郁则阳陷浊升，是以头痛心痞，及于两胁。此皆误于汗下，中气虚败，以致阴盛水泛，成为太阳坏病。芫、遂、大戟决水排饮之力莫之与京（惊）恐，其泄水伤中。故以大枣补脾精而保中气也。又治脉沉而弦，悬饮内痛者。又治咳家脉弦，有水者。又治支饮欬烦心痛者，或不卒死，或百日，或一年。犹宜十枣汤者，以其决水排饮，能绝其根株也，俱见《金匮详解》痰饮证。

大枣佐治方

甘草泻心汤，用之以治太阳中风，痞鞭（鞕）烦呕。　详载甘草

去桂加白术汤，用之以治风湿烦痛。　详载白术

吴萸汤，用之以治阳明伤寒，食谷欲呕。　详载吴萸

当归四逆加吴萸汤，用之以治厥阴伤寒，脉微欲绝。　详载吴萸

越婢加术汤，用之以治里水黄肿。　　详载白术

小建中汤，用之以治少阳伤寒，腹中急痛。

详载胶饴

黄芪建中汤，用之以治虚劳里急。　　详载胶饴

葶苈大枣泻肺汤，用之以治支饮肺痈，喘不得卧。

详载葶苈

桂枝加厚朴杏子汤，用之以治太阳伤寒，下后微喘。

详载厚朴

厚朴七物汤，用之以治腹满发热，脉浮而数。

详载厚朴

附子粳米汤，用之以治腹满雷鸣切痛。　详载粳米

生姜泻心汤，用之以治太阳伤寒，胃中不和。

详载生姜

葛根汤，用之以治太阳伤寒，恶寒无汗。详载葛根

桂枝加葛根汤，用之以治阳明伤寒，汗出恶风。

详载葛根

桂枝加大黄汤，用之以治太阳伤寒，腹满实痛。

详载大黄

当归四逆汤，用之以治厥阴伤寒，厥冷脉微欲绝。

详载当归

越婢加朮湯用之以治裏水黃腫　詳載白朮
小建中湯用之以治少陽傷寒腹中急痛　詳載膠飴
黃芪建中湯用之以治虛勞裏急　詳載膠飴
葶藶大棗瀉肺湯用之以治支飲肺癰喘不得臥　詳載葶藶
桂枝加厚朴杏子湯用之以治太陽傷寒下後微喘　詳載厚朴
厚朴七物湯用之以治腹滿發熱脈浮而數　詳載厚朴
附子粳米湯用之以治腹滿雷鳴切痛　詳載粳米
生姜瀉心湯用之以治太陽傷寒胃中不和　詳載生姜
葛根湯用之以治太陽傷寒惡寒無汗　詳載葛根
桂枝加葛根湯用之以治陽明傷寒汗出惡風　詳載葛根
桂枝加大黃湯用之以治太陽傷寒腹滿實痛　詳載大黃
當歸四逆湯用之以治厥陰傷寒厥冷脈微欲絕　詳載當歸

枝桂加芍藥湯用之以治太陰傷寒誤下腹滿而痛　詳載芍藥
小柴胡湯用之以治少陽傷寒寒熱脅滿　詳載柴胡
大柴胡湯用之以治少陽傷寒心痞嘔利　詳載柴胡
柴胡桂枝湯用之以治少陰傷寒煩滿而嘔　詳載柴胡
黄芩湯用之以治太陽少陽合病下利　詳載黄芩
外臺黄芩湯用之以治嘔吐下利　詳載黄芩
桂枝湯用之以治太陽中風發熱無汗　詳載桂枝
桂枝二越婢一湯用之以治太陽風寒發熱惡寒　詳載桂枝
桂二麻一湯用之以治太陽風寒寒熱如瘧　詳載桂枝
桂枝去芍藥湯用之以治太陽傷寒脈促胸滿　詳載桂枝
桂枝加桂湯用之以治太陽傷寒欲發奔豚　詳載桂枝
桂甘姜棗麻附細辛湯用之以治水氣在心　詳載桂枝

桂枝加芍药汤，用之以治太阴伤寒，误下腹满而痛。　详载芍药

小柴胡汤，用之以治少阳伤寒，寒热胁满。　详载柴胡

大柴胡汤，用之以治少阳伤寒，心痞呕利。　详载柴胡

柴胡桂枝汤，用之以治少阴伤寒，烦满而呕。　详载柴胡

黄芩汤，用之以治太阳、少阳合病，下利。　详载黄芩

外台黄芩汤，用之以治呕吐下利。　详载黄芩

桂枝汤，用之以治太阳中风，发热无汗。　详载桂枝

桂枝二越婢一汤，用之以治太阳风寒，发热恶寒。　详载桂枝

桂二麻一汤，用之以治太阳风寒，寒热如疟。　详载桂枝

桂枝去芍药汤，用之以治太阳伤寒，脉促胸满。　详载桂枝

桂枝加桂汤，用之以治太阳伤寒，欲发奔豚。　详载桂枝

桂甘姜枣麻附细辛汤，用之以治水气在心。　详载桂枝

黄芪桂枝五物汤，用之以治血痹，身体不仁。

详载黄芪

桂枝加黄芪汤，用之以治黄汗胫肿。　　详载黄芪

薯蓣丸，用之以治虚劳风气百疾。　　详载薯蓣

射干麻黄汤，用之以治咳嗽上气。　　详载射干

排脓汤，用之以治疮痈脓成。　　详载桔梗

大青龙汤，用之以治太阳伤寒，表寒里热。

详载麻黄

麻桂各半汤，用之以治太阳伤寒，形状如疟。

详载麻黄

越婢汤，用之以治太阳伤寒，热多寒少，亦治水肿。

详载麻黄

瓜蒌桂枝汤，用之以治痉病身强脉迟。详载苦蒌实

麦门冬汤，用之以治咳嗽火逆。　　详载麦冬

竹叶汤，用之以治病后虚羸。　　详载竹叶

旋覆代赭汤，用之以治太阳伤寒，痞鞭（鞕）噫气。　　详载旋覆花

黄芪桂枝五物湯用之以治血痹身體不仁　詳載黄芪

桂枝加黄芪湯用之以治黄汗脛腫　詳載黄芪

薯蕷丸用之以治虛勞風氣百疾　詳載薯蕷

射干麻黄湯用之以治咳嗽上氣　詳載射干

排膿湯用之以治瘡癰膿成　詳載桔梗

大青龍湯用之以治太陽傷寒表寒裏熱　詳載麻黄

麻桂各半湯用之以治太陽傷寒形狀如瘧　詳載麻黄

越婢湯用之以治太陽傷寒熱多寒少亦治水腫　詳載麻黄

瓜蔞桂枝湯用之以治痙病身強脈遲　詳載苦蔞實

麥門冬湯用之以治咳嗽火逆　詳載麥冬

竹葉湯用之以治病後虛羸　詳載竹葉

旋覆代赭湯用之以治太陽傷寒痞鞕噫氣　詳載旋覆花

桂枝去桂加茯苓白朮湯用之以治太陽傷寒頭痛心滿 詳載茯苓

苓桂甘棗湯用之以治臍下悸動欲作奔豚 詳載茯苓

麻黃連翹赤小豆湯用之以治太陽傷寒瘀熱發黃 詳載連翹

防己黃芪湯用之以治風溼身重汗出惡風 詳載防己

柴胡加芒硝湯用之以治少陽傷寒胸滿而嘔 詳載芒硝

文蛤湯用之以治小便不利 詳載文蛤

黃連湯用之以治太陰傷寒胸熱腹痛嘔吐 詳載黃連

桂枝加龍骨牡蠣湯用之以治虛勞失精 詳載龍骨

桂枝去芍藥加蜀漆龍牡湯用之以治太陽傷寒驚狂 詳載龍骨

桂枝去芍藥加附子湯用之以治風溼疼痛嘔逆下利 詳載附子

烏梅 性酸性澀入足厥陰肝泄風木而降衝逆止嘔吐而殺蚘虫療刀傷流血鬆霍亂轉筋欬嗽泄利皆醫煩滿痰涎並治回肝厥痰厥收尿血便血以其酸澀收斂專入肝經故也

桂枝去桂加茯苓白术汤，用之以治太阳伤寒，头痛心满。 详载茯苓

苓桂甘枣汤，用之以治脐下悸动，欲作奔豚。 详载茯苓

麻黄连翘赤小豆汤，用之以治太阳伤寒，瘀热发黄。 详载连翘

防己黄芪汤，用之以治风湿身重，汗出恶风。 详载防己

柴胡加芒硝汤，用之以治少阳伤寒，胸满而呕。 详载芒硝

文蛤汤，用之以治小便不利。 详载文蛤

黄连汤，用之以治太阴伤寒，胸热腹痛，呕吐。 详载黄连

桂枝加龙骨牡蛎汤，用之以治虚劳失精。 详载龙骨

桂枝去芍药加蜀漆龙牡汤，用之以治太阳伤寒惊狂。 详载龙骨

桂枝去芍药加附子汤，用之以治风湿疼痛，呕逆下利。 详载附子

乌梅 性酸性涩，入足厥阴肝。泄风木而降冲逆，止呕吐而杀蛔虫，疗刀伤流血，松霍乱转筋，咳嗽泄利皆医。烦满痰涎并治，回肝厥痰厥，收尿血便血，以其酸涩收敛，专入肝经故也。

乌梅丸　乌梅三百枚　干姜十两　细辛六两　人参六两　桂枝六两　当归四两　川椒四两　附子六两　黄连一两　黄柏六两　以苦酒浸乌梅一宿，去核，蒸捣合药。治伤寒气上冲心，心中痛热消渴，食即烦生，吐蛔者，见伤寒厥阴证。以水寒土湿，木郁虫生，津耗病渴，心火上炎，则生热痛。蛔避寒而就温，逆居膈上，则气冲而烦呕。桂枝、参、归疏木而补中，椒、附暖水而驱寒，连、柏泄火而清热也。

酸枣仁　味甘微酸，入手少阴心，足少阳胆。酸敛收涩，宁心胆而除烦，安神魂而就寐，医盗汗，止梦惊。但其性收敛太过，颇滞中气，常与燥土达木，建中解郁之品同用，亦虚劳之佳品也。胆热而多眠者生用，胆虚不能寐者熟用。

酸枣仁汤　枣仁二升　甘草一两，炙　茯苓二两　川芎二两　知母二两　治虚劳虚烦不得眠者，见《金匮详解》虚劳证。以中虚土败，君相逆升，神魂失敛，是以虚烦不得眠卧。甘草、茯苓补中而去湿，川芎、知母疏木而清热，枣仁敛神而安寐也。

桃仁　味甘、苦、辛，入足厥阴肝。滑利疏泄之性，通经行血，化癥除瘕，善润燥结，最下凝瘀。治心

烏梅丸　烏梅三百枚　乾姜十兩　細辛六兩　人參六兩　桂枝六兩　當歸四兩　川椒四兩　附子六兩　黃連一兩　黃柏六兩　以苦酒浸烏梅一宿去核蒸搗合藥　治傷寒氣上衝心心中痛熱消渴食即煩生吐蚘者見傷寒厥陰證以水寒土濕木鬱蟲生津耗病渴心火上炎則生熱痛蚘避寒而就溫逆居膈上則氣衝而煩嘔桂枝參歸疏木而補中椒附煖水而驅寒連柏泄火而清熱也

酸棗仁　味甘微酸入手少陰心足少陽膽酸斂收濇寧心膽而除煩安神魂而就寐醫盜汗止夢驚但其性收斂太過頗滯中氣常與燥土達木建中解鬱之品同用亦虛勞之佳品也膽熱而多眠者生用膽虛不能寐者熟用

酸棗仁湯　棗仁二升　甘草一兩炙　茯苓二兩　川芎二兩　知母二兩　治虛勞虛煩不得眠者見金匱詳解虛勞證以中虛土敗君相逆升神魂失斂是以虛煩不得眠臥甘草茯苓補中而去濕川芎知母疏木而清熱棗仁斂神而安寐也

桃仁　味甘苦辛入足厥陰肝滑利疏泄之性通經行血化癥除瘕善潤燥結最下凝瘀治心

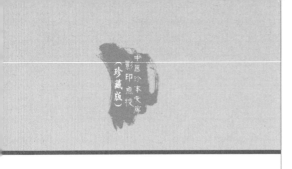

下堅積瘀陰中腫痒炮去皮尖用惟產後惡露平時閉經者宜之餘則當審愼也

桃仁承氣湯　桃仁五十枚　甘草一兩炙　桂枝一兩　芒硝一兩　大黃四兩　治太陽傷寒熱結膀胱其人如狂外證已解但小腹急結者見傷寒太陽證以經熱內傳結於膀胱而入於血室血熱熇蒸故其人如狂此當下其血熱然必太陽之表證已解只少腹急結者乃可攻之甘草以補其中桂枝桃仁以行經而破瘀芒硝大黃以泄熱而下結也

桃仁佐治方

抵當湯丸用之以治太陽傷寒熱結鞕滿發狂　詳載大黃

大黃䗪蟲丸用之以治五勞七傷內有乾血　詳載大黃

下瘀血湯用之以治產後腹痛血瘀臍下　詳載大黃

大黃丹皮湯用之以治腸癰小腹痞腫　詳載大黃

鼈甲煎丸用之以治瘧結成痞而爲瘧母　詳載鼈甲

土瓜根　味苦微寒入足厥陰肝破瘀行血化癖消癥善調經脈能潤腸燥通經閉下乳汁散

下坚积，疗阴中肿痒，炮去皮、尖用。惟产后恶露，平时闭经者宜之。余则当审慎也。

桃仁承气汤　桃仁五十枚　甘草一两，炙　桂枝一两　芒硝一两　大黄四两　治太阳伤寒，热结膀胱。其人如狂，外证已解，但小腹急结者，见伤寒太阳证。以经热内传，结于膀胱而入于血室，血热燔蒸，故其人如狂。此当下其血热，然必太阳之表证已解，只少腹急结者，乃可攻之。甘草以补其中，桂枝、桃仁以行经而破瘀，芒硝、大黄以泄热而下结也。

桃仁佐治方

抵当汤丸，用之以治太阳伤寒，热结鞭（鞕）满，发狂。　详载大黄

大黄䗪虫丸，用之以治五劳七伤，内有干血。　详载大黄

下瘀血汤，用之以治产后腹痛，血瘀脐下。　详载大黄

大黄丹皮汤，用之以治肠痈，小腹痞肿。　详载大黄

鳖甲煎丸，用之以治疟结成痞而为疟母。　详载鳖甲

土瓜根　味苦微寒，入足厥阴肝。破瘀行血，化癖消癥，善调经脉，能润肠燥，通经闭，下乳汁，散

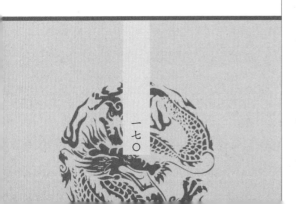

臃肿，排脓血，力能堕胎，妊娠忌之。

土瓜根散 土瓜根 䗪虫 桂枝 芍药，等分为散，酒服方寸匕，日三服。治女子经水不利，一月再见者，见《金匮详解》妇人杂病。以肝藏血而主疏泄，木郁而疏泄之令不行，故经水不利。木气冲突而克土，故其证则小腹满痛。桂枝、芍药疏木而清风，瓜根、䗪虫行血而破瘀也。又治阴门㿗肿者，见《金匮》本方。下以肝木郁陷，则病㿗肿，土瓜根散所以疏其木气也。又治伤寒自汗，小便利，津液内竭而便鞭（鞕）者，见伤寒阳明证。以其并非胃实，未可以承气攻下，宜以土瓜根汁入少水，内筒内，吹入肛门，大便立通，与猪胆汗（汁）导法同。

杏仁 味甘微苦，入手太阴肺。降逆开痹，泄壅平喘，消皮肤之浮肿，润肠胃之枯燥，利胸膈而通经络，疗失音而止咯血，断血崩，除瘖刺，开耳聋，去目翳，下停痰，畅小便，疏利开通，故能具种种功效。

苓甘五味姜辛半夏加杏仁汤 茯苓四两 甘草三两，炙 五味半升 干姜三两 细辛三两 半夏半升 杏仁半升

治支饮呕胃者，见《金匮详解》痰饮欬嗽证。以其经气壅滞，加杏仁以利肺气也。

臃腫排膿血力能墮胎妊娠忌之

土瓜根散　土瓜根　䗪蟲　桂枝　芍藥等分爲散酒服方寸匕日三服　治女子經水不利一月再見者見金匱詳解婦人雜病以肝藏血而主疏泄木鬱而疏泄之令不行故經水不利木氣衝突而尅土故其證則小腹滿痛桂枝芍藥疏木而清風瓜根䗪虫行血而破瘀也　又治陰門㿗腫者見金匱本方下以肝木鬱陷則病㿗腫土瓜根散所以疏其木氣也又治傷寒自汗小便利津液內竭而便鞕者見傷寒陽明證以其並非胃實未可以承氣攻下宜以土瓜根汁入少水內筒內吹入肛門大便立通與猪胆汗導法同

杏仁　味甘微苦入手太陰肺降逆開痺泄壅平喘消皮膚之浮腫潤腸胃之枯燥利胸膈而通經絡療失音而止咯血斷血崩除㾦刺開耳聾去目翳下停痰暢小便疏利開通故能具種種功效

苓甘五味薑辛半夏加杏仁湯　茯苓四兩　甘草三兩炙　五味半升　乾薑三兩　細辛三兩　半夏半升　杏仁半升　治支飲嘔胃者見金匱詳解痰飲欬嗽證以其經氣壅滯加杏仁以利肺氣也

茯苓杏仁甘草湯 茯苓三兩 杏仁五十枚 甘草一兩炙 治胸中痹塞短氣者見金匱詳解胸痹證以土溼胃逆肺不能從胃而降轉爲溼濁所壅氣司於肺肺氣壅滯故痹塞而短氣茯苓甘草培土而泄溼杏仁降壅而消滯也

杏仁佐治方

麻黃加朮湯用之以治溼病煩痛 詳載白朮

麻黃湯用之以治太陽傷寒發熱惡寒無汗而喘 詳載麻黃

小青龍湯加味用之以治太陽傷寒水氣欬喘 詳載麻黃

麻杏甘石湯用之以治太陽傷寒下後喘逆 詳載麻黃

麻桂各半湯用之以治太陽風寒發熱惡寒 詳載麻黃

厚朴麻黃湯用之以治咳嗽上氣 詳載厚朴

桂枝加厚朴杏子湯用之以治太陽傷寒下後微喘 詳載厚朴

薯蕷丸用之以治風氣百病 詳載薯蕷

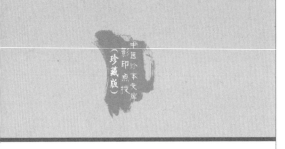

茯苓杏仁甘草汤 茯苓三两 杏仁五十枚 甘草一两，炙 治胸中痹塞短气者，见《金匮详解》胸痹证。以土湿胃逆，肺不能从胃而降，转为湿浊，所壅气司于肺，肺气壅滞，故痹塞而短气。茯苓、甘草培土而泄湿，杏仁降壅而消滞也。

杏仁佐治方

麻黄加术汤，用之以治湿病烦痛。 详载白术

麻黄汤，用之以治太阳伤寒，发热恶寒，无汗而喘。 详载麻黄

小青龙汤加味，用之以治太阳伤寒，水气欬喘。 详载麻黄

麻杏甘石汤，用之以治太阳伤寒，下后喘逆。 详载麻黄

麻桂各半汤，用之以治太阳风寒，发热恶寒。 详载麻黄

厚朴麻黄汤，用之以治咳嗽上气。 详载厚朴

桂枝加厚朴杏子汤，用之以治太阳伤寒，下后微喘。 详载厚朴

薯蓣丸，用之以治风气百病。 详载薯蓣

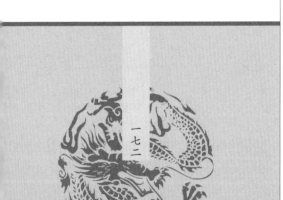

大陷胸丸，用之以治太阳伤寒，结胸痞证。

详载大黄

桂二麻一汤，用之以治太阳伤寒，寒热如疟。

详载桂枝

麻仁丸，用之以治阳明伤寒，燥结脾约。详载桂枝

矾石丸，用之以治妇人带下经闭，内有干血。

详载矾石

橘皮 味辛苦，入手太阴肺。善开胸膈，最扫痰瘀，降浊止呕，导气行滞。调奶吹奶痈，利大便、小便，除痎疟癥瘕，治淋痢骨鲠。

橘皮汤 橘皮四两 生姜八两 治干呕哕，手足厥者，见《金匮详解》呕吐哕证。以其胃逆浊升，遏其中气，中气郁结不运，则干呕而哕。致阳气亦为浊阴所遏，不能达于四肢，故手足厥冷。橘皮破其郁结，生姜降其冲逆而温其阳气也。

橘皮竹茹汤 橘皮二斤 竹茹二升 甘草五两，炙 人参一两 大枣三十枚 治哕逆不止者，见《金匮详解》呕吐哕证。以胃逆浊升，中虚土败，逆而作哕，哕者有声无物之谓。其病多在气分之虚，而不之实。故以甘、枣、人参补中而培土，橘皮、竹茹降浊而清胃也。

大陷胸丸用之以治太陽傷寒結胸痞證　詳載大黃

桂二麻一湯用之以治太陽傷寒寒熱如瘧　詳載桂枝

麻仁丸用之以治明陽傷寒燥結脾約　詳載麻仁

礬石丸用之以治婦人帶下經閉內有乾血　詳載礬石

橘皮　味辛苦入手太陰肺善開胸膈最掃痰瘀降濁止嘔導氣行滯調奶吹奶癰利太便小便除痎瘧癥瘕治淋痢骨鯁

橘皮湯　橘皮四兩 生姜八兩　治乾嘔噦手足厥者見金匱詳解嘔吐噦證以其胃逆濁升遏其中氣中氣鬱結不運則乾嘔而噦致陽氣亦爲濁陰所遏不能達於四肢故手足厥冷橘皮破其鬱結生姜降其衝逆而溫其陽氣也

橘皮竹茹湯　橘皮二斤 竹茹二升 甘草五兩炙 人參一兩 大棗三十枚　治噦逆不止者見金匱詳解嘔吐噦證以胃逆濁升中虛土敗逆而作噦噦者有聲無物之謂其病多在氣分之虛而不之實故以甘棗人參補中而培土橘皮竹茹降濁而清胃也

橘枳生薑湯　橘皮一斤生薑半斤枳實三兩　治胸中痺塞短氣者見金匱詳解胸痺證以胃逆濁升痞塞中宮肺從胃逆則肺亦不降是以氣促而短橘枳生薑以導其痺塞則肺胃之氣自調矣

橘皮佐治方

外臺茯苓散用之以治痰飲　詳載茯苓

柏實即柏子仁　味甘微辛氣香入手太陰肺清潤降斂潤燥除煩降逆定喘安魂魄止驚悸導腸閉澤髮枯香甘入脾能開土氣之鬱而行脾家之滯清潤中之佳品也蒸曬去皮用

柏實佐治方

竹皮大丸用之以治乳婦中虛煩嘔喘逆　詳載竹茹

瓜蒂　味苦性寒入足陽明胃足太陰脾利水泄溼行瘀化腐蕩宿食停飲消水腫黃疸治溼熱頭痛醫風涎喉阻性善湧吐失血家忌之

瓜蒂散　瓜蒂一分赤小豆一分為散取一錢匕以香豉一合用熱湯煮稀糜去滓取汁合散溫

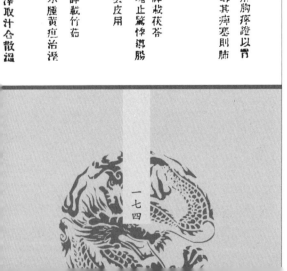

橘枳生姜汤　橘皮一斤　生姜半斤　枳实三两　治胸中痹塞短气者，见《金匮详解》胸痹证。以胃逆浊升，痞塞中宫，肺从胃，令胃逆，则肺亦不降，是以气促而短。橘、枳、生姜以导其痹塞，则肺胃之气自调矣。

橘皮佐治方

外台茯苓散，用之以治痰饮。详载茯苓

柏实即柏子仁　味甘微辛，气香，入手太阴肺，清润降敛，润燥除烦，降逆定喘，安魂魄，止惊悸，导肠闭，泽发枯。香甘入脾，能开土气之郁，而行脾家之滞，清润中之佳品也。蒸晒去皮用。

柏实佐治方

竹皮大丸，用之以治乳妇中虚，烦呕喘逆。

详载竹茹

瓜蒂　味苦性寒，入足阳明胃，足太阴脾。利水泄湿，行瘀化腐，荡宿食停饮，消水肿黄疸，治湿热头痛，医风涎喉阻。性善涌吐，失血家忌之。

瓜蒂散　瓜蒂一分　赤小豆一分　为散，取一钱匕，以香豉一合，用热汤煮稀糜，去滓取汁，合散温服取吐。不吐少少加，得快利为止。治伤寒胸有寒瘀，病如桂枝证，头不痛，项不强，寸脉浮，心中痞满，气上冲，咽喉不得息者，见伤寒太阳坏病。以寒瘀阻遏，胆胃不降，故心下痞满。浊阴淫溢填塞清道，故气冲咽喉不得喘息。以无表邪，故头项不见强痛。既非桂枝证，则当以香豉、小豆行其瘀浊，瓜蒂吐其痰涎也。又治厥阴结胸，烦满，病在胸中，当吐之者，见伤寒厥阴证。又治宿食在上脘，当吐之者，见《金匮详解》宿食证。皆以其浊升胃逆，停瘀莫化，吐之以廓清其胸脘而复其空灵之阳位也。

瓜蒂汤　瓜蒂二十枚，水一升，煎五合，顿服之。治太阳中暍，身热痛重，而脉微弱。以夏月浴于冷水，水行皮中所致者，见《金匮详解》暍病。亦见伤寒类证，以其卫气为冷水所闭，阳火内遏而生热。又值壮火食气之时，故令脉弱。瓜蒂决皮中之水而泄热也。

瓜子　味甘微寒，入手太阴肺，手阳明大肠。性颇疏利，能清肺而润肠，善开壅滞，能排脓而决瘀，于治肠痈尤见功效。

瓜子佐治方

服取吐不吐少少加得快利爲止　治傷寒胸有寒瘀病如桂枝證頭不痛項不强寸脈浮心中痞滿氣上衝咽喉不得息者見傷寒太陽壞病以寒瘀阻遏胆胃不降故心下痞滿濁陰淫溢填塞清道故氣衝咽喉不得喘息以無表邪故頭項不見强痛既非桂枝證則當以香豉小豆行其瘀濁瓜蒂吐其痰涎也　又治厥陰結胸煩滿病在胸中當吐之者見傷寒厥陰證又治宿食在上脘當吐之者見金匱詳解宿食證皆以其濁升胃逆停瘀莫化吐之以廓清其胸脘而復其空靈之陽位也

瓜蒂湯　瓜蒂二十枚　水一升煎五合頓服之　治太陽中暍身熱痛重而脈微弱以夏月浴於冷水水行皮中所致者見金匱詳解暍病亦見傷寒類證以其衛氣爲冷水所閉陽火內遏而生熱又值壯火食氣之時故令脈弱瓜蒂決皮中之水而泄熱也

瓜子　味甘微寒入手太陰肺手陽明大腸性頗疏利能清肺而潤腸善開壅滯能排膿而決瘀於治腸癰尤見功效

瓜子佐治方

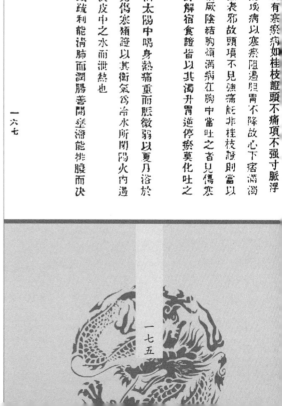

大黄牡丹皮湯用之以治腸癰腫痞　詳載大黄

大黄牡丹皮汤，用之以治肠痈肿痞。　详载大黄

南阳药证汇解卷五

仁和吴槐绶子绂著

金石部

铅丹 味辛，入足少阳胆，足厥阴肝。沈重降敛，宁神魂而安惊悸，疗疮伤而去翳膜。

铅丹佐治方

柴胡加龙骨牡蛎汤，用之以治少阳伤寒，胸满烦惊。详载龙骨

铅粉 味辛，入足厥阴肝，燥涩之性能，杀虫而止血，疗疮而止利，续折伤，染须发。

铅粉佐治方

猪肤汤，用之以治少阴伤寒，下利咽痛。详载猪肤

甘草粉蜜汤，用之以治蛔虫心痛。详载甘草

赤石脂 味甘酸，性涩，入手少阴心，足太阴脾，手阳明大肠。酸甘固涩，故能敛肠止泄，护心止痛，补血生肌，除崩断带，收湿气而治痰饮，行瘀血而破凝滞。医催生下衣，反胃脱肛，兼痈疽

南陽藥證匯解卷五

仁和吳槐綬子紱著

金石部

鉛丹 味辛入足少陽膽足厥陰肝沈重降斂寧神魂而安驚悸療瘡瘍而去翳膜

鉛丹佐治方

柴胡加龍骨牡蠣湯用之以治少陽傷寒胸滿煩驚 詳載龍骨

鉛粉 味辛入足厥陰肝燥濇之性能殺蟲而止血療瘡而止利續折傷染鬚髮

鉛粉佐治方

猪膚湯用之以治少陰傷寒下利咽痛 詳載猪膚

甘草粉蜜湯用之以治蚘蟲心痛 詳載甘草

赤石脂 味甘酸性濇入手少陰心足太陰脾手陽明大腸酸甘固濇故能斂腸止泄護心止痛補血生肌除崩斷帶收溼氣而治痰飲行瘀血而破凝滯醫催生下衣反胃脫肛兼癰疽

痔瘻諸疾

赤石脂禹餘糧湯　赤石脂一斤　禹餘糧一斤　治傷寒下利不止者見傷寒太陽壞病以下利本屬中虛土敗應服理中湯今與以理中利益甚知病不在下中而在下庚金不斂之利非理中所能愈也石脂餘糧所以固澀大腸而止泄利也

桃花湯　乾姜三兩　粳米一升　赤石脂一斤一半煮一半研末　水七升煮米熟去滓內石脂末方寸匕一服愈餘勿服　治傷寒腹痛下利小便不利便膿血者見傷寒少陰證以少陰水盛則土溼而木鬱木復侮土則穀道陷利而水道閉塞血肉凝瘀腐敗脫泄是以腹痛而便膿血粳米乾姜補土而溫中赤石脂斂腸而止利也

赤石脂佐治方

烏頭赤石脂丸以治胸痺心背徹痛　詳載烏頭

禹餘糧　味甘微寒入足太陰脾足少陰腎足厥陰肝手陽明大腸止小便痛澀收大腸滑泄去溼達鬱治崩通經餘功同石脂煎服生研用丸散煅淬研細用

痔瘘诸疾。

赤石脂禹余粮汤　赤石脂一斤　禹余粮一斤　治伤寒下利不止者，见伤寒太阳坏病。以下利本属中虚土败，应服理中汤，今与以理中，利益甚，知病不在下中而在下，庚金不敛之利，非理中所能愈也。石脂、余粮所以固涩大肠而止泄利也。

桃花汤　干姜三两　粳米一升　赤石脂一斤，一半煮，一半研末　水七升，煮米熟，去滓，内石脂末，方寸匕，一服愈，余勿服。治伤寒腹痛下利，小便不利，便脓血者，见伤寒少阴证。以少阴水盛，则土湿而木郁，木复侮土，则谷道陷利而水道闭塞。血肉凝瘀，腐败脱泄，是以腹痛而便脓血。粳米、干姜补土而温中，赤石脂敛肠而止利也。

赤石脂佐治方

乌头赤石脂丸，以治胸痹心背彻痛。　详载乌头

禹余粮　味甘微寒，入足太阴脾，足少阴肾，足厥阴肝，手阳明大肠。止小便痛涩，收大肠滑泄，去湿达郁，治崩通经，余功同石脂。煎服，生研用丸散，煅淬研细用。

禹余粮佐治方

禹余粮丸，原方缺载，见伤寒太阳坏病。

赤石脂禹余粮汤，用之以治太阳伤寒，下利不止。

详载赤石脂

雄黄　味苦，入足厥阴肝。行瘀消肿，杀虫医疮。治疡痈，破癥块，止泄利，续折伤，辟邪魔，驱蛇虫。

雄黄　雄黄为末，筒瓦二枚，合之烧薰肛门。治狐惑蚀于肛者，见《金匮详解》狐惑证。以土湿木郁，热结虫生，陷于大肠，而蚀于肛门。雄黄杀虫医疮，故治狐惑也。

雄黄佐治方

升麻鳖甲汤，用之以治阳毒，而赤咽痛。详载升麻

石膏　味辛气寒，入手太阴肺，足阳明胃。清郁蒸而除烦躁，泄实热而止燥渴，疗热狂而治火嗽，消热痰而安烦喘。鼻血牙痛俱医，口疮咽痛并效，平乳痈，愈灼伤。但甚寒，脾胃阳虚土弱者慎服。即有火炎上热之证，亦当佐以辛降之品，不使凝滞节败中气，方为妥治。虚热煅用，实热生用，研末细绢或绵里煎。

禹餘糧佐治方

禹餘糧丸原方缺載見傷寒太陽壞病

赤石脂禹餘糧湯用之以治太陽傷寒下利不止　詳載赤石脂

雄黃　味苦入足厥陰肝行瘀消腫殺蟲醫瘡治瘍痈破癥塊止泄利續折傷辟邪魔驅蛇蟲

雄黃　雄黃爲末筒瓦二枚合之燒薰肛門　治狐惑蝕於肛者見金匱詳解狐惑證以土溼木鬱熱結虫生陷於大腸而蝕於肛門雄黃殺蟲醫瘡故治狐惑也

雄黃佐治方

升麻鱉甲湯用之以治陽毒陰毒面赤咽痛　詳載升麻

石膏　味辛氣寒入手太陰肺足陽明胃清鬱蒸而除煩躁泄實熱而止燥渴療熱狂而治火嗽消熱痰而安煩喘鼻衄牙痛俱醫口瘡咽痛並效平乳癰愈灼傷但甚寒脾胃陽虛土弱者慎服即有火炎上熱之證亦當佐以辛降之品不使凝滯節敗中氣方爲妥治虛熱煅用實熱生用研末細絹或綿裹煎

白虎湯　石膏一斤知母六兩甘草二兩粳米一升煮米熟成湯去滓內藥煎頓服　治傷寒表解後表有寒裏有熱渴欲飲水脈浮滑而厥者見傷寒太陽證以太陽汗後表解中氣虛敗陽旺則入陽明陰旺則入太陰須視其人之本氣盛衰以相傳變其渴欲飲水者是陽盛亡陰爲將入陽明之兆陽明之胃熱未作太陰之肺金先燥故裏熱而渴飲石膏清金而除煩知母泄火而潤燥甘草粳米補中益氣而生津解渴也

小青龍加石膏湯　麻黃三兩桂枝三兩芍藥三兩甘草二兩炙半夏半升五味半升細辛三兩乾姜二兩石膏二兩　治心下有水欬而上氣煩躁而喘者見金匱詳解咳嗽上氣證以水飲內阻壅遏肺氣故咳喘躁滿小青龍發汗以泄其飲加石膏以清熱而除煩也

石膏佐治方

越婢加朮湯用之以治裏水黃腫　詳載白朮

白虎加人參湯用之以治太陽傷寒心煩口渴　詳載人參

白虎加桂枝湯用之以治瘧病煩痛無寒但熱　詳載桂枝

白虎汤　石膏一斤　知母六两　甘草二两　粳米一升

煮米熟，成汤，去滓，内药煎，顿服。治伤寒表解后，表有寒，里有热，渴欲饮水，脉浮滑而厥者，见伤寒太阳证。以太阳汗后表解，中气虚败，阳旺则入阳明；阴旺则入太阴，须视其人之本气盛衰，以相传变，其渴欲饮水者，是阳盛亡阴，为将入阳明之兆。阳明之胃热未作，太阴之肺金先燥，故里热而渴饮。石膏清金而除烦，知母泄火而润燥，甘草、粳米补中益气而生津解渴也。

小青龙加石膏汤　麻黄三两　桂枝三两　芍药三两　甘草二两，炙　半夏半升　五味半升　细辛三两　干姜二两　石膏二两　治心下有水，欬而上气，烦躁而喘者，见《金匮详解》咳嗽上气证。以水饮内阻，壅遏肺气，故咳喘躁满。小青龙发汗，以泄其饮。加石膏，以清热而除烦也。

石膏佐治方

越婢加术汤，用之以治里水黄肿。　详载白术

白虎加人参汤，用之以治太阳伤寒，心烦口渴。　详载人参

白虎加桂枝汤，用之以治疟病烦痛，无寒但热。　详载桂枝

桂枝二越婢一汤，用之以治太阳风寒，发热恶寒。

详载桂枝

大青龙汤，用之以治太阳中风发热，烦躁无汗。

详载麻黄

麻杏甘石汤，用之以治太阳伤寒，汗出而喘。

详载麻黄

越婢汤，用之以治风水身肿，汗出恶风。详载麻黄

木防己汤，用之以治支饮，喘满痞坚。详载木防己

厚朴麻黄汤，用之以治咳嗽上气。详载厚朴

竹皮大丸，用之以治产妇烦躁呕逆。详载竹茹

滑石 味甘微寒，入足太阳膀胱。能渗水湿，清膀胱之热涩，能滑窍隧，通水道之凝瘀。最治黄疸，善导前阴，性颇和平，有泄不伤中之妙。

滑石白鱼散 滑石一斤 白鱼一斤 乱发一斤 烧杵为散，饮服方寸匕，日三服。治小便不利者，见《金匮详解》消渴小便不利证。以湿热结于膀胱，故水道不通。滑石渗湿而泄热，白鱼、发灰利水而行瘀也。

桂枝二越婢一湯用之以治太陽風寒發熱惡寒 詳載桂枝

大青龍湯用之以治太陽中風發熱煩躁無汗 詳載麻黃

麻杏甘石湯用之以治太陽傷寒汗出而喘 詳載麻黃

越婢湯用之以治風水身腫汗出惡風 詳載麻黃

木防己湯用之以治支飲喘滿痞堅 詳載木防己

厚朴麻黃湯用之以治咳嗽上氣 詳載厚朴

竹皮大丸用之以治產婦煩躁嘔逆 詳載竹茹

滑石 味甘微寒入足太陽膀胱能滲水溼清膀胱之熱澀能滑竅隧通水道之凝瘀最治黃疸善導前陰性頗和平有泄不傷中之妙

滑石白魚散 滑石一斤白魚一斤亂髮一斤燒杵爲散飲服方寸匕日三服 治小便不利者見金匱詳解消渴小便不利證以溼熱結於膀胱故水道不通滑石滲溼而泄熱白魚髮灰利水而行瘀也

滑石代赭湯　滑石三兩　代赭石如雞子大　百合七枚　治百合病下後者見金匱詳解百合證以下傷中氣則濕動胃逆而生上熱熱則木燥金枯津液愈涸滑石代赭百合所以泄熱而清肺胃之燥也

滑石佐治方

猪苓湯用之以治陽明傷寒渴欲飲水　詳載猪苓

蒲灰散用之以治小便不利　詳載蒲灰

百合滑石散用之以治百合利後發熱　詳載百合

硝石　味鹹苦性寒入足太陽膀胱足太陰脾消己土之熱泄壬水之濕其性重濁下行故善利水而泄熱消瘀而化腐尤能醫黃黑諸疸掃地霜熬之其鋒芒細白在上者謂之芒硝沉重結塊在下者謂之硝石

硝礬散　硝石　礬石等分爲散大麥粥汁合服方寸匕病從大小便去大便黑小便黄此其候也治女勞黑疸日晡發熱反惡寒足下熱膀胱急少腹滿其腹如水狀身盡黄額上黑

滑石代赭汤　滑石三两　代赭石如鸡子大　百合七枚

治百合病下后者，见《金匮详解》百合证。以下伤中风，则湿动胃逆，而生上热。热则木燥金枯，津液愈涸。滑石、代赭、百合所以泄热而清肺胃之燥也。

滑石佐治方

猪苓汤，用之以治阳明伤寒，渴欲饮水。　详载猪苓

薄灰散，用之以治小便不利。　详载蒲灰

百合滑石散，用之以治百合利后发热。　详载百合

硝石　味咸、苦，性寒，入足太阳膀胱，足太阴脾。消己土之热，泄壬水之湿，其性重浊下行。故善利水而泄热，消瘀而化腐。尤能医黄黑诸疸，扫地霜熬之，其锋芒细白在上者，谓之芒硝，沉重结块在下者，谓之硝石。

硝矾散　硝石　矾石，等分为散，大麦粥汁合服方寸匕，病从大小便去。大便黑，小便黄，此其候也。治女劳黑疸，日晡发热，反恶寒，足下热，膀胱急，少腹满。其腹如水状，身尽黄，额上黑，

因作黑疸。大便黑，时溏者，见《金匮详解》黄疸证。以女劳泄其肾阳，久而肾水渐寒，土湿木陷，郁生下热。热结膀胱，不能疏泄，则小便黄涩，而不利。一感风邪，则营郁卫闭，表不能达，湿热淫于肌肤，故发黄也。《灵枢》：木主五色，入土为黄，土为木侮，故身黄而少腹满，膀胱急。日晡湿旺，阳衰，阳陷阴中，故足下常热而身皮恶寒。太阳膀胱之经上额交巅，土负水胜，黄化而黑，随经气上行，故黑见额上而成黑疸。肾为北方水位，黑帝所司不化于土而化于水，故大便黑。木既克土，而土复克水，膀胱郁癃，湿热凝瘀，故小便黄。凡此皆木邪为之也。硝石苦咸泄木而清热，矾石酸涩收湿而泄水也。

硝石佐治方

大黄硝石汤，用之以治黄疸腹满，小便不利。

详载大黄

芒硝　味咸苦，辛性寒，入手少阴心，足太阳膀胱。利水道而通淋瘀，开谷道而下结闭，兼清血分，能解热邪，泄火除蒸，软坚破积，顽痰宿食，老血夙癥，得之立下。寒泄之力，莫之与京（惊），脾胃虚弱，无实热凝瘀者，与硝石均宜慎服。

因作黑疸大便黑時溏者見金匱詳解黃疸證以女勞泄其腎陽久而腎水漸寒土濕木陷鬱生下熱熱結膀胱不能疏泄則小便黃澀而不利一感風邪則營鬱衛閉表不能達濕熱淫於肌膚故發黃也靈樞木主五色入土爲黃土爲木侮故身黃而少腹滿膀胱急日晡濕旺陽衰陽陷陰中故足下常熱而身反惡寒太陽膀胱之經上額交巔土負水勝黃化而黑隨經氣上行故黑見額上而成黑疸腎爲北方水位黑帝所司不化於土而化於水故大便黑木既克土而土復尅水膀胱鬱癃溼熱凝瘀故小便黃凡此皆木邪爲之也硝石苦鹹泄木而清熱礬石酸澀收溼而泄水也

硝石佐治方

大黃硝石湯用之以治黃疸腹滿小便不利　詳載大黃

芒硝　味鹹苦辛性寒入手少陰心足太陽膀胱利水道而通淋瘀開穀道而下結閉兼清血分能解熱邪泄火除蒸軟堅破積頑痰宿食老血夙癥得之立下寒泄之力莫之與京脾胃虛弱無實熱凝瘀者與硝石均宜慎服

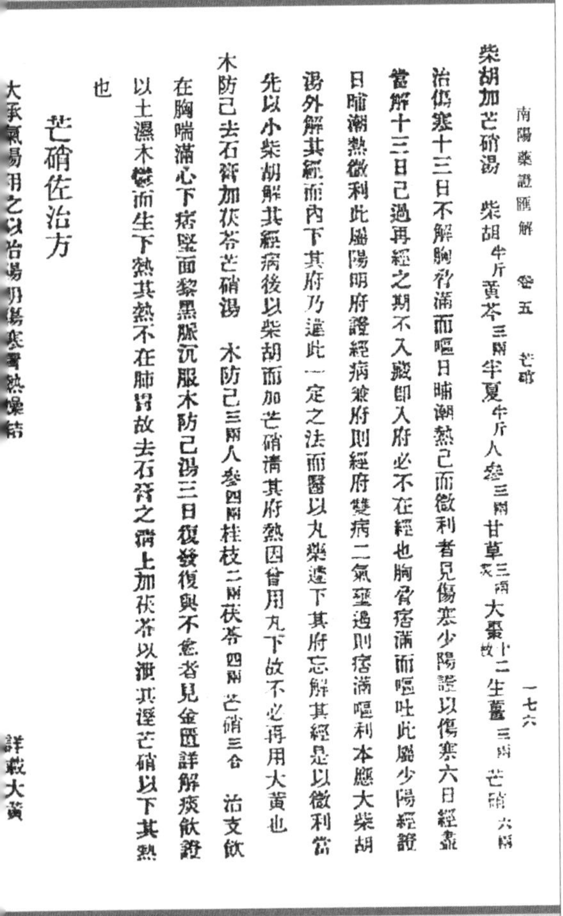
南陽藥證彙解　卷五　芒硝　一七六

柴胡加芒硝湯　柴胡半斤　黃芩三兩　半夏半斤　人參三兩　甘草炙三兩　大棗十二枚　生薑三兩　芒硝六兩

治傷寒十三日不解胸脅滿而嘔日晡潮熱已而微利者見傷寒少陽證以傷寒六日經盡當解十三日已過再經之期不入臟即入府必不在經也胸脅痞滿而嘔吐此屬少陽經證日晡潮熱微利此屬陽明府證經病兼府則經府雙病二氣壅遏則痞滿嘔利本應大柴胡湯外解其經而內下其府乃違此一定之法而醫以丸藥遽下其府忘解其經是以微利當先以小柴胡解其經病後以柴胡而加芒硝清其府熱因曾用丸下故不必再用大黃也

木防己去石膏加茯苓芒硝湯　木防己三兩　人參四兩　桂枝二兩　茯苓四兩　芒硝三合　治支飲在胸喘滿心下痞堅面黎黑脈沉服木防己湯三日復發復與不愈者見金匱詳解痰飲證以土濕木鬱而生下熱其熱不在肺胃故去石膏之清上加茯苓以泄其濕芒硝以下其熱也

芒硝佐治方

大承氣湯用之以治陽明傷寒胃熱燥結　詳載大黃

柴胡加芒硝汤　柴胡半斤　黄芩三两　半夏半斤　人参二两　甘草三两，炙　大枣十二枚　生姜三两　芒硝六两

治伤寒十三日不解，胸胁满而呕，日晡潮热，已而微利者，见伤寒少阳证。以伤寒六日经尽当解，十三日已过，再经之期不入藏，即入府，必不在经也。胸胁痞满而呕吐，此属少阳经证，日晡潮热微利，此属阳明府证。经病兼府，则经府双病，二气壅遏则痞满呕利，本应大柴胡汤外解其经，而内下其府，乃违此一定之法，而医以丸药，遽下其府，忘解其经，是以微利。当先以小柴胡解其经病，后以柴胡而加芒硝清其府热，因曾用丸下，故不必再用大黄也。

木防己去石膏加茯苓芒硝汤　木防己三两　人参四两　桂枝二两　茯苓四两　芒硝三合　治支饮在胸喘满，心下痞坚，面黎黑，脉沉。服木防己汤，三日复发，复与不愈者，见《金匮详解》痰饮证。以土湿木郁而生下热，其热不在肺胃，故去石膏之清上，加茯苓以泄其湿，芒硝以下其热也。

芒硝佐治方

大承气汤，用之以治阳明伤寒，胃热燥结。

详载大黄

大陷胸汤，用之以治太阳伤寒，结胸痞证。　详载大黄

大黄丹皮汤，用之以治肠痈腹肿。　详载大黄

赤硝　味咸、苦，入足厥阴肝，足太阳膀胱。清热软坚，化癖消癥，即朴硝之赤者。凡斥卤之地，咸水之旁，土上所生之霜，有白，有黄，有赤，《本草》谓清白者佳，黄者伤人，赤者杀人，以其性尤烈也。

赤硝佐治方

鳖甲煎丸，用之以治疟母成痞。　详载鳖甲

矾石　味酸涩微寒，入足太阴脾，足太阳膀胱。善收湿淫而化瘀浊，下老痰而驱留饮。凡痰涎凝结，粘滞于肠胃经络之间，牢不可破者，得之立化为水。矾石虽非吐下之物，而能使高者自吐，低者自下，煅研和饭为丸，酌服。肥人平日多痰，可日服数丸，化痰而不伤中，良足多也。

矾石丸　矾石三分　杏仁一分　炼蜜为丸，如枣核大，内藏中剧者，可再内之。治妇人带下，经水闭不利，藏坚癖不止，中有干血，下白物者，见《金匮详解》妇人杂病。以干血瘀结，藏中坚癖，经

大陷胸湯用之以治太陽傷寒結胸痞證　詳載大黃

大黃丹皮湯用之以治腸癰腹腫　詳載大黃

赤硝　味鹹苦入足厥陰肝足太陽膀胱清熱軟堅化癖消癥即朴硝之赤者凡斥鹵之地鹹水之旁土上所生之霜有白有黃有赤本草謂清白者佳黃者傷人赤者殺人以其性尤烈也

赤硝佐治方

鱉甲煎丸用之以治瘧母成痞　詳載鱉甲

礬石　味酸澀微寒入足太陰脾足太陽膀胱善收濕淫而化瘀濁下老痰而驅留飲凡痰涎凝結粘滯於腸胃經絡之間牢不可破者得之立化爲水礬石雖非吐下之物而能使高者自吐低者自下煅研和飯爲丸酌服肥人平日多痰可日服數丸化痰而不傷中良足多也

礬石丸　礬石三分杏仁一分煉蜜爲丸如棗核大內藏中劇者可再內之　治婦人帶下經水閉不利藏堅癖不止中有乾血下白物者見金匱詳解婦人雜病以乾血瘀結藏中堅癖經

氣不得下行以致經閉不利癸水不能蟄藏精液流溢故下白物礬石消瘀而泄溼杏仁破鬱而導滯也

千金礬石丸　礬石二兩　水一斗五升煎浸足　治脚氣衝心見金匱詳解歷節證以礬石酸濇之性沉重下行能止衝逆也

礬石佐治方

硝礬散用之以治女勞黑疸　詳載硝石

雲母　味甘入足太陽膽足太陽膀胱利水泄溼消痰除瘧善驅溼寒能醫淋利

雲母佐治方

蜀漆散用之以治牝瘧多寒　詳載蜀漆

龍骨　味鹹微寒性濇入手少陰心足少陰腎足厥陰肝足少陽膽斂神魂而安驚悸保精血而止失亡療帶濁遺泄醫崩漏吐衄斷鬼交愈盜汗斂瘡口固腸滑收肛脫止痔漏於失精亡血之家尤建奇效白者佳煅研用

气不得下行，以致经闭不利，癸水不能蛰藏，精液流溢，故下白物。矾石消痞而泄湿，杏仁破郁而导滞也。

千金矾石丸　矾石二两　水一斗五升，煎，浸足。治脚气冲心，见《金匮详解》历节证。以矾石酸涩之性，沉重下行，能止冲逆也。

矾石佐治方

硝矾散，用之以治女劳黑疸。　详载硝石

云母　味甘，入足太阳胆，足太阳膀胱。利水泄湿，消痰除疟，善驱寒，能医淋利。

云母佐治方

蜀漆散，用之以治牡疟多寒。　详载蜀漆

龙骨　味咸微寒，性涩，入手少阴心，足少阴肾，足厥阴肝，足少阳胆。敛神魂而安惊悸，保精血而止失亡，疗带浊遗泄，医崩漏吐衄，断鬼交，愈盗汗，敛疮口，固肠滑，收肛脱，止痔漏。于失精亡血之家尤建奇效，白者佳，煅研用。

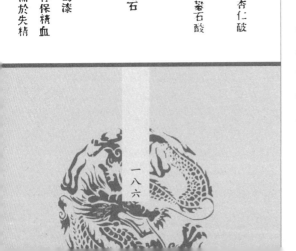

桂枝龙骨牡蛎汤　桂枝三两　芍药三两　甘草二两，炙　生姜三两　大枣十二枚　龙骨二两　牡蛎三两　治虚劳失精血，少腹弦急，阴寒目眩，发落，脉得芤动微弦虚迟者，见《金匮详解》血痹虚劳证。以虚劳之证，悉由水寒土湿，风木疏泄，故精血失藏。相火升炎，故目眩发落。木气郁陷，故少腹弦急。凡芤动虚迟之脉，必其清谷下利，亡血失精，可以切而知也。桂枝、芍药达木而清风；甘枣、生姜补脾而温中；龙骨、牡蛎摄精而敛血也。

桂枝甘草龙骨牡蛎汤　桂枝一两　甘草二两，炙　龙骨二两　牡蛎二两　治伤寒火逆下后，烧针烦躁者，见伤寒太阳坏病。以经病不解，乃至火逆下之，已亡其表阳，复烧针发汗，以亡其里阳。表阳因下而陷于内，里阳因汗而泄于外，表里之阳俱虚，则阳神飞越，故见烦躁。桂枝、甘草疏木而和中，龙骨、牡蛎敛神而除烦也。

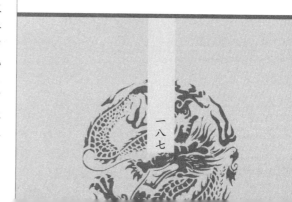

桂枝去芍药加蜀漆龙骨牡蛎汤　桂枝三两　甘草二两，炙　生姜三两　大枣十二枚　蜀漆三两　龙骨四两　牡蛎五两　治伤寒脉浮，火劫亡阳，惊狂起卧不安者，见伤寒太阳坏病。以火劫发汗，因而亡阳，阳神离根，则惊狂而不安。甘、枣、姜、桂温补其中气；龙骨、牡蛎收敛其阳神；蜀漆以吐其

桂枝龍骨牡蠣湯　桂枝三兩　芍藥三兩　甘草二兩炙　生姜三兩　大棗十二枚　龍骨二兩　牡蠣三兩　治虛勞失精血少腹弦急陰寒目眩髮落脈得芤動微弦虛遲者見金匱詳解血痺虛勞證以虛勞之證悉由水寒土溼風木疏泄故精血失藏相火升炎故目眩髮落木氣鬱陷故少腹弦急凡芤動虛遲之脈必其清穀下利亡血失精可以切而知也桂枝芍藥達木而清風甘棗生姜補脾而溫中龍骨牡蠣攝精而斂血也

桂枝甘草龍骨牡蠣湯　桂枝一兩　甘草二兩炙　龍骨二兩　牡蠣二兩　治傷寒火逆下後燒針煩躁者見傷寒太陽壞病以經病不解乃至火逆下之已亡其表陽復燒針發汗以亡其裏陽表陽因下而陷於內裏陽因汗而泄於外表裏之陽俱虛則陽神飛越故見煩躁桂枝甘草疏木而和中龍骨牡蠣斂神而除煩也

桂枝去芍藥加蜀漆龍骨牡蠣湯　桂枝三兩　甘草二兩炙　生姜三兩　大棗十二枚　蜀漆三兩　龍骨四兩　牡蠣五兩　治傷寒脈浮火劫亡陽驚狂起臥不安者見傷寒太陽壞病以火劫發汗因而亡陽陽神離根則驚狂而不安甘棗姜桂溫補其中氣龍骨牡蠣收斂其陽神蜀漆以吐其

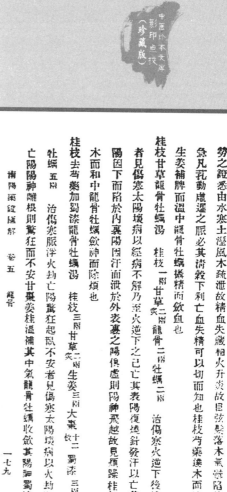

瘀濁則心胸沖和驚狂不作矣

柴胡加龍骨牡蠣湯 柴胡四兩 半夏二合 人參一兩半 大棗六枚 生姜一兩半 桂枝一兩半 茯苓一兩半 鉛丹一兩半 大黃一兩 龍骨一兩半 牡蠣二兩半 治傷寒下後胸滿煩驚譫語小便不利一身盡重不可轉側者見傷寒少陽壞病以下敗其陽胆木逆行陽虛不斂故胸滿而煩驚少陽化氣於相火火炎胃燥故熱迫而譫語陽氣虛敗則水泛土溼故身重而小便不利參棗茯苓培土而去溼大黃柴桂泄熱而疏木半夏生姜下衝而消滿龍牡鉛丹斂神而安驚也

龍骨佐治方

蜀漆散用之以治牡瘧多寒 詳載蜀漆

朱砂 味甘微寒入手少陰心降攝神魂鎮安驚悸保護君主驅逐陰邪小兒多服有礙性靈

赤丸 茯苓四兩半夏四兩烏頭二兩細辛一兩研末煉蜜爲丸硃砂爲衣如麻子大酒下三丸治寒氣厥逆者見金匱詳解腹滿證以土敗火虛不能溫水寒水上陵君火故見厥逆茯苓烏頭利水邪而逐沉寒半夏細辛降衝逆而驅濁陰硃砂護君主而安神魂也

瘀浊，则心胸冲和，惊狂不作矣。

柴胡加龙骨牡蛎汤 柴胡四两 半夏二合 人参一两半 大枣六枚 生姜一两半 桂枝一两半 茯苓一两半 铅丹一两半 大黄一两 龙骨一两半 牡蛎二两半 治伤寒下后胸满，烦惊谵语，小便不利，一身尽重，不可转侧者，见伤寒少阳坏病。以下败其阳，胆木逆行，阳虚不敛，故胸满而烦惊。少阳化气于相火，火炎胃燥，故热迫而谵语。阳气虚败，则水泛土湿，故身重而小便不利。参、枣、茯苓培土而去湿；大黄、柴、桂泄热而疏木；半夏、生姜下冲而消满；龙牡、铅丹敛神而安惊也。

龙骨佐治方

蜀漆散，用之以治牡疟多寒。 详载蜀漆

朱砂 味甘微寒，入手少阴心，降摄神魂，镇安惊悸，保护君主，驱逐阴邪。小儿多服有碍性灵。

赤丸 茯苓四两 半夏四两 乌头二两 细辛一两 研末，炼蜜为丸，朱砂为衣，如麻子大，酒下三丸。治寒气厥逆者，见《金匮详解》腹满证。以土败火虚，不能温水，寒水上陵君火，故见厥逆。茯苓、乌头利水邪而逐沉寒；半夏、细辛降冲逆而驱浊阴；朱砂护君主而安神魂也。

禽兽部

鸡子黄　味甘微温，入足阳明胃，足太阴脾。温润淳浓，具备土德。补脾精而益胃液，止泄利而断呕吐，清上焦而泽中脘，降浊阴而升清阳，食补中佳品也。煎油治湿热诸疮甚效。

鸡子黄佐治方

黄连阿胶汤，用之以治少阴伤寒，心烦不卧。

详载黄连

百合鸡子汤，用之以治百合病，吐后烦热。

详载百合

排脓散，用之以治疮痈脓成。　详载桔梗

鸡子白　味甘气腥，微寒，入手太阴肺。秉天之清气，有金象焉，故清肺金而发声音，利咽喉而消肿痛。涂治鼻疮，敷疔火伤。

鸡子白佐治方

苦酒汤，用之以治少阴伤寒，咽中生疮，声音不出。

详载苦酒

鸡屎白　微寒，入足太阳膀胱。利水泄湿，达木纾筋，化瘀破积，磨癥消瘕，通淋利散，痈肿，傅瘰疬，

禽獸部

鷄子黃　味甘微溫入足陽明胃足太陰脾溫潤淳濃具備土德補脾精而益胃液止泄利而斷嘔吐清上焦而澤中脘降濁陰而升清陽食補中佳品也煎油治濕熱諸瘡甚效

雞子黃佐治方

黃連阿膠湯用之以治少陰傷寒心煩不臥　詳載黃連

百合雞子湯用之以治百合病吐後煩熱　詳載百合

排膿散用之以治瘡癰膿成　詳載桔梗

鷄子白　味甘氣腥微寒入手太陰肺秉天之清氣有金象焉故清肺金而發聲音利咽喉而消腫痛塗治鼻瘡敷瘀火傷

鷄子白佐治方

苦酒湯用之以治少陰傷寒咽中生瘡聲音不出　詳載苦酒

鷄屎白微寒入足太陽膀胱利水泄溼達木紓筋化瘀破積磨癥消瘕通淋利散癰腫傳瘰癧

塗鼠瘻白雞者良臘月收之素問腹中論有病心腹滿能旦食不能暮食名爲鼓脹治之以雞屎醴一劑知二劑已以其神於泄水也

雞屎白散　雞屎白爲散取方寸匕水和溫服　治轉筋爲病背腳直脈上下行微弦轉筋入腹者見金匱詳解轉筋證以筋司於肝水寒土溼則肝木不紓筋脈攣急故病轉筋腹爲土位木氣乘土故轉筋入腹脈上下行者肝脈之弦象肝脈過弦是以筋病而背腳直雞屎白利水泄溼達木而紓筋也

羊肉　味苦氣羶素問羊肉薤皆苦　入足太陰脾足厥陰肝溫厚淳濃大補溫氣暖肝脾而助生長緩急追而止疼痛斷帶下崩中療反胃滑腸起勞傷補產虛消脚氣下乳汁食補中之佳品也

羊肉佐治方

當歸生薑羊肉湯用之以治寒疝裏急產後腹痛　詳載當歸

豬膽汁　味苦性寒入足少陽膽手陽明大腸清相火而止乾嘔潤大腸而通燥結惟膽熱腸燥者宜之以其性頗寒故仲景豬膽汁方皆加乾薑也

涂鼠瘘，白鸡者良，腊月收之。《素问·腹中论》：有病心腹满，能旦食不能暮食，名为鼓胀。治之以鸡屎醴，一剂知，二剂已。以其神于泄水也。

鸡屎白散　鸡屎白为散，取方寸匕，水和温服。治转筋为病，背脚直，脉上下行微弦，转筋入腹者，见《金匮详解》转筋证。以筋司于肝，水寒土湿，则肝木不纾，筋脉挛急，故病转筋。腹为土位，木气乘土，故转筋入腹。脉上下行者，肝脉之弦象，肝脉过弦，是以筋病而背脚直。鸡屎白利水泄湿，达木而纾筋也。

羊肉　味苦气膻，《素问》：羊肉薤皆苦，入足太阴脾，足厥阴肝。温厚淳浓，大补温气，暖肝脾而助生长，缓急迫而止疼痛，断带下崩中，疗反胃、滑肠，起劳伤，补产虚，消脚气，下乳汁，食补中之佳品也。

羊肉佐治方

当归生姜羊肉汤，用之以治寒疝里急，产后腹痛。

详载当归

猪胆汁　味苦性寒，入足少阳胆，手阳明大肠。清相火而止干呕，润大肠而湿燥结。惟胆热肠燥者宜之，以其性颇寒，故仲景猪胆汁方，皆加干姜也。

白通加猪胆汁汤　葱白四茎　干姜一两　附子一枚　人尿五合　猪胆汁一合　治伤寒下利厥逆，无脉干呕心烦者，见伤寒少阴证。以水藏水盛土虚，则阳衰而厥逆，无脉土虚，则甲木克胃，而生干呕，阳衰则丁火失根，而见心烦。故以葱白通其经脉，姜附温其中气，猪胆汁清相火而止呕，人尿清君火而除烦也。

通脉四逆加猪胆汁汤　甘草三两，炙　干姜三两　大附子一枚　猪胆汁半合　治霍乱吐下，既止汗出而厥，四肢拘急，脉微欲绝者，见伤寒类证。霍乱病以其吐下亡阳，又复汗出，则表里之阳俱虚。故厥逆而四肢拘急，脉微欲绝也。甘姜、附子温中而回阳，猪胆汁清相火而止自汗也。

猪胆汁方　大猪胆一枚　取汁和醋少许，灌谷道中，食顷当大便出。治伤寒自汗出，小便利，津液内竭，大便鞭（鞕）者，见伤寒阳明证。以其汗出亡津，不能润及肠胃。故大便鞭（鞕）坚，并非实热，可以承气攻下。当用猪胆汁和醋，润其燥结，与土瓜根汁导法同。

猪肤　味甘微寒，入手太阴肺。凉肃之性能，清心肺而除烦满，利咽喉而消肿痛，即猪皮也。

猪肤汤　猪肤一斤　白蜜一斤　白粉五合　治伤寒下利，咽痛胸满心烦者，见伤寒少阴证。以少

白通加猪胆汁湯　葱白四莖　乾姜一兩　附子一枚　人尿五合　猪膽汁一合　治傷寒下利厥逆無脈乾嘔心煩者見傷寒少陰證以少陰水藏水盛土虛則陽衰而厥逆無脈土虛則甲木尅胃而生乾嘔陽衰則丁火失根而見心煩故以葱白通其經脈姜附溫其中氣猪胆汁清相火而止嘔人尿清君火而除煩也

通脈四逆加猪胆汁湯　甘草炙三兩　乾姜三兩　大附子一枚　猪胆汁半合　治霍亂吐下既止汗出而厥四肢拘急脈微欲絕者見傷寒類證霍亂病以其吐下亡陽又復汗出則表裏之陽俱虛故厥逆而四肢拘急脈微欲絕也甘姜附子溫中而回陽猪胆汁清相火而止自汗也

猪胆汁方　大猪胆一枚　取汁和醋少許灌穀道中食頃當大便出　治傷寒自汗出小便利津液內竭大便鞕者見傷寒陽明證以其汗出亡津不能潤及腸胃故大便鞕堅並非實熱可以承氣攻下當用猪胆汁和醋潤其燥結與土瓜根汁導法同

猪膚　味甘微寒入手太陰肺涼肅之性能清心肺而除煩滿利咽喉而消腫痛即猪皮也

猪膚湯　猪膚一斤　白蜜一斤　白粉五合　治傷寒下利咽痛胸滿心煩者見傷寒少陰證以少

陰腎水侵侮二土脾土下陷則肝木不升而病下利胃土上逆則胆木不降而病咽痛濁陰填塞則胸滿心煩猪膚白蜜清金而止痛白粉上滑而斷利也

猪膏　味甘微寒入足太陽膀胱利水泄溼潤腸消瘀善通大小二便兼能潤澤肌膚即猪油也

猪膏髮煎　猪膏半斤　亂髮雞子大三枚　內髮於膏中煎之髮消藥成分服病從小便去　治諸黃證見金匱詳解黃疸證以土溼木陷而生下熱入於膀胱則水道不利溢於肌膚溼久化熱而爲黃病猪膏利水而潤腸髮灰泄溼而消瘀也　又治胃氣下泄陰吹而正喧爲穀氣之實者見金匱詳解婦人雜病以後竅閉結而不通則前陰氣吹而正喧故爲穀氣之實猪膏煎髮利水道而滑大腸也

阿膠　味平入足厥陰肝榮養肝木滋補營血清厥陰之風燥調乙木之疏泄醫胎胞阻痛止經脈漏陷力能息風故腹痛裏急之病皆醫功能養血故崩漏淋痢之症並治但其性滋潤凝滯頗不宜於脾胃大腸當以薑桂苓朮之類輔佐而調劑之斯無弊矣蛤粉炒用

阴肾水侵侮二土，脾土下陷，则肝木不升而病下利。胃土上逆则胆木不降，而病咽痛，浊阴填塞，则胸满心烦。猪肤、白蜜清金而止痛，白粉上滑而断利也。

猪膏　味甘微寒，入足太阳膀胱，利水泄湿，润肠消瘀，善通大小二便，兼能润泽肌肤，即猪油也。

猪膏发煎　猪膏半斤　乱发鸡子大三枚　内发于膏中，煎之发消，药成分服，病从小便去。治诸黄证，见《金匮详解》黄疸证。以土湿木陷，而生下热，入于膀胱，则水道不利，溢于肌肤，湿久化热而为黄病。猪膏利水而润肠，发灰泄湿而消瘀也。又治胃气下泄，阴吹而正喧，为谷气之实者，见《金匮详解》妇人杂病。以后窍闭结而不通，则前阴气吹而正喧，故为谷气之实。猪膏煎发利水道而滑大肠也。

阿胶　味平，入足厥阴肝。荣养肝木，滋补营血，清厥阴之风燥，调乙木之疏泄，医胎胞阻痛，止经脉漏陷，力能息风。故腹痛里急之病皆医，功能养血。故崩漏淋痢之症并治。但其性滋润，凝滞，颇不宜于脾胃大肠，当以姜、桂、苓术之类，辅佐而调剂之，斯无弊矣。蛤粉炒用。

胶艾汤　阿胶二两　干地黄六两　芍药四两　当归三两　川芎二两　甘草二两　艾叶三两　治任娠胞阻，腹痛下血者，见《金匮》妇人妊娠。以土为木侮，木土双陷，则腹痛而下血。甘草补中而缓急，归、地、胶、芍养血而清风，川芎达木而纾郁陷，艾叶暖经而回崩满也。

胶姜汤　阿胶　干姜　原方缺载　治妇人经脉陷下，滴漏色黑者，见《金匮方证》妇人杂病。以其土湿木郁，则经寒而陷漏，色败而紫黑，黑为水色，肾水澌寒，经为所遏，则不能畅行而病滴漏，阿胶息风而滋木，干姜温经而止陷也。

阿胶佐治方

炙甘草汤，用之以治少阳伤寒，脉代心悸。

详载甘草

温经汤，用之以治妇人带下经阻。　详载吴萸

白头翁汤，用之以治厥阴伤寒，热利下重。

详载白头翁

猪苓汤，用之以治呕吐思水。　详载猪苓

大黄甘遂汤，用之以治产后水与血结。　详载大黄

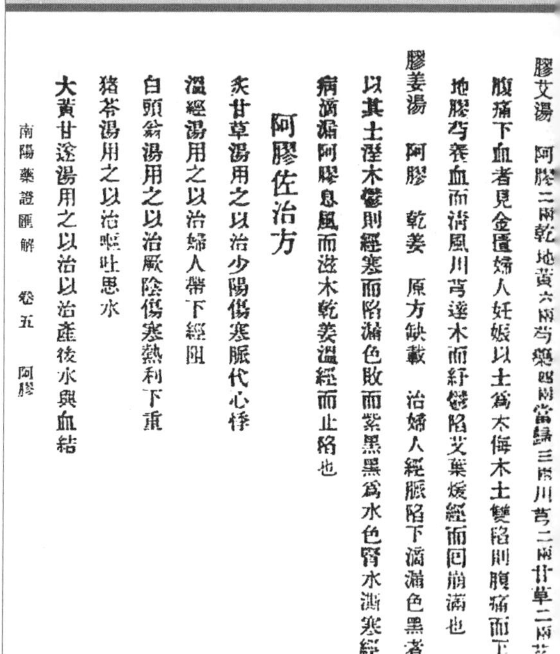

膠艾湯　阿膠二兩乾地黃六兩芍藥四兩當歸三兩川芎二兩甘草二兩艾葉三兩　治妊娠胞阻腹痛下血者見金匱婦人妊娠以土爲木侮木土雙陷則腹痛而下血甘草補中而緩急歸地膠芍養血而清風川芎達木而紓鬱陷艾葉煖經而回崩滿也

膠姜湯　阿膠　乾姜　原方缺載　治婦人經脈陷下滴漏色黑者見金匱方證婦人雜病以其土溼木鬱則經寒而陷漏色敗而紫黑黑爲水色腎水澌寒經爲所遏則不能暢行而病滴漏阿膠息風而滋木乾姜溫經而止陷也

阿膠佐治方

炙甘草湯用之以治少陽傷寒脈代心悸　詳載甘草

溫經湯用之以治婦人帶下經阻　詳載吳萸

白頭翁湯用之以治厥陰傷寒熱利下重　詳載白頭翁

猪苓湯用之以治嘔吐思水　詳載猪苓

大黃甘遂湯用之以治產後水與血結　詳載大黃

南陽藥證匯解　卷五　阿膠　一八五

薯蕷丸用之以治虛勞風氣百病　詳載薯蕷

黃連阿膠湯用之以治厥陰傷寒心煩不臥　詳載黃連

鱉甲煎丸用之以治瘧母　詳載鱉甲

黃土湯用之以治先便後血　詳載灶中黃土

鱗介部

白魚　味甘入足太陽膀胱能行水道善通淋澀

白魚佐治方

白魚散用之以治小便不利　詳載滑石

鱉甲　味鹹氣腥入足厥陰肝足太陽膽破癥瘕而調癰疽泄凝瘀而排膿血下奔豚而平腸癰治沙淋而止經漏消痞塊療腰痛收瘡口不斂醫陰頭腫痛尤治瘧母之要藥也

鱉甲煎丸　鱉甲十二分柴胡六分黃芩三分人參一分半夏一分桂枝三分芍藥五分阿膠四分乾姜三分大黃三分厚朴三分葶藶一分石韋三分瞿麥三分赤硝十二分桃仁二分丹皮五分烏扇三分

薯蓣丸，用之以治虚劳，风气百病。　　详载薯蓣

黄连阿胶汤，用之以治厥阴伤寒，心烦不卧。　　详载黄连

鳖甲煎丸，用之以治疟母。　　详载鳖甲

黄土汤，用之以治先便后血。　　详载灶中黄土

鳞介部

白鱼　味甘，入足太阳膀胱，能行水道，善通淋涩。

白鱼佐治方

白鱼散，用之以治小便不利。　　详载滑石

鳖甲　味咸气腥，入足厥阴肝，足太阳胆。破癥瘕而调痈疽，泄凝淤而排脓血，下奔豚而平肠痈，治沙淋而止经漏，消痞块，疗腰痛，收疮口不敛，医阴头肿痛，尤治疟母之要药也。

鳖甲煎丸　鳖甲十二分　柴胡六分　黄芩三分　人参一分　半夏一分　桂枝三分　芍药五分　阿胶四分　干姜三分　大黄三分　厚朴三分　葶苈一分　石韦三分　瞿麦三分　赤硝十二分　桃仁二分　丹皮五分　乌扇三分

紫葳三分　蜣螂六分　鼠妇三分　蜂窠四分　䗪虫五分　为末，灶下灰一斗，清酒一斛五斗浸灰，候酒尽，一半入鳖甲煎化，取汁入诸药，煎为丸，如梧子大，空心服七丸，日三服。治病疟一月不差，结为癥瘕者。见《金匮详解》疟病。以仲景论疟，初一发者，十五愈。十五发者，三十愈，以五日为一候也。疟至一月不差，则寒湿之邪结为癥瘕，已成疟母，深在厥阴、少阴之界。阴阳交争，寒热日相来往，即小柴胡加姜桂，已非所治矣。当急治以鳖甲煎丸，鳖甲为厥阴消痞之药，佐以参、姜、半夏，温补太阴而辛降阳明。柴、芩、黄、朴清泄胆热而和解胃郁，桂枝、芍药疏木而润燥，葶、韦、麦、硝利水而祛湿，丹皮、桃仁、乌、扇、紫葳、蜣螂、鼠妇、蜂窠、䗪虫破瘀而消癥也。

鳖甲佐治方

升麻鳖甲汤，用之以治阳毒、阴毒，排脓行瘀。

详载升麻

文蛤　味咸微寒，入手太阴肺，足太阳膀胱。咸寒之性，善于下行。故能清金利水，解渴除烦，降痰止嗽，软坚消痞。痔疮鼠瘘，口疳鼻蚀，便血溺血，虚火实火，皆能治之，煅粉研用。

文蛤汤　文蛤五两　石膏五两　生姜三两　杏仁五十枚　麻黄三两　甘草三两　大枣十二枚　温服一升　汗出愈。

紫葳三分蜣螂六分鼠婦三分蜂窠四分䗪虫五分爲末竈下灰一斗淸酒一斛五斗浸灰候酒盡一半入鱉甲煎化取汁入諸藥煎爲丸如梧子大空心服七丸日三服　治病瘧一月不差結爲癥瘕者見金匱詳解瘧病以仲景論瘧初一發者十五愈十五發者三十愈以五日爲一候也瘧至一月不差則寒溼之邪結爲癥瘕已成瘧母深在厥陰少陰之界陰陽交爭寒熱日相來往卽小柴胡加姜桂已非所治矣當急治以鱉甲煎丸鱉甲爲厥陰消痞之藥佐以參姜半夏溫補太陰而辛降陽明柴芩黄朴淸泄胆熱而和解胃鬱桂枝芍藥疏木而潤燥葶韋麥硝利水而祛溼丹皮桃仁烏扇紫葳蜣螂鼠婦蜂窠䗪虫破瘀而消癥也

鱉甲佐治方

升麻鱉甲湯用之以治陽毒陰毒排膿行瘀　詳載升麻

文蛤　味鹹微寒入手太陰肺足太陽膀胱鹹寒之性善於下行故能淸金利水解渴除煩降痰止嗽軟堅消痞痔瘡鼠瘻口疳鼻蝕便血溺血虛火實火皆能治之煅粉研用

文蛤湯　文蛤五兩石膏五兩生姜三兩杏仁五十枚麻黄三兩甘草三兩大棗十二枚　溫服一升汗出愈

治吐後渴欲得水而貪飲者見金匱詳解嘔吐噦證以水飲既吐胃逆肺鬱相火刑金津液枯燥是以渴而貪飲甘棗膏杏補土而清金姜麻文蛤發表而泄溼也

文蛤散　文蛤爲散沸湯和服方寸匕　治太陽中風應以汗解反以冷水噀灌經熱益增肉上墳起如粟意欲飲水反不渴者見傷寒太陽證以表病不以汗解反以冷水閉其皮毛衛氣鬱迫不能泄於汗孔衝突皮膚熱邪凝結於汗孔之內故肉起如粟煩熱鬱蒸卻在經絡而不在藏府故欲飲而反不渴是由脾土溼旺溼邪內動否則表鬱津燥未有不渴既不渴而欲飲故但以文蛤泄溼溼泄而熱除自不欲飲水矣　又治渴欲飲水不止者見金匱詳解消渴證以肝木鬱陷則膀胱閉結肺金不降則胸脅煩渴此皆由溼熱薰蒸故也文蛤散清金而利水解渴而除煩也

牡蠣　味鹹微寒澀入手少陰心足少陰腎秘精斂神清金泄熱能止驚悸善安神魂治遺精與盜汗醫帶下與崩中療便滑尿數除胸痞脅痛一切心膈硬滿痞塊凝瘀痰血癥瘕痔瘻瘰癧諸證甚有奇功而軟堅消痞功力尤捷煅研粉用粉身止汗

治吐后渴欲得水，而贪饮者，见《金匮详解》呕吐哕证。以水饮既吐，胃逆肺郁，相火刑金，津液枯燥，是以渴而贪饮。甘、枣、膏、杏补土而清金，姜、麻、文蛤发表而泄湿也。

文蛤散　文蛤为散，沸汤和服方寸匕。治太阳中风，应以汗解，反以冷水噀灌，经热益增，肉上坟起如粟，意欲饮水反不渴者，见伤寒太阳证。以表病不以汗解，反以冷水闭其皮毛，卫气郁迫，不能泄于汗孔，冲突皮肤，热邪凝结于汗孔之内，故肉起如粟。烦热郁蒸，却在经络而不在藏府，故欲饮而反不渴。是由脾土湿旺，湿邪内动，否则表郁津燥，未有不渴。既不渴而欲饮，故但以文蛤泄湿。湿泄而热除，自不欲饮水矣。又治渴欲饮水不止者，见《金匮详解》消渴证。以肝木郁陷，则膀胱闭结，肺金不降，则胸胁烦渴，此皆由湿热薰蒸故也。文蛤散清金而利水，解渴而除烦也。

牡蛎　味咸微寒涩，入手少阴心，足少阴肾。秘精敛神，清金泄热，能止惊悸，善安神魂，治遗精与盗汗，医带下与崩中，疗便滑尿数，除胸痞胁痛，一切心膈硬满，痞块凝瘀，痰血癥瘕，痔瘘瘰疬诸证，甚有奇功，而软坚消痞功力尤捷。煅研粉，用粉身止汗。

牡蛎泽泻散 牡蛎 泽泻 海藻 蜀漆 葶苈 商陆根 苦蒌根 等分为散，白饮和服方寸匕。小便利，止服。治病后从腰以下有水气者，见伤寒大病差后劳复证。以伤寒汗下之后，中虚而阳气未复，不能疏泄水道，病差而水在也。以牡蛎、苦蒌清其肺金，蜀漆、海藻驱其痰饮，葶、泽、商陆决其积水也。

牡蛎佐治方

白术散，用之以治妇人养胎。 详载白术

苦蒌牡蛎散，用之以治百合病，烦渴不止。

详载苦蒌根

小柴胡汤加味，用之以治少阳伤寒，胸满胁痞。

详载柴胡

柴胡桂姜汤，用之以治少阳伤寒，胸胁满结。

详载柴胡

柴胡加龙骨牡蛎汤，用之以治少阳伤寒，惊烦谵语。

详载龙骨

桂枝龙骨牡蛎汤，用之以治虚劳失精。 详载龙骨

桂枝甘草龙牡汤，用之以治太阳伤寒，火逆烦躁。

详载龙骨

牡蠣澤瀉散 牡蠣 澤瀉 海藻 蜀漆 葶藶 商陸根 苦蔞根 等分爲散白飲和服方寸匕小便利止服 治病後從腰以下有水氣者見傷寒大病差後勞復證以傷寒汗下之後中虛而陽氣未復不能疏泄水道病差而水在也以牡蠣苦蔞清其肺金蜀漆海藻驅其痰飲葶澤商陸決其積水也

牡蠣佐治方

白朮散用之以治婦人養胎 詳載白朮

苦蔞牡蠣散用之以治百合病煩渴不止 詳載苦蔞根

小柴胡湯加味用之以治少陽傷寒胸滿脅痞 詳載柴胡

柴胡桂姜湯用之以治少陽傷寒胸脅滿結 詳載柴胡

柴胡加龍骨牡蠣湯用之以治少陽傷寒驚煩譫語 詳載龍骨

桂枝龍骨牡蠣湯用之以治虛勞失精 詳載龍骨

桂枝甘草龍牡湯用之以治太陽傷寒火逆煩躁 詳載龍骨

桂枝去芍藥加蜀漆龍牡湯以治太陽傷寒驚狂　詳載龍骨

昆蟲部

白蜜　味甘微鹹入足陽明胃足太陰脾手陽明大腸氣味濃郁性質潤澤滑閉塞而開結滯潤枯槁而利燥澀滋濡臟府之要藥滑利腸胃之佳品大便溏泄者勿服以水四分之一煉熟用

蜜煎導法　白蜜煉乾作挺如指長二寸許內穀道中大便時去之即通也　治傷寒自汗出小便自利津液內竭大便鞕者見傷寒陽明證以其汗出便利致津枯而大便鞕堅並非胃有實熱可以承氣攻下故祇須蜜導也

白蜜佐治方

甘草粉蜜湯用之以治蚘病心痛　詳載甘草

桂枝甘薑人參半夏丸用之以治妊娠嘔吐　詳載半夏

大半夏湯用之以治反胃嘔吐　詳載半夏

桂枝去芍药加蜀漆龙牡汤，用之以治太阳伤寒，惊狂。

详载龙骨

昆虫部

白蜜　味甘微咸，入足阳明胃，足太阴脾，手阳明大肠。气味浓郁，性质润泽，滑闭塞，而开结滞，润枯槁而利燥涩，滋濡藏府之要药，滑利肠胃之佳品，大便溏泄者勿服。以水四分之一炼熟用。

蜜煎导法　白蜜炼干作挺如指，长二寸许，内谷道中，大便时去之即通也。治伤寒自汗出，小便自利，津液内竭，大便鞕（鞕）者，见伤寒阳明证。以其汗出便利，致津枯而大便鞕（鞕）坚，并非胃有实热，可以承气攻下，故只须蜜导也。

白蜜佐治方

甘草粉蜜汤，用之以治蛔病心痛。　详载甘草

桂枝甘姜人参半夏丸，用之以治妊娠呕吐。

详载半夏

大半夏汤，用之以治反胃呕吐。　详载半夏

半夏麻黄丸，用之以治心下悸动而成惊悸。　　详载半夏

大陷胸丸，用之以治伤寒结胸。　　详载大黄

大黄䗪虫丸，用之以治五劳七伤，腹有干血。　　详载大黄

当归贝母苦参丸，用之以治妊娠小便不利。　　详载当归

桂枝茯苓丸，用之以治胎动血漏。　　详载桂枝

甘遂半夏汤，用之以治痰饮坚满。　　详载甘遂

己椒苈黄丸，用之以治水气腹满。　　详载防己

乌头汤，用之以治历节肿痛。　　详载乌头

矾石丸，用之以治带下经闭。　　详载矾石

赤丸，用之以治腹中寒气厥逆。　　详载朱砂

猪肤汤，用之以治少阴伤寒，下利咽痛。　详载猪肤

䗪虫　味咸微寒，入足厥阴肝。最化瘀血，善补损伤，疗痞满而消癥结，治折伤而续筋骨，炒枯

半夏麻黃丸用之以治心下悸動而成驚悸　詳載半夏
大陷胸丸用之以治傷寒結胸　詳載大黃
大黃䗪蟲丸用之以治五勞七傷腹有乾血　詳載大黃
當歸貝母苦參丸用之以治妊娠小便不利　詳載當歸
桂枝茯苓丸用之以治胎動血漏　詳載桂枝
甘遂半夏湯用之以治痰飲堅滿　詳載甘遂
己椒藶黃丸用之以治水氣腹滿　詳載防己
烏頭湯用之以治歷節腫痛　詳載烏頭
礬石丸用之以治帶下經閉　詳載礬石
赤丸用之以治腹中寒氣厥逆　詳載硃砂
猪膚湯用之以治少陰傷寒下利咽痛　詳載猪膚
䗪蟲　味鹹微寒入足厥陰肝最化瘀血善補損傷療痞滿而消癥結治折傷而續筋骨炒枯

研用

䗪虫佐治方

大黃䗪虫丸用之以治五勞七傷內有乾血　詳載大黃

土瓜根散用之以治婦人經水不利　詳載土瓜根

鱉甲煎丸用之以治瘧母　詳載鱉甲

䖟虫　味甘微寒入足厥陰肝善破瘀積能消宿癥專下浮結之血最墮胎孕之藥去翅足炒枯研用

䖟虫佐治方

抵當湯用之以治太陽傷寒熱結血室　詳載大黃

大黃䗪虫丸用之以治五勞七傷內有乾血　詳載大黃

水蛭　味鹹苦微寒入足厥陰肝化堅消癥能下沉積之血爲墮胎孕之藥炒枯研用

水蛭佐治方

研用。

䗪虫佐治方

大黄䗪虫丸，用之以治五劳七伤，内有干血。

详载大黄

土瓜根散，用之以治妇人经水不利。　详载土瓜根

鳖甲煎丸，用之以治疟母。

详载鳖甲

虻虫　味甘微寒，入足厥阴肝。善破瘀积，能消宿癥，专下浮结之血，最堕胎孕之药，去翅、足，炒枯研用。

虻虫佐治方

抵当汤，用之以治太阳伤寒，热结血室。　详载大黄

大黄䗪虫丸，用之以治五劳七伤，内有干血。

详载大黄

水蛭　味咸苦，微寒，入足厥阴肝，化坚消癥，能下沉积之血，为堕胎孕之药，炒枯研用。

水蛭佐治方

抵当汤，用之以治太阳伤寒，热结血室。 详载大黄

大黄䗪虫丸，用之以治虚劳内有干血。 详载大黄

蛴螬 味咸微寒，入足厥阴肝，能破干血，善消癥块。

蛴螬佐治方

大黄䗪虫丸，用之以治虚劳，内有干血。

鼠妇 味咸微寒，入足厥阴肝。善通经脉，能化癥瘕。鼠妇湿所生虫，在砖石下形如虫鱼者是，炒枯研用。

鼠妇佐治方

鳖甲煎丸，用之以治疟母成痞。 详载鳖甲

蜘蛛 味苦微寒，入足厥阴肝。治偏堕而升陷，医狐疝而消肿，专治疝病之药也。

蜘蛛散 蜘蛛十四枚 桂枝半两，为散，取八分匙饮和，日再服。治狐疝偏堕，有大小，时时上下者，见《金匮详解》狐疝症。以水寒木陷，则肾丸肿坠，出入无常，状如妖狐。蜘蛛破瘀而消肿，桂枝

抵當湯用之以治太陽傷寒熱結血室 詳載大黃

大黃䗪虫丸用之以治虛勞內有乾血 詳載大黃

蠐螬 味鹹微寒入足厥陰肝能破乾血善消癥塊

蠐螬佐治方

大黃䗪虫丸用之以治虛勞內有乾血

鼠婦 味鹹微寒入足厥陰肝善通經脈能化癥瘕 鼠婦溼所生虫在磚石下形如蟲魚者是炒枯研用

鼠婦佐治方

鱉甲煎丸用之以治瘧母成痞 詳載鱉甲

蜘蛛 味苦微寒入足厥陰肝治偏墜而升陷醫狐疝而消腫専治疝病之藥也

蜘蛛散 蜘蛛十四枚 桂枝半兩 爲散取八分匙飲和日再服 治狐疝偏墜有大小時時上下者見金匱詳解狐疝證以水寒木陷則腎丸腫墜出入無常狀如妖狐蜘蛛破瘀而消腫桂枝

疏木而升陷也

蜂窠 味鹹入足厥陰肝能化結滯善破鞕堅

蜂窠佐治方

鼈甲煎丸用之以治瘧母成痞 詳載鼈甲

疏木而升陷也。

蜂窠 味咸，入足厥阴肝，能化结滞，善破鞕（鞭）坚。

蜂窠佐治方

鳖甲煎丸，用之以治疟母成痞。 详载鳖甲

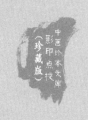

南阳药证汇解卷六

仁和吴槐绶子绂著

杂物部

灶中黄土　味辛，入足太阴脾，足厥阴肝。达木郁而燥土湿，补中气而止亡血，五行之理水寒则土湿。土湿则木郁，木郁则风生，而火炎逆行于上，则为吐血，陷脱于下，则为崩漏。甚或尿血便血，未有止期。灶中黄土本以湿土而得火化，故善能祛湿燥土。土燥则木达，木达则风息，风息则火降，火降则血藏，以各遂其自然之性，乃有此必然之理，敷治背痈棍杖诸疮俱效。

黄土汤　灶中黄土半升　甘草二两，炙　白术三两　黄芩三两　阿胶三两　地黄三两　附子三两　治先便后血者，见《金匮详解》下血证。以水寒土湿，木郁风生，风木疏泄而下陷，是以便血。其先血后便者，属之近血，其先便后血者，远血也。黄芩、胶、地滋木而清风，术、甘、附子补土而暖水，灶中黄土燥湿而止血也。

南陽藥證匯解卷六

仁和吳槐綬子紱著

雜物部

竈中黃土　味辛入足太陰脾足厥陰肝達木鬱而燥土溼補中氣而止亡血五行之理水寒則土溼土溼則木鬱木鬱則風生而火炎逆行於上則爲吐衄陷脫於下則爲崩漏甚或尿血便血未有止期灶中黃土本以溼土而得火化故善能祛溼燥土土燥則木達木達則風息風息則火降火降則血藏以各遂其自然之性乃有此必然之理敷治背癰棍杖諸瘡俱效

黃土湯　灶中黃土半升　甘草二兩炙　白朮三兩　黃芩三兩　阿膠三兩　地黃三兩　附子三兩　治先便後血者見金匱詳解下血證以水寒土溼木鬱風生風木疏泄而下陷是以便血其先血後便者屬之近血其先便後血者遠血也黃芩膠地滋木而清風朮甘附子補土而煖水灶中黃土燥溼而止血也

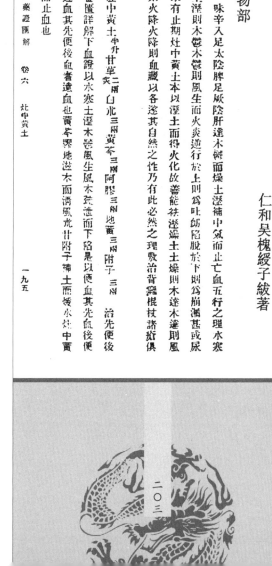

灶下灰　味辛微鹹入足太陰脾燥土利溼化堅消滯即今所謂古草霜也

灶灰佐治方

鼈甲煎丸用之以治瘧母　取灶下灰一斗清酒一斛五斗浸灰候酒盡一半入鼈甲煎化取汁入諸藥煎爲丸以鼈甲雖堅得灰則化也

黃酒　味苦辛性溫入足厥陰肝足少陽膽溫血脈而散瘀行經絡而通痺袪營衛之冷滯疏肝膽之凝鬱故仲景胎產諸方多用黃酒以其溫經而行血也

黃酒佐治方

白朮散酒服之以治婦人養胎　詳載白朮

當歸四逆加吳茱生姜湯酒煮之以治厥陰傷寒厥冷　詳載吳茱

當歸芍藥散酒服之以治婦人妊娠腹中疞痛　詳載當歸

當歸散酒服之以治胎前產後諸病　詳載當歸

大黃䗪蟲丸酒服之以治虛勞內有乾血　詳載大黃

灶下灰　味辛微咸，入足太阴脾。燥土利湿，化坚消滞，即今所谓古草霜也。

灶灰佐治方

鳖甲煎丸，用之以治疟母。取灶下灰一斗，清酒一斛五斗，浸灰，候酒尽，一半入鳖甲，煎化取汁，入诸药煎为丸，以鳖甲虽坚，得灰则化也。

黄酒　味苦、辛，性温，入足厥阴肝，足少阳胆。温血脉而散瘀，行经络而通痹，祛营卫之冷滞，疏肝胆之凝郁。故仲景胎产诸方，多用黄酒，以其温经而行血也。

黄酒佐治方

白术散，酒服之，以治妇人养胎。　详载白术

当归四逆加吴萸生姜汤，酒煮之以治厥阴伤寒厥冷。

详载吴萸

当归芍药散，酒服之，以治妇人妊娠腹中疞痛。

详载当归

当归散，酒服之，以治胎前产后诸病。　详载当归

大黄䗪虫丸，酒服之，以治虚劳内有干血。

详载大黄

下瘀血汤，酒煮之，以治产后血瘀脐下。详载大黄

红蓝花酒，用之以治妇人诸风血气刺痛。

详载红蓝花

薯蓣丸，酒服之，以治风气百病。详载薯蓣

土瓜根散，酒服之，以治妇人经水不利。

详载土瓜根

肾气丸，酒服之，以治虚劳消渴，妇人转胞。

详载附子

赤丸，酒服之，以治腹痛，寒气厥逆。详载朱砂

鳖甲煎丸，用之以治疟疾成痞。详载鳖甲

苦酒 即米醋　味酸苦，性涩，入足厥阴肝。泄风木而破凝瘀，理咽喉而消肿痛，化癥瘕除痰涎，傅舌肿，涂鼻血，消癥破瘀，以其性酸敛收涩，能使诸病潜消不作，非果有排决之力也。

苦酒汤　鸡子一枚，去黄　半夏十四枚　为末，和苦酒，内鸡子壳中，置刀环内，安火上，令三沸，去滓，少少咽之，不差，更作三剂，服之。治伤寒咽中生疮，声不出者，见伤寒少阴证。以手少阴之经，自胸挟咽而走手足少阴之经，自足贯膈，而循喉咙手足少阴并行于咽喉，手少阴君火上炎而

下瘀血湯酒煮之以治產後血瘀臍下　詳載大黃

紅藍花酒用之以治婦人諸風血氣刺痛　詳載紅藍花

薯蕷丸酒服之以治風氣百病　詳載薯蕷

土瓜根散酒服之以治婦人經水不利　詳載土瓜根

腎氣丸酒服之以治虛勞消渴婦人轉胞　詳載附子

赤丸酒服之以治腹痛寒氣厥逆　詳載硃砂

鱉甲煎丸用之以治瘧疾成瘕　詳載鱉甲

苦酒 即米醋 味酸苦性澀入足厥陰肝泄風木而破凝瘀理咽喉而消腫痛化癥瘕除痰涎傅舌腫塗鼻衄消癰破瘀以其性酸斂收澀能使諸病潛消不作非果有排決之力也

苦酒湯　雞子一枚去黃 半夏十四枚 爲末和苦酒內雞子殼中置刀環內安火上令三沸去滓少少嚥之不差更作三劑服之　治傷寒咽中生瘡聲不出者見傷寒少陰證以手少陰之經自胸挾咽而走手足少陰之經自足貫膈而循喉嚨手足少陰並行於咽喉手少陰君火上炎而

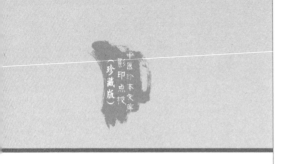

爍肺金則咽中生瘡而聲不出雞子白清肺而發聲半夏降逆而驅濁苦酒行瘀而消腫也

苦酒佐治方

猪胆汁方用酒和納穀道中以治陽明便鞕不下　詳載猪胆汁

烏梅丸用酒浸之以治厥陰傷寒氣衝吐蚘　詳載烏梅

黄芪芍藥桂酒湯用之以治黄病身腫汗如蘗汁　詳載黄芪

白酒　味辛氣溫入手太陰肺開胸膈之痞塞通經脈之凝瘀此即今之膏梁酒也

白酒佐治方

苦蔞薤白白酒湯酒煮之以治胸痹短氣胸背徹痛　詳載苦蔞實

苦蔞薤白半夏湯酒煮之以治胸痹心背徹痛　詳載苦蔞實

新絳　味辛入足厥陰肝能除消渴而止吐衄治淋澀而愈泄利行經脈通瘀澀斂血海止崩漏血中之良藥也即帽緯新染者入血分

新絳佐治方

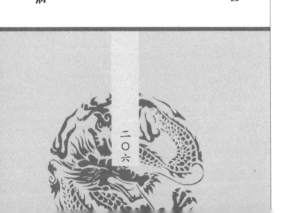

烁肺金，则咽中生疮而声不出。鸡子白清肺而发声，半夏降逆而驱浊，苦酒行瘀而消肿也。

苦酒佐治方

猪胆汁方，用酒和纳谷道中，以治阳明便鞭（鞕）不下。　　详载猪胆汁

乌梅丸，用酒浸之，以治厥阴伤寒，气冲吐蛔。　　详载乌梅

黄芪芍药桂酒汤，用之以治黄病身肿，汗如蘖汁。　　详载黄芪

白酒　味辛气温，入手太阴肺，开胸膈之痞塞，通经脉之凝瘀，此即今之膏粱酒也。

白酒佐治方

苦蒌薤白白酒汤，酒煮之，以治胸痹短气，胸背彻痛。　　详载苦蒌实

苦蒌薤白半夏汤，酒煮之，以治胸痹心背彻痛。　　详载苦蒌实

新绛　味辛，入足厥阴肝。能除消渴，而止吐血。治淋沥而愈，泄利行经脉，通瘀涩，敛血海，止崩漏血中之良药也。即帽纬新染者入血分。

新绛佐治方

旋覆花汤，用之以治少阳伤寒，痞满噫气。

详载旋覆花

干漆 味辛，入足厥阴肝，善通经络，最破癥瘕，辛烈之性，见效尤捷，兼能杀虫。炒枯研用，即漆工所用之干漆也。

干漆佐治方

大黄䗪虫丸，用之以治虚劳羸瘦，内有干血。

详载大黄

白粉 味苦性涩，收滑止利。

白粉佐治方

猪肤汤，用之以治少阴伤寒下利。 详载猪肤

戎盐即青盐 味咸微寒，入足太阳膀胱。清瘀热而通淋涩，利水道而开闭癃，味咸而甘，性寒而降，以治吐血、尿血、鼻血、齿血，大有奇效。盐本有润下之性，殊胜食盐之苦，入药当用青盐也。

茯苓戎盐汤 茯苓半斤 戎盐弹丸大 白术二两 治小便不利者，见《金匮详解》消渴不便不利证。以消渴之证，本由土湿木郁，火炎金燥，故小便不利。苓术补土而泄湿，戎盐利水而开癃也。

旋覆花湯用之治少陽傷寒痞滿噫氣 詳載旋覆花

乾漆 味辛入足厥陰肝善通經絡最破癥瘕辛烈之性見效尤捷兼能殺虫炒枯研用即漆工所用之乾漆也

乾漆佐治方

大黃䗪虫丸用之以治虛勞羸瘦內有乾血 詳載大黃

白粉 味苦性濇收滑止利

白粉佐治方

猪膚湯用之以治少陰傷寒下利 詳載猪膚

戎鹽即青鹽 味鹹微寒入足太陽膀胱清瘀熱而通淋濇利水道而開閉癃味鹹而甘性寒而降以治吐血尿血鼻血齒血大有奇效鹽本有潤下之性殊勝食鹽之苦入藥當用青鹽也

茯苓戎鹽湯 茯苓半斤 戎鹽彈丸大 白朮二兩 治小便不利者見金匱詳解消渴小便不利證以消渴之證本由土溼木鬱火炎金燥故小便不利苓朮補土而泄溼戎鹽利水而開癃也

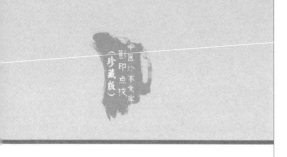

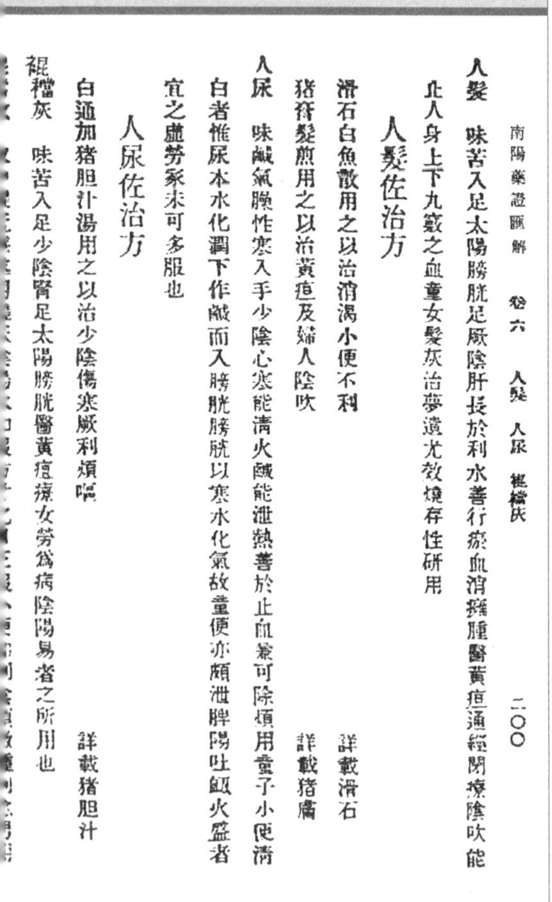

人髮 味苦入足太陽膀胱足厥陰肝長於利水善行瘀血消癰腫醫黃疸通經閉療陰吹能止人身上下九竅之血童女髮灰治夢遺尤效燒存性研用

人髮佐治方

滑石白魚散用之以治消渴小便不利 詳載滑石

猪膏髮煎用之以治黃疸及婦人陰吹 詳載猪膚

人尿 味鹹氣臊性寒入手少陰心寒能清火鹹能泄熱善於止血兼可除煩用童子小便清白者惟尿本水化潤下作鹹而入膀胱膀胱以寒水化氣故童便亦頗泄脾陽吐衄火盛者宜之虛勞家未可多服也

人尿佐治方

白通加猪胆汁湯用之以治少陰傷寒厥利煩嘔 詳載猪胆汁

裩襠灰 味苦入足少陰腎足太陽膀胱醫黃疸療女勞爲病陰陽易者之所用也

人发 味苦，入足太阳膀胱，足厥阴肝。长于利水，善行瘀血，消痈肿，医黄疸，通经闭，疗阴吹，能止人身上下九窍之血。童女发灰治梦遗尤效，烧存性研用。

人发佐治方

滑石白鱼散，用之以治消渴，小便不利。详载滑石

猪膏发煎，用之以治黄疸及妇人阴吹。详载猪肤

人尿 味咸气臊，性寒，入手少阴心。寒能清火，咸能泄热，善于止血，兼可除烦，用童子小便清白者。惟尿本水化，润下作咸而入膀胱，膀胱以寒水化气。故童便亦颇泄脾阳，吐血火盛者宜之，虚劳家未可多服也。

人尿佐治方

白通加猪胆汁汤，用之以治少阴伤寒，厥利烦呕。

详载猪胆汁

裩裆灰 味苦，入足少阴肾，足太阳膀胱。医黄疸，疗女劳为病，阴阳易者之所用也。

裩裆散 取中裩近隐处，剪烧灰，阴阳水和服方寸匕，日三服，小便即利，阴头微肿则愈。男用

女者，女用男者。治伤寒阴阳易病，身体重少气，少腹满，里急，或阴中筋挛，热上冲胸，头重不能举，眼中生花，膝胫拘急者，见伤寒差后劳复证。以其病伤寒时，肾水升泄，阴精早已虚寒，温气未复，乃大病新愈，遽与人交，则阴寒传之于人。阴邪入内，则水寒木郁，故身体重而腹满，里急。肝主筋，筋聚前阴，而属于关节。故阴器与胫膝挛急，种种诸病，无非阴邪凝滞，但病系传染，非关本气温凉补泄之法，俱无所用。当使同类相招引之，使出裩裆，受前阴之薰染，二气感召，阴邪自从小便而去，则阴阳互位，物我各还得复和平之旧矣。

女者女用男者　治傷寒陰陽易病身體重少氣少腹滿裏急或陰中筋攣熱上衝胸頭重不能舉眼中生花膝脛拘急者見傷寒差後勞復證以其病傷寒時腎水升泄陰精早已虛寒溫氣未復乃大病新愈遽與人交則陰寒傳之於人陰邪入內則水寒木鬱故身體重而腹滿裏急肝主筋筋聚前陰而屬於關節故陰器與脛膝攣急種種諸病無非陰邪凝滯但病係傳染非關本氣溫涼補泄之法俱無所用當使同類相招引之使出裩襠受前陰之薰染二氣感召陰邪自從小便而去則陰陽互位物我各還得復和平之舊矣

论药集

恽树珏 著

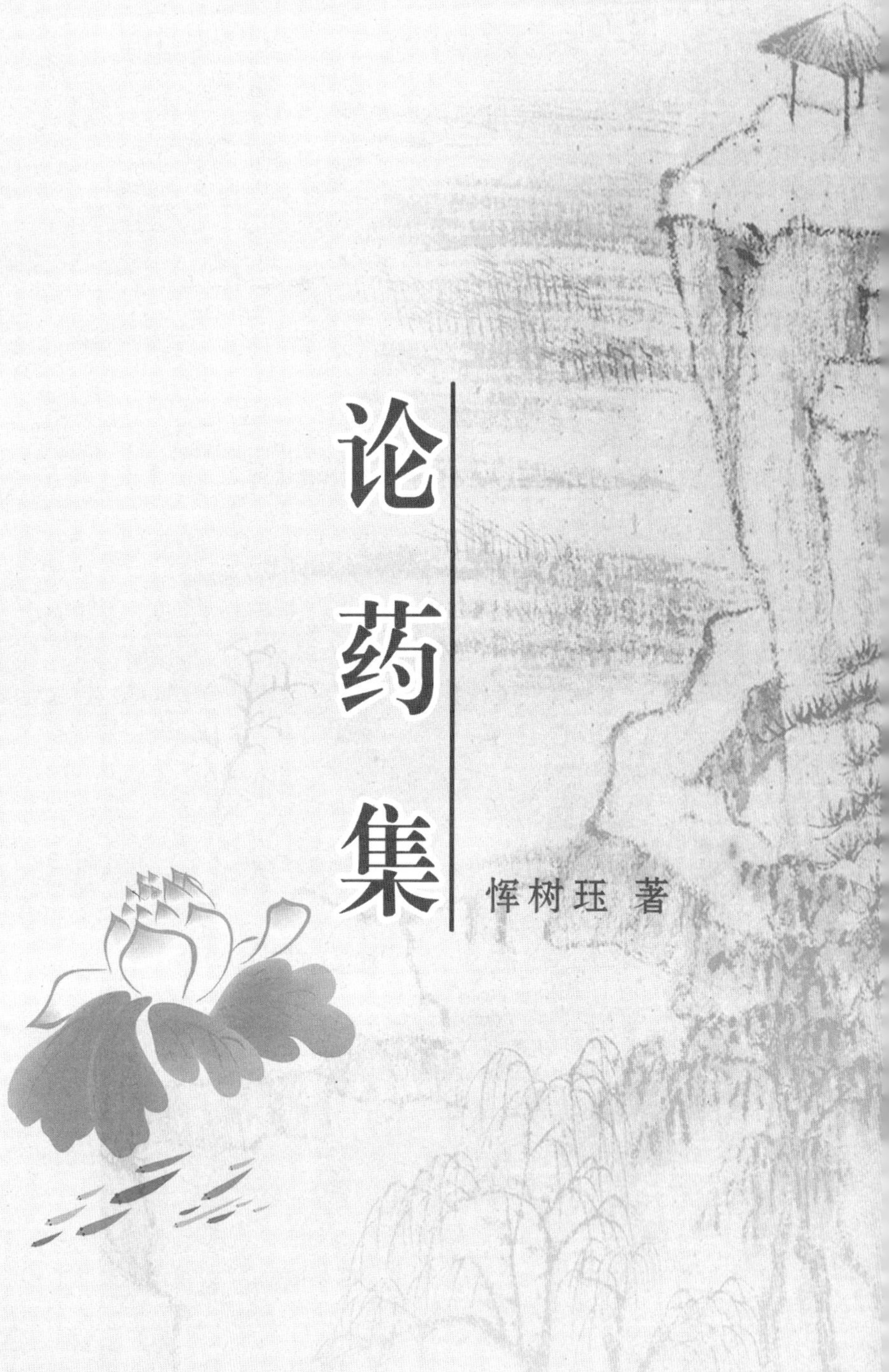

论药集目次

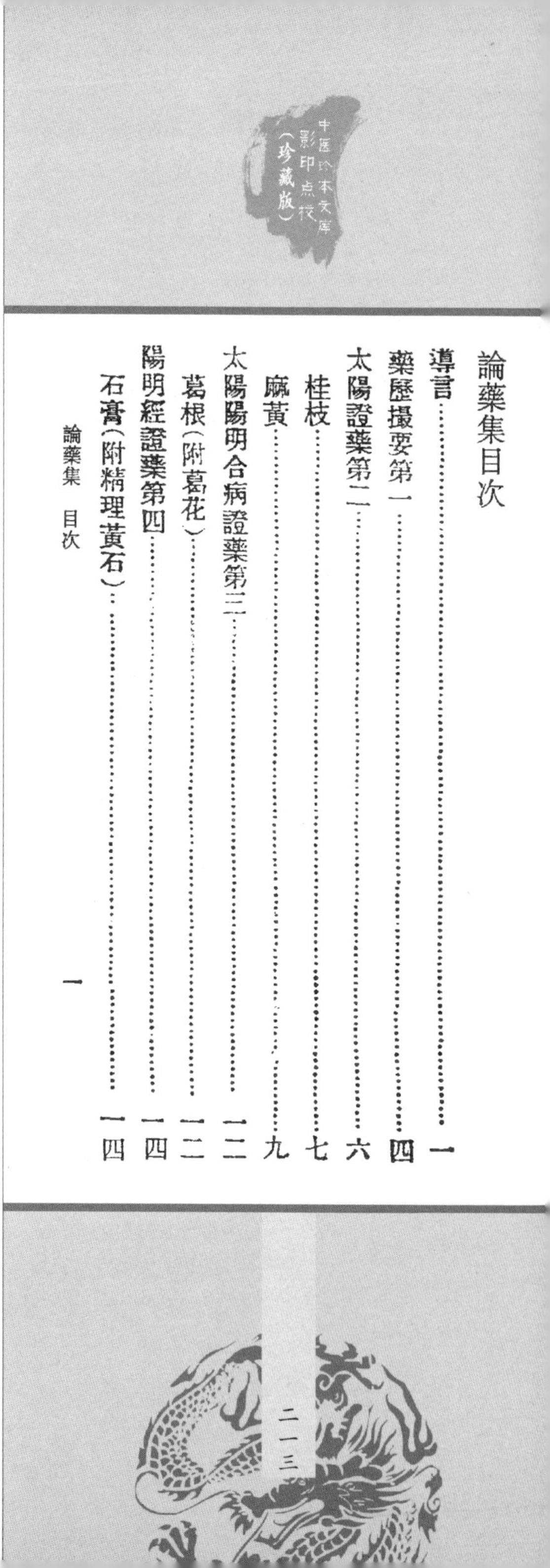

中医珍本文库影印点校
（珍藏版）
論藥集目次
導言……一
藥歷撮要第一……四
太陽證藥第二……六
桂枝……七
麻黃……九
太陽陽明合病證藥第三……一二
葛根（附葛花）……一二
陽明經證藥第四……一四
石膏（附精理黃石）……一四
論藥集 目次 一

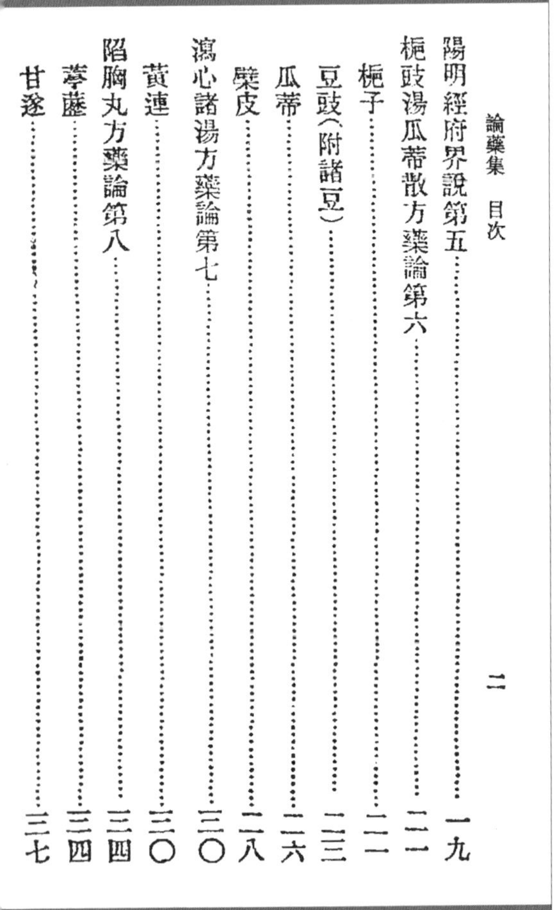

论药集

武进恽铁樵著
受业江阴章巨膺参校

导言

相传本草始于神农，今医家用药，药肆制药，悉本明李时珍《本草纲目》。自古迄今，此事之沿革如何，类都不加深究，而浅人炫异，复喜用不经见之药以为能，此大不可也。凡药物用以治病，其效用如何，利害如何，皆当洞澈中边。小有疑义而妄用之，即撄奇祸，欲洞澈中边，除服食之后，观其反应，更无他法。若用理化学试验，则不适于应用。例如附子、干姜为大热药，以二物煎汁候冷，令平人服之，则其反应为纯热象，唇干舌绛，目赤脉数，可以同时并见。然当其未服时，以寒暑表入药汁中则无热度也。西国近代医学，类多以动物为试验。然解剖

論藥集

武進惲鐵樵著
受業江陰章巨膺參校

導言

相傳本草始於神農。今醫家用藥。藥肆製藥。悉本明李時珍本草綱目。自古迄今。此事之沿革如何。類都不加深究。而淺人炫異。復喜用不經見之藥以爲能。此大不可也。凡藥物用以治病。其效用如何。利害如何。皆當洞澈中邊。小有疑義而妄用之。卽攖奇禍。欲洞澈中邊。除服食之後。觀其反應。更無他法。若用理化學試驗。則不適於應用。例如附子乾薑爲大熱藥。以二物煎汁候冷。令平人服之。則其反應爲純熱象。脣乾舌絳目赤脈數可以同時並見。然當其未服時。以寒暑表入藥汁中則無熱度也。西國近代醫學。類多以動物爲試驗。然解剖

生理試之於動物有效。藥物之服食後所得結果。禽畜與人。仍有不同。例如木鱉子犬得之卽死。人服之並不死也。我國醫學有甚悠久之歷史。絕非他國所能及。凡古人所記。皆其經驗所得。極可寶貴。惜乎二千餘年之中。有醫政時甚少。而放任時甚多。藥物之採取泡製。醫生既不過問。又復無藥劑師專任其事。是今後當注意者一。古人所記。自是實錄。然往往苦於界說不明。不難於某病之用某藥。難在於某病至某候宜用某藥。某病兼某症時不宜用某藥。是則病理方面有不容不澈底硏究者。近有創爲異議。以爲舊說不可通。皆當廢棄。專事硏求本草卽得。此非是也。是今後所當注意者二。西國現在所注意者爲特效藥。此事不足效法。須知生理此呼彼應。一處病則他處隨之而呈變異。故病決不單純。有先病肝胆而後病胃者。有先病神經而後病血者。有先病腎而後病肺者。有重要藏器三五處同時並病者。有先病之處爲急性病。其繼起之處

生理试之于动物有效，药物之服食后所得结果，禽畜与人，仍有不同。例如木鳖子，犬得之即死，人服之并不死也。我国医学有甚悠久之历史，绝非他国所能及。凡古人所记，皆其经验所得，极可宝贵。惜乎二千余年之中，有医政时甚少，而放任时甚多。药物之采取泡制，医生既不过问，又复无药剂师专任其事，是今后当注意者一。古人所记，自是实录，然往往苦于界说不明，不难于某病之用某药，难在于某病至某候宜用某药。某病兼某症时不宜用某药，是则病理方面有不容不澈底研究者。近有创为异议，以为旧说不可通，皆当废弃，专事研求本草即得，此非是也，是今后所当注意者二。西国现在所注意者为特效药，此事不足效法。须知生理此呼彼应，一处病则他处随之而呈变异。故病决不单纯，有先病肝胆而后病胃者；有先病神经而后病血者；有先病肾而后病肺者；有重要藏器三五处同时并病者；有先病之处为急性病，其继起之处

为慢性病者。有可以预防不使转属者，有宜兼治双方并顾者，有不治其发病之处而能刻期使其病已者。凡欲明瞭此种，须病理与方药合并研究。质直言之，可谓有特效方，无特效药，是今后当注意者三。吾人知高丽参为东洋货，相率不用矣，岂知半夏、附子亦东洋货耶。此于前数年报纸中偶然见之，其他药品之由东国来者，当不在少数，局外人未注意调查，局中人以无物可为替代，则隐忍不言，不必尽属不肖心理。夫日人之种药，专为渔利，不为医学。其物用之有效，则知古经所载某药产某地者。不但地利今古不同，并可知吾侪不宜墨守旧经，宜从速试种，此事职责在医生。凡业中医者，皆当兼治植物学，是今后所当注意者四。余之知医，由于多病，三十年来，躬所尝试之药，在百七八十种，就中下品毒物为多，多他人所不敢服者。然近日好奇炫异者流，往往用僻药，且以重量相矜诩。余则以为苟未洞澈中边，在己固然未达不尝，在人亦当

爲慢性病者。有可以預防不使轉屬者。有宜兼治雙方並顧者。有不治其發病之處而能刻期使其病已者。凡欲明瞭此種。須病理與方藥合併研究。質直言之。可謂有特效方。無特效藥。是今後當注意者三。吾人知高麗參爲東洋貨。相率不用矣。豈知半夏附子亦東洋貨耶。此於前數年報紙中偶然見之。其他藥品之由東國來者。當不在少數。局外人未注意調查。局中人以無物可爲替代。則隱忍不言。不必盡屬不肖心理。夫日人之種藥。專爲漁利。不爲醫學。其物用之有效。則知古經所載某藥產某地者。不但地利今古不同。幷可知吾儕不宜墨守舊經。宜從速試種。此事職責在醫生。凡業中醫者。皆當兼治植物學。是今後所當注意者四。余之知醫。由於多病。三十年來。躬所嘗試之藥。在百七八十種。就中下品毒物爲多。多他人所不敢服者。然近日好奇炫異者流。往往用僻藥。且以重量相矜詡。余則以爲苟未洞澈中邊。在己固然未達不嘗。在人亦當

在不欲勿施之列。今茲所述者。僅限於曾經自服。其有他人用之而僨事爲余所目擊者。亦詳注其病狀於各條之下。以資炯戒。又方藥之配製。稍有心得者。亦詳著之於篇。吾所得者雖寡。然此種經驗。絕非易事。棄之可惜。所言藥之品性畏忌。原本古人。而體例稍異。爲途亦窄。名之爲惲氏論藥集。差爲副其實云。

藥歷撮要第一

舊說本草經神農所作。然漢書藝文志無其目。平帝紀云。元始五年。舉天下通知方術本草者。在所爲駕一封軺。傳遣詣京師。樓護傳稱。護少誦醫經本草方術數十萬言。本草之名。蓋見於此。或疑其間所載生出郡縣有後漢地名。以爲似張仲景華佗輩所爲。是又不然也。淮南子云。神農嘗百草之滋味。一日而遇七十毒。由是醫方興焉。蓋上世未著文字。師學相傳。謂之本草。兩漢以來。名醫益衆。張機華佗輩。始因古學。附以新說。本草繇是見於經錄。然舊經纔三卷。藥

在不欲勿施之列。今兹所述者，仅限于曾经自服，其有他人用之而偾事为余所目击者，亦详注其病状于各条之下，以资炯戒。又方药之配制，稍有心得者，亦详著之于篇。吾所得者虽寡，然此种经验，绝非易事，弃之可惜，所言药之品性畏忌，原本古人，而体例稍异，为途亦窄，名之为《恽氏论药集》，差为副其实云。

药历撮要第一

旧说《本草经》神农所作，然《汉书·艺文志》无其目，《平帝纪》云，元始五年，举天下通知方术本草者，在所为驾一封轺，传遣诣京师，楼护传称，护少诵医经本草方术数十万言。本草之名，盖见于此。或疑其间所载生出郡县有后汉地名，以为似张仲景、华佗辈所为，是又不然也。《淮南子》云：神农尝百草之滋味，一日而遇七十毒，由是医方兴焉。盖上世未著文字，师学相传，谓之本草。两汉以来，名医益众，张机、华佗辈，始因古学，附以新说，本草繇是见于经录，然旧经才三卷，药

止三百六十五种。至梁陶隐居进《名医别录》，亦三百六十五种。因而注释分为七卷，唐显庆中监门卫长史苏恭又摭其差谬，表请刊定，乃命李世勣等与恭参考得失，又增一百十四种，分门部类，广为二十卷，世谓之《唐本草》。其后后蜀孟昶命学士韩保昇等。以《唐本图经》参比为书，稍或增广，世谓之《蜀本草》。至赵宋开宝中，诏医工刘翰，道士马志等相与撰集，又取医家常用有效者一百三十三种而附益之，仍命翰林学士卢多逊等，重为刊定镂版摹行。医者用药，乃有适从。嘉祐二年八月，诏掌禹锡苏颂林亿等，再加校正，颇有所增益。凡旧经未有，从经史百家及诸家本草采录者曰新补，其宋代已用，诸书未见，无可考证者，从太医众论参议别立为条，曰新定。计旧药九百八十三种，新补者八十二种，新定者十七种，总新旧一千八十二种。唐永徽中删定本草之外，复有图经，明皇御制天宝单方亦有图，因二书失传。嘉祐六年，诏天下郡县图上所产

止三百六十五種。至梁陶隱居進名醫別錄。亦三百六十五種。因而注釋分爲七卷。唐顯慶中監門衛長史蘇恭又摭其差謬。表請刊定。乃命李世勣等與恭參考得失。又增一百十四種。分門部類。廣爲二十卷。世謂之唐本草。其後後蜀孟昶命學士韓保昇等。以唐本圖經參比爲書。稍或增廣。世謂之蜀本草。至趙宋開寶中。詔醫工劉翰。道士馬志等相與撰集。又取醫家常用有效者一百三十三種而附益之。仍命翰林學士盧多遜等。重爲刊定鏤版摹行。醫者用藥。乃有適從。嘉祐二年八月。詔掌禹錫蘇頌林億等。再加校正。頗有所增益。凡舊經未有。從經史百家及諸家本草采錄者曰新補。其宋代已用諸書未見。無可考證者。從太醫衆論參議別立爲條。曰新定。計舊藥九百八十三種。新補者八十二種。新定者十七種。總新舊一千八十二種。唐永徽中刪定本草之外。復有圖經。明皇御製天寶單方亦有圖。因二書失傳。嘉祐六年。詔天下郡縣圖上所產

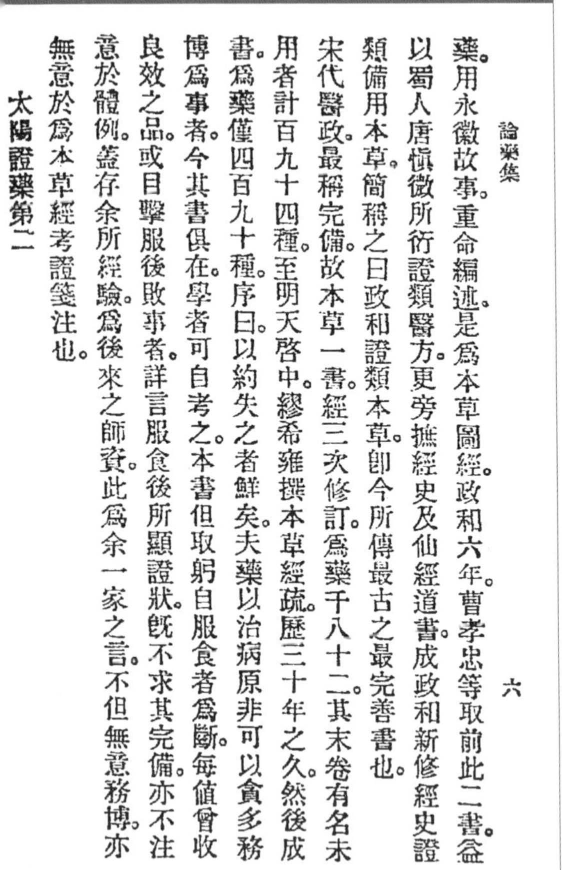

藥。用永徽故事。重命編述。是爲本草圖經。政和六年。曹孝忠等取前此二書。益以蜀人唐愼微所衍證類醫方。更旁摭經史及仙經道書。成政和新修經史證類備用本草。簡稱之曰政和證類本草。卽今所傳最古之最完善書也。

宋代醫政。最稱完備。故本草一書。經三次修訂。爲藥千八十二。其末卷有名未用者計百九十四種。至明天啓中。繆希雍撰本草經疏。歷三十年之久。然後成書。爲藥僅四百九十種。序曰。以約失之者鮮矣。夫藥以治病原非可以貪多務博爲事者。今其書俱在。學者可自考之。本書但取躬自服食者爲斷。每値曾收良效之品。或目擊服後敗事者。詳言服食後所顯證狀。既不求其完備。亦不注意於體例。蓋存余所經驗。爲後來之師資。此爲余一家之言。不但無意務博。亦無意於爲本草經考證箋注也。

太陽證藥第二

药，用永徽故事，重命编述，是为《本草图经》。政和六年，曹孝忠等取前此二书，益以蜀人唐慎微所衍证类医方，更旁摭经史及仙经道书，成政和新修经史证类备用本草，简称之曰政和证类本草，即今所传最古之最完善书也。

宋代医政，最称完备，故《本草》一书，经三次修订，为药千八十二，其末卷有名未用者计百九十四种。至明天启中，缪希雍撰《本草经疏》，历三十年之久，然后成书。为药仅四百九十种，序曰，以约失之者鲜矣。夫药以治病，原非可以贪多，务博为事者，今其书俱在，学者可自考之。本书但取躬自服食者为断，每值曾收良效之品，或目击服后败事者，详言服食后所显证状。既不求其完备，亦不注意于体例。盖存余所经验，为后来之师资，此为余一家之言，不但无意务博，亦无意于为本草经考证笺注也。

太阳证药第二

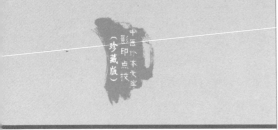

桂枝

桂枝有三种，曰桂，曰牡桂，曰菌桂。一曰筒桂，李时珍《本草纲目》谓：菌桂即筒桂。桂枝则在牡枝条下。张石顽《本经逢源》谓桂枝是筒桂之枝，不当在牡桂条下，此非实地考查不可，今姑置之。

寇宗奭《本草衍义》曰：桂甘、辛，大热。《素问》云：辛甘发散为阳。故汉张仲景治伤寒表虚，皆须此药，正合辛甘发散之意。《本经逢源》云：仲景治中风解表，皆用桂枝汤。又云：无汗不得用桂枝，其义云何？夫太阳中风，阳浮阴弱，阳浮者热自发，阴弱者汗自出，卫实营虚。故发热汗出，桂枝汤为专药。又太阳病发热汗出者，此为营弱卫强，阴虚阳必凑之，皆用桂枝发汗。此调其营则卫气自和，风邪无所容，遂从汗解，非桂枝能发汗也。汗多用桂枝汤者，以之与芍药调和营卫，则邪从汗去，而汗自止，非桂枝能止汗也。世俗以伤寒不得无汗，用桂枝者非也，麻

桂枝

桂枝有三種。曰桂。曰牡桂。曰菌桂。一曰筒桂。李時珍本草綱目。謂菌桂卽筒桂。桂枝則在牡枝條下。張石頑本經逢源。謂桂枝是筒桂之枝。不當在牡桂條下。此非實地考查不可。今姑置之。

寇宗奭本草衍義曰。桂甘辛大熱。素問云。辛甘發散爲陽。故漢張仲景治傷寒表虛皆須此藥。正合辛甘發散之意。本經逢源云。仲景治中風解表。皆用桂枝湯。又云。無汗不得用桂枝。其義云何。夫太陽中風。陽浮陰弱。陽浮者熱自發。陰弱者汗自出。衛實營虛。故發熱汗出。桂枝湯爲專藥。又太陽病發熱汗出者。此爲營弱衛强。陰虛陽必湊之。皆用桂枝發汗。此調其營則衛氣自和。風邪無所容。遂從汗解。非桂枝能發汗也。汗多用桂枝湯者。以之與芍藥調和營衛。則邪從汗去。而汗自止。非桂枝能止汗也。世俗以傷寒不得無汗用桂枝者非也。麻

黃湯葛根湯未嘗缺此。但不可用桂枝湯。以中有芍藥酸寒收斂表腠爲禁耳。若夫傷寒尺脈不至。是中焦營氣之虛不能下通於衞。故需膠飴加入桂枝湯中。取稼穡之甘。引入胃中。遂名之曰建中。更加黃耆。則爲黃耆建中。借表藥爲裏藥。以治男子虛勞不足。千金又以黃耆建中湯。換入當歸。爲內補建中湯。以治婦人產後虛羸不足。不特無餘邪內伏之虞。幷可杜陽邪內陷之患。非洞達長沙妙用。難以領會及此。

逢源所說。有可商之處。傷寒無汗。當然不可用桂枝。其理由如下。傷寒論云。翕翕發熱。漐漐汗出。翕翕形容形寒。漐漐形容汗漏。汗從汗腺出。有分泌神經司啓閉。有感覺神經司寒暖。熱則汗腺開。寒則汗腺閉。二者本相應。今翕翕發熱。卻又瑟瑟惡寒。是二者均失職也。桂枝性溫。其藥位在肌表。其辛辣之味含有刺激性。能使頹靡者興奮。因具此條件。故服此藥。恰恰與病相合。能使惡寒罷

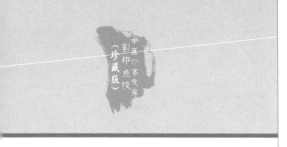

黄汤，葛根汤未尝缺此，但不可用桂枝汤，以中有芍药酸寒收敛表腠为禁耳。若夫伤寒尺脉不至，是中焦营气之虚不能下通于卫，故需胶饴加入桂枝汤中。取稼穑之甘，引入胃中，遂名之曰建中。更加黄耆，则为黄耆建中。借表药为里药，以治男子虚劳不足。《千金》又以黄耆建中汤，换入当归，为内补建中汤，以治妇人产后虚羸不足。不特无余邪内伏之虞，并可杜阳邪内陷之患，非洞达长沙妙用，难以领会及此。

逢源所说，有可商之处，伤寒无汗，当然不可用桂枝。其理由如下：《伤寒论》云：翕翕发热，漐漐汗出。翕翕形容形寒，漐漐形容汗漏。汗从汗腺出，有分泌神经司启闭，有感觉神经司寒暖，热则汗腺开，寒则汗腺闭。二者本相应，今翕翕发热，却又瑟瑟恶寒，是二者均失职也。桂枝性温，其药位在肌表，其辛辣之味含有刺激性，能使颓靡者兴奋，因具此条件。故服此药，恰恰与病相合，能使恶寒罢

而汗不漏。若无汗恶寒之病，正苦汗腺闭而不开，集表之体温无从疏泄。若复用桂枝，则闭者益闭，热不得解，故发热无汗之病，期期不可用桂枝也。发热无汗，用麻黄汤，其中亦有桂枝者，乃因形寒而设。桂枝是副药，麻黄能开闭发汗，协以桂枝，有两个意义：其一，取其温性，佐麻黄以驱寒；其二，取其刺激性，使汗出之后启闭不失职。有一种病，发汗之后，遂漏不止者，单任麻黄，不用桂枝之过也。两力不相消，是药效之公例。故古方温凉并用，攻补兼施，能有亢坠颉颃之妙。今云非桂枝能发汗，非桂枝能止汗，则医者用药标准难矣。三阴之用桂枝，亦正因漏汗与肌表无阳，阴症之汗与阳症之汗不同，详后少阴篇。诸建中之用，亦同一个理。凡虚而阳不足自汗盗汗者，建中为効甚良。若阴不足者，不但建中不适用，黄者亦且是禁药。

麻黄

而汗不漏。若無汗惡寒之病。正苦汗腺閉而不開。集表之體溫無從疏泄。若復用桂枝。則閉者益閉。熱不得解。故發熱無汗之病。期期不可用桂枝也。發熱無汗。用麻黃湯。其中亦有桂枝者。乃因形寒而設。桂枝是副藥。麻黃能開閉發汗。協以桂枝。有兩個意義。其一。取其溫性佐麻黃以驅寒。其二。取其刺激性使汗出之後啓閉不失職。有一種病。發汗之後。遂漏不止者。單任麻黃不用桂枝之過也。兩力不相消。是藥效之公例。故古方溫涼並用。攻補兼施。能有亢墜頡頏之妙。今云非桂枝能發汗。非桂枝能止汗。則醫者用藥標準難矣。三陰之用桂枝。亦正因漏汗與肌表無陽。陰症之汗與陽症之汗不同。詳後少陰篇。諸建中之用。亦同一個理。凡虛而陽不足自汗盜汗者。建中爲効甚良。若陰不足者。不但建中不適用。黃者亦且是禁藥。

麻黃

麻黄苦温無毒。去根節湯泡去沫用。其根能止汗。若連根節服。令人汗出不止。本經主中風、傷寒、頭痛、温瘧、發表出汗、去邪熱氣、止欬逆上氣、除寒熱、破癥堅積聚。逢源云。麻黄微苦而温。中空而浮。入足太陽。其經循背下行。本屬寒水而又受外寒。故宜發汗去皮毛氣分寒邪。以泄寒實。若過發則汗多亡陽。或飲食勞倦及雜病自汗表虚之證用之。則脱人元氣。禍患莫測。麻黄治衛實之藥。桂枝治衛虚之藥。二物雖爲太陽經藥。其實營衛藥也。心主營血。肺主衛氣。故麻黄爲手太陰肺經之藥。桂枝爲手少陰心經之藥。傷寒傷風而欬嗽用麻黄桂枝湯。即湯液之源也。麻黄乃治肺經之專藥。故治肺病多用之。仲景治傷寒無汗用麻黄湯。有汗用桂枝湯。津液爲汗。汗即血也。在營即爲血。在衛即爲汗。寒傷營。營血不能外通於衛。衛氣閉固。故無汗發熱而惡寒。風傷衛。衛氣不能内護於營。營氣不固。故有汗發熱而惡風。是證雖屬太陽。而肺實受邪氣。蓋皮毛

麻黄苦温无毒，去根节汤泡去沫用，其根能止汗。若连根节服，令人汗出不止。本经主中风、伤寒、头痛、温疟、发表出汗、去邪热气、止欬逆上气、除寒热、破癥坚积聚。《逢源》云：麻黄微苦而温，中空而浮，入足太阳，其经循背下行，本属寒水而又受外寒，故宜发汗去皮毛气分寒邪，以泄寒实。若过发则汗多亡阳，或饮食劳倦及杂病自汗表虚之证用之，则脱人元气，祸患莫测。麻黄治卫实之药，桂枝治卫虚之药，二物虽为太阳经药，其实营卫药也。心主营血，肺主卫气，故麻黄为手太阴肺经之药，桂枝为手少阴心经之药。伤寒伤风而欬嗽用麻黄桂枝汤，即汤液之源也。麻黄乃治肺经之专药，故治肺病多用之。仲景治伤寒无汗用麻黄汤。有汗用桂枝汤，津液为汗，汗即血也，在营即为血，在卫即为汗。寒伤营，营血不能外通于卫，卫气闭固，故无汗发热而恶寒。风伤卫，卫气不能内护于营，营气不固，故有汗发热而恶风。是证虽属太阳，而肺实受邪气，盖皮毛

外闭，邪热内攻，肺气拂郁，故用麻黄、甘草同桂枝引出营分之邪，达之于表。佐以杏仁泄肺而利气，是麻黄汤虽太阳发汗重剂，实为发散肺经邪郁之药也。腠理不密，则津液外泄而肺气自虚，虚则补其母，故用桂枝同甘草外散风邪以救表，内伐肝木以助脾，皆是脾肺之药。是则桂枝虽太阳解肌轻剂，实为理脾救肺之药也。又少阴证发热脉沈，有麻黄附子细辛汤，少阴与太阳为表里，所谓熟附配麻黄，补中有发也。本经云：治温疟，系湿疟，乃传写之误，按麻黄能定喘，桂枝能强心，所以能定喘。因散肺中之外感，所以能强心。因固表血液不耗损，《逢源》说，麻黄手太阴经药，桂枝手少阴经药，此即指药位与定喘强心之事实适合，可知旧说确有价值。凡学说但能与事实吻合，便放诸四海而准，所谓殊途同归也。虚则补其母平数语，是本《内经》，但尚未能以学理证明其价值，是当存而不论。惟亦为吾侪所不可不知者。又麻黄附子细辛汤，极有探讨价值。

外閉。邪熱內攻。肺氣拂鬱。故用麻黃甘草同桂枝引出營分之邪。達之於表。佐以杏仁泄肺而利氣。是麻黃湯雖太陽發汗重劑。實爲發散肺經邪鬱之藥也。腠理不密。則津液外泄而肺氣自虛。虛則補其母。故用桂枝同甘草外散風邪以救表。內伐肝木以助脾。皆是脾肺之藥。是則桂枝雖太陽解肌輕劑。實爲理脾救肺之藥也。又少陰證發熱脈沈有麻黃附子細辛湯。少陰與太陽爲表裏。所謂熟附配麻黃。補中有發也。本經云治溫瘧。係濕瘧。乃傳寫之誤。按麻黃能定喘。桂枝能强心。所以能定喘。因散肺中之外感。所以能强心。因固表血液不耗損。逢源說。麻黃手太陰經藥。桂枝手少陰經藥。此即指藥位與定喘强心之事實適合。可知舊說確有價值。凡學說但能與事實脗合。便放諸四海而準。所謂殊途同歸也。虛則補其母數語。是本內經。但尚未能以學理證明其價值。是當存而不論。惟亦爲吾儕所不可不知者。又麻黃附子細辛湯。極有探討價值。

其理稍頤。其說甚長。當於少陰篇細辛附子條詳之。

太陽陽明合病證藥第三

葛根

葛根甘平無毒。色白者良。入陽明。表藥生用。胃熱煩渴煨熱用。本經主消渴、身大熱、嘔吐、諸痹、起陽氣、解諸毒。逢源云。葛根性升。屬陽。能鼓舞胃中清陽之氣。故本經主消渴、身熱、嘔吐。使胃氣敷佈。諸痹自開。其言起陽氣。解毒者。胃氣升發。諸邪毒自不能留而解散矣。葛根乃陽明經之專藥。治頭痛、眉稜骨痛、天行熱氣、嘔逆、發散解肌、開胃、止渴、宣斑、發痘。若太陽經初病頭痛而不渴者。邪尚未入陽明。不可便用。恐引邪內入也。仲景治太陽陽明合病自利反不利但嘔者。俱用葛根湯。太陽病下之遂利不止喘汗脈促者。葛根黃芩黃連湯。此皆隨二經表裏、寒熱、輕重。而爲處方。按症施治。靡不應手神效。又葛根葱白湯。爲陽

其理稍颐，其说甚长，当于少阴篇细辛附子条详之。

太阳、阳明合病证药第三

葛根

葛根甘平无毒，色白者良。入阳明，表药生用，胃热烦渴煨热用。本经主消渴、身大热、呕吐、诸痹、起阳气、解诸毒。《逢源》云：葛根性升，属阳，能鼓舞胃中清阳之气，故本经主消渴、身热、呕吐，使胃气敷布，诸痹自开。其言起阳气，解毒者，胃气升发，诸邪毒自不能留而解散矣。葛根乃阳明经之专药，治头痛、眉棱骨痛、天行热气、呕逆、发散解肌、开胃、止渴、宣斑、发痘。若太阳经初病头痛而不渴者，邪尚未入阳明，不可便用，恐引邪内入也。仲景治太阳、阳明合病，自利反不利但呕者，俱用葛根汤。太阳病下之，遂利不止，喘汗脉促者，葛根黄芩黄连汤，此皆随二经表里、寒热、轻重，而为处方。按症施治，靡不应手神效。又葛根葱白汤，为阳

明头痛仙药，斑疹已见点，不可用葛根、升麻，恐表虚反增斑斓也。又葛根性轻浮，生用则升阳生津，熟用则鼓舞胃气。故治胃虚作渴，七味白术散用之。又清暑益气汤兼黄柏用者，以暑伤阳明，额颅必胀，非此不能开发也。按葛根之为两阳合病药，不但因伤寒两阳合病，仲景用此之故。凡形寒、发热、唇燥、舌绛、汗出不澈、麻桂均不可用时，得葛根良效。形寒是太阳，化热是阳明，已见阳明太阳未罢之候也，故知葛根是两阳药。凡伤寒阳明症已见，太阳未罢，得葛根良。太阳已罢，纯粹阳明经症，得葛根亦良。惟温病之属湿温及伏暑秋邪者不适用。此当于辨症加之注意，熟读世补斋医书者，往往一例横施，伏暑秋邪得此，反见白痦，则用之不当之为害也。《逢源》引邪入里之说，亦不确，葛根本向外达，无所谓引邪入里。伤寒纯粹太阳症，本当任麻桂，葛根非其治也。斑疹为必用之药，亦并非已见点不可用，痧麻均以透达为主，所惧者是陷，岂有见点不可

明頭痛仙藥。斑疹已見點。不可用葛根升麻。恐表虛反增斑爛也。又葛根性輕浮。生用則升陽生津。熟用則鼓舞胃氣。故治胃虛作渴。七味白朮散用之。又清暑益氣湯兼黃柏用者。以暑傷陽明。額顱必脹。非此不能開發也。按葛根之爲兩陽合病藥。不但因傷寒兩陽合病。仲景用此之故。凡形寒。發熱。脣燥。舌絳。汗出不澈。麻桂均不可用時。得葛根良效。形寒是太陽。化熱是陽明。已見陽明太陽未罷之候也。故知葛根是兩陽藥。凡傷寒陽明症已見。太陽未罷。得葛根良。太陽已罷。純粹陽明經症。得葛根亦良。惟溫病之屬濕溫及伏暑秋邪者不適用。此當於辨症加之注意。熟讀世補齋醫書者。往往一例橫施。伏暑秋邪得此。反見白㾦。則用之不當之爲害也。逢源引邪入裏之說。亦不確。葛根本向外達。無所謂引邪入裏。傷寒純粹太陽症。本當任麻桂。葛根非其治也。斑疹爲必用之藥。亦並非已見點不可用。痧麻均以透達爲主。所懼者是陷。豈有見點不可

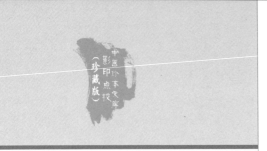

用之理。惟無論痧痲。舌絳且乾者。爲熱入營分。非犀角地黃不辦。誤用葛根。卽變症百出。是不可不知也。

(附)葛花能解酒毒。葛花解酲湯用之必兼人參。但無酒毒者不可服。能損人元氣。以大開肌腠。發泄傷津也。

陽明經證藥第四

石膏

石膏辛甘大寒。無毒。本經主中風寒熱。心下逆氣。驚喘、口乾、舌焦、不能息。腹中堅痛。除邪鬼產乳金瘡。逢源云。人以石膏葛根並爲解利陽明經藥。蓋石膏性寒。葛根性溫。功用詎可不辨。葛根乃陽明經解肌散寒之藥。石膏爲陽明經辛涼解熱之藥。專治熱病暍病。大渴引飲。自汗。頭痛。溺濇。便閉。齒浮。面腫之熱證。仲景白虎湯是也。東垣云。立夏前服白虎。令人小便不禁。降令太過也。今人以

用之理。惟无论痧麻，舌绛且干者，为热入营分，非犀角、地黄不办。误用葛根，即变症百出，是不可不知也。

（附）葛花能解酒毒，葛花解酲汤，用之必兼人参。但无酒毒者不可服，能损人元气，以大开肌腠，发泄伤津也。

阳明经证药第四

石膏

石膏辛甘大寒，无毒，本经主中风寒热，必下逆气，惊喘、口干、舌焦、不能息，腹中坚痛，除邪鬼产乳金疮。《逢源》云：人以石膏、葛根并为解利阳明经药。盖石膏性寒，葛根性温，功用讵可不辨。葛根乃阳明经解肌散寒之药，石膏为阳明经辛凉解热之药，专治热病暍病，大渴引饮，自汗，头痛，溺涩，便闭，齿浮，面肿之热证，仲景白虎汤是也。东垣云：立夏前服白虎，令人小便不禁，降令太过也。今人以

此汤治冬月伤寒之阳明证，服之未有得安者（按：此说大谬）。不特石膏之性寒，且有知母引邪入犯少阴。非越脾、大青龙、小续命中石膏佐麻黄化热之比。先哲有云，凡病虽有壮热而无烦渴者，知不在阳明，切弗误与白虎。本经治中风寒热，是热极生风之象，邪火上冲，则心下有逆气及惊喘。阳明之邪热甚，则口干舌焦不能息，热邪结于腹中则坚痛。邪热不散，则神昏谵语等乎邪鬼，解肌散热外泄，则诸症自退矣。即产乳金疮，亦是郁热蕴毒，赤肿神昏，故可用辛凉以解泄之，非产乳金疮可泛用也。其金匮越脾汤治风水恶寒无大热，身肿自汗不渴，以麻黄发越水气，使之从表而散。石膏化导胃热，使之从胃而解，如大青龙、小续命等制，又不当以此执泥也。至于三黄石膏汤，又以伊尹三黄河间解毒，加入石膏、麻黄、香豉、姜、葱，全以麻黄开发伏气。石膏化导郁热，使之从外而解。盖三黄石膏之有麻黄，越脾、青龙、续命之有石膏，白虎之加桂枝、加苍

此湯治冬月傷寒之陽明證。服之未有得安者。(按此說大謬)不特石膏之性寒。且有知母引邪入犯少陰。非越脾、大青龍、小續命中石膏佐麻黃化熱之比。先哲有云。凡病雖有壯熱而無煩渴者。知不在陽明。切弗誤與白虎本經治中風寒熱。是熱極生風之象。邪火上衝。則心下有逆氣及驚喘。陽明之邪熱甚。則口乾舌焦不能息。熱邪結於腹中則堅痛。邪熱不散。則神昏譫語等乎邪鬼。解肌散熱外泄。則諸症自退矣。即產乳金瘡。亦是鬱熱蘊毒。赤腫神昏。故可用辛涼以解泄之。非產乳金瘡可泛用也。其金匱越脾湯治風水惡寒無大熱。身腫自汗不渴。以麻黃發越水氣。使之從表而散。石膏化導胃熱。使之從胃而解。如大青龍、小續命等製。又不當以此執泥也。至於三黃石膏湯又以伊尹三黃河間解毒。加入石膏、麻黃、香豉、薑葱。全以麻黃開發伏氣。石膏化導鬱熱。使之從外而解。蓋三黃石膏之有麻黃。越脾、青龍、續命之有石膏。白虎之加桂枝、加蒼

朮、加人參、加竹葉、麥門冬、皆因勢利導之捷法。千金五石丸等方。用以解鍾乳、紫白石英、石脂等熱性耳。別錄治時氣頭痛身熱、三焦大熱、皮膚熱、腸胃中熱氣。解肌發汗。止消渴煩逆。腹脹。暴氣喘息咽熱者。以諸熱皆由足陽明胃經邪熱熾盛所致。惟喘息略兼手太陰病。此藥散陽明之邪熱。熱邪下降。則太陰肺氣自寧。故悉主之。

(附)與石膏類似者。曰精理黃石。功用破積聚。殺三蟲。千金煉石散。醋煆水飛。同白斂鹿角。外敷石癰。

按逢源謂葛根性溫。殊不確。陽明經熱。得葛根則解。是此藥有消炎作用。絕無助熱之事。何得謂之性溫。葛根與石膏不同之處。葛根是向外發展。能袪散邪熱。能發汗。背部雖形寒。苟已化熱。不堪用麻黃者。葛根為效最良。所謂陽明症具太陽未罷是其候也。石膏則專主消炎。並不能袪散外感。凡舌色乾絳。渴而

术、加人参、加竹叶、麦门冬，皆因势利导之捷法。《千金》五石丸等方，用以解钟乳、紫白石英、石脂等热性耳。《别录》治时气头痛身热、三焦大热、皮肤热、肠胃中热气，解肌发汗，止消渴烦逆，腹胀，暴气喘息咽热者。以诸热皆由足阳明胃经邪热炽盛所致，惟喘息略兼手太阴病，此药散阳明之邪热。热邪下降，则太阴肺气自宁，故悉主之。

（附）与石膏类似者，曰精理黄石，功用破积聚，杀三虫，千金炼石散，醋煅水飞，同白敛鹿解，外敷石痈。

【按】《逢源》谓，葛根性温，殊不确，阳明经热，得葛根则解。是此药有消炎作用，绝无助热之事，何得谓之性温。葛根与石膏不同之处，葛根是向外发展，能祛散邪热，能发汗，背部虽形寒，苟已化热，不堪用麻黄者，葛根为效最良。所谓阳明症具太阳未罢是其候也，石膏则专主消炎，并不能祛散外感。凡舌色干绛，渴而

引饮且烦躁者，即西人所谓炎，乃是对症之药。惟其无解表作用，故必病者自汗，然后可用。如其无汗，虽渴热、烦躁、舌色干绛，必与麻黄同用。所谓青龙汤、越脾汤者是也。故葛根解肌，石膏清热，至云冬月伤寒不可服之说甚谬。夏至一阴生，冬至一阳生，盛暑则人体外热而内寒，祁寒则人体外寒而内热。故夏日多真霍乱，其病当服附子，而隆冬多喉症，其病非石膏不解。此为甚显著者，不知石顽何以作此语。东垣之说，当另有缘因，不得断章取义以为口实。至壮热，无烦渴者，不得妄与白虎，及外疡必赤肿。然后可与石膏，均甚确，尤有不可不知者。石膏为阳明药，阳用者不虚之病也。无论何病，虚则不适用。余分热病为四步：曰阴胜而寒；阳胜而热；阳虚而寒；阴虚而热。此本《内经》阴阳胜复之理，其第一步阴胜而寒，即太阳症；第二步阳胜而热，即阳明症；第三步阳虚而寒，即少阴寒症；第四步阴虚而热，即少阴热症。此说最为明确，石膏之用为清热，其

引飲且煩躁者。卽西人所謂炎。乃是對症之藥。惟其無解表作用。故必病者自汗。然後可用。如其無汗。雖渴熱、煩躁、舌色乾絳。必與麻黃同用。所謂青龍湯越脾湯者是也。故葛根解肌。石膏清熱。至云冬月傷寒不可服之說甚謬。夏至一陰生。冬至一陽生。盛暑則人體外熱而內寒。祁寒則人體外寒而內熱。故夏日多眞霍亂。其病當服附子。而隆冬多喉症。其病非石膏不解。此爲甚顯著者。不知石頑何以作此語。東垣之說。當另有緣因。不得斷章取義以爲口實。至壯熱無煩渴者。不得妄與白虎。及外瘍必赤腫。然後可與石膏。均甚確。尤有不可不知者。石膏爲陽明藥。陽用者不虛之病也。無論何病。虛則不適用。余分熱病爲四步。曰陰勝而寒。陽勝而熱。陽虛而寒。陰虛而熱。此本內經陰陽勝復之理。其第一步陰勝而寒。卽太陽症。第二步陽勝而熱。卽陽明症。第三步陽虛而寒。卽少陰寒症。第四步陰虛而熱。卽少陰熱症。此說最爲明確。石膏之用爲清熱。其

能清之熱。限於第二步陽勝而熱之熱。其第四步陰虛而熱之熱。絕對非石膏所能清。誤用禍不旋踵。又余嘗謂胃氣上逆。假使肺有風熱者。則令人劇欬。與逢源熱邪下降肺氣自甯之說不謀而合。藥之反應有公例。熱則上行。寒則下降也。此爲陽明病主藥。吾所以先舉此而言者。因太陽病至此。已連及陽明。太陽病者。病之淺者也。石膏已涉及陽明。因熱病本單絲不成線。胃之消化不能充分。然後易受外感。亦惟受有外感。然後消化力不充分。二者恆交互爲用。故驟受非常之寒。可以發熱。偶然多吃油膩。亦可以發熱。此因肌表司汗腺之分泌神經立毛神經。與胃中司胃腺之分泌神經有連帶關係故也。病邪在表。汗而去之。停積在胃。涌而吐之。燥矢不下。攻而下之。是爲汗吐下三法。活體感寒。必起反應而化熱。既化熱。則當清。清卽消炎之謂。故汗吐下三法之外。又出一清法。化熱已屬陽明。然是寒之反應。營衛方面病。與食積之爲病。迥然不同。故

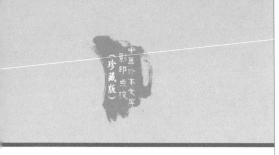

能清之热，限于第二步阳胜而热之热。其第四步阴虚而热之热，绝对非石膏所能清，误用祸不旋踵。又余尝谓胃气上逆，假使肺有风热者，则令人剧欬，与《逢源》热邪不降，肺气自宁之说不谋而合。药之反应有公例，热而上行，寒则下降也，此为阳明病主药。吾所以先举此而言者，因太阳病至此，已连及阳明。太阳病者，病之浅者也。石膏已涉及阳明，因热病本单丝不成线，胃之消化不能充分。然后易受外感，亦惟受有外感，然后消化力不充分。二者恒交互为用，故骤受非常之寒，可以发热。偶然多吃油腻，亦可以发热。此因肌表司汗腺之分泌神经立毛神经，与胃中司胃腺之分泌神经有连带关系故也。病邪在表，汗而去之，停积在胃，涌而吐之，燥矢不下，攻而下之，是为汗、吐、下三法。活体感寒，必起反应而化热，既化热，则当清，清即消炎之谓，故汗、吐、下三法之外，又出一清法。化热已属阳明，然是寒之反应，营卫方面病，与食积之为病，迥然不同。故

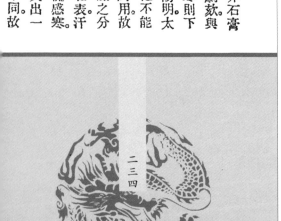

以清法与汗法同为一列，石膏是清药，芩连亦是清药。但芩连与太阳关系较少，与阳明关系较多，故列之阳明篇。恶寒无汗为太阳证，发热烦躁为阳明证，既恶寒无汗，又发热烦躁，则麻黄、石膏同用，所谓大青龙者是也。有汗恶寒为太阳桂枝证，若兼见发热烦躁之阳明证，即桂枝、石膏同用，所谓桂枝白虎者是也。病已化热化燥，背部拘急而唇干舌绛，此时本是葛根芩连证，若复见躁烦，则亦加石膏，所谓葛根葱白石膏汤是也。凡此皆参互错综之法，懂得参互错综，对于各方便迎刃而解。

阳明经府界说第五

《伤寒论·辨阳明病脉证治篇》云：“阳明之为病，胃家实是也。”始吾以为《伤寒论》之说，胃与肠不甚分析，注家以胃家实为阳府证。仲景又屡言胃中有燥矢，燥矢安得在胃，是所谓胃即是肠，所谓胃家实，即是指肠实明矣。今乃知不

以清法與汗法同爲一列。石膏是清藥。芩連亦是清藥。但芩連與太陽關係較少。與陽明關係較多。故列之陽明篇。惡寒無汗爲太陽證。發熱煩躁爲陽明證。既惡寒無汗。又發熱煩躁。則麻黃石膏同用。所謂大青龍者是也。有汗惡寒爲太陽桂枝證。若兼見發熱煩躁之陽明證。卽桂枝石膏同用。所謂桂枝白虎者是也。病已化熱化燥。背部拘急而脣乾舌絳。此時本是葛根芩連證。若復見躁煩。則亦加石膏。所謂葛根葱白石膏湯是也。凡此皆參互錯綜之法。懂得參互錯綜。對於各方便迎刃而解。

陽明經府界說第五

傷寒論辨陽明病脈證治篇云「陽明之爲病。胃家實是也。」始吾以爲傷寒論之說。胃與腸不甚分析。注家以胃家實爲陽明府證。仲景又屢言胃中有燥矢。燥矢安得在胃。是所謂胃卽是腸。所謂胃家實。卽是指腸實明矣。今乃知不

然。所謂胃家實乃包括胃與腸兩者而言。內經云。「腸實則胃虛。胃實則腸虛。」腸胃例不俱虛實。俱虛則餓死。俱實則難治。今就輯義本中陽明篇逐節按之。其界說甚爲明顯。陽明篇云，傷寒嘔多。雖有陽明證。不可攻之。心下鞕滿者。不可攻之。攻之利遂不止者死。面合色赤。（成無已云合通也）不可攻之。必發熱色黃者小便不利也。此三個不可攻。皆積在胃。心下鞕滿胃中食不化。幽門緊閉。不許通過。重藥攻之。內部受創。利不止是陷。故死。嘔多。胃氣逆固嘔。賁門閉亦嘔。成云面色通赤。爲熱在經。不可下。所謂在經。卽停積在胃之謂。凡傷寒論中用大小承氣各條。如手足濈然汗出，如繞臍痛拒按。如得調胃後轉矢氣。皆積在腸之明證也。今以積在胃爲陽明經。積在腸爲陽明府。則全部傷寒論明白如話。不難讀也。食物入胃。爲第一道消化。停積在胃。則此第一道消化必然未竟其工作。故幽門不許通過。否則不停於胃中矣。其云「咽燥口苦腹

然，所谓胃家实乃包括胃与肠两者而言。《内经》云：“肠实则胃虚，胃实则肠虚。”肠胃例不俱虚实，俱虚则饿死，俱实则难治。今就辑义本中阳明篇逐节按之，其界说甚为明显。《阳明篇》云：伤寒呕多，虽有阳明证，不可攻之。心卜鞭（鞕）满者，不可攻之，攻之利遂不止者死。面合色赤（成无己云：合通也），不可攻之，必发热色黄者，小便不利也。此三个不可攻，皆积在胃。心下鞭（鞕）满，胃中食不化，幽门紧闭，不许通过，重药攻之，内部受创，利不止是陷，故死。呕多，胃气逆固呕，贲门闭亦呕，成云面色通赤，为热在经，不可下。所谓在经，即停积在胃之谓。凡《伤寒论》中用大小承气各条，如手足濈然汗出，如绕脐痛拒按，如得调胃后转矢气，皆积在肠之明证也。今以积在胃为阳明经，积在肠为阳明府，则全部《伤寒论》明白如话，不难读也。食物入胃，为第一道消化，停积在胃，则此第一道消化必然未意其工作。故幽门不许通过，否则不停于胃中矣。其云：“咽燥口苦腹

当是胸字之讹满而喘身重。”胃热而逆故咽燥，胆逆故口苦，胃部室塞，故胸满而喘。病不在营卫，故发汗反躁，内热甚，反加温针，故躁不得眠。身重者，神经弛缓也，云：“下之客气动膈，心中懊侬，舌上胎者，栀子豉汤主之。”因知栀豉是阳明经药，云：“渴欲饮水，小便不利者，猪苓汤主之。”则猪苓汤亦阳明经药，他如身黄之茵陈蒿汤、栀子檗皮汤、麻黄连轺赤小豆汤。得食欲呕之吴茱萸汤，皆阳明经药，此为阳明篇中所有之方，其太阳篇中之大小陷胸乃至诸泻心汤，亦阳明经药也，兹为次第释之。

栀豉汤瓜蒂散方药论第六

栀子

栀子本经主五内邪气，胃中热气，面赤、酒皰、皻鼻、白癞、赤癞、疮疡。《逢源》：栀子仁专除心肺客热，本经治五内邪气，胃中热气等病，不独除心肺客热也。其去赤

當是胸字之訛滿而喘身重。」胃熱而逆故咽燥。胆逆故口苦。胃部窒塞。故胸滿而喘。病不在營衛。故發汗反躁。內熱甚。反加溫針。故躁不得眠。身重者。神經弛緩也。云「下之客氣動膈。心中懊憹。舌上胎者。梔子豉湯主之。」因知梔豉是陽明經藥。云「渴欲飲水。小便不利者。豬苓湯主之。」則豬苓湯亦陽明經藥。他如身黃之茵陳蒿湯梔子蘗皮湯麻黃連軺赤小豆湯。得食欲嘔之吳茱萸湯。皆陽明經藥。此爲陽明篇中所有之方。其太陽篇中之大小陷胸乃至諸瀉心湯。亦陽明經藥也。茲爲次第釋之。

梔豉湯瓜蒂散方藥論第六

梔子

梔子本經主五內邪氣。胃中熱氣。面赤、酒皰、皻鼻、白癩、赤癩、瘡瘍。逢源梔子仁專除心肺客熱。本經治五內邪氣。胃中熱氣等病。不獨除心肺客熱也。其去赤

癩白癩瘡瘍者。諸痛癢瘡。皆屬心火也。炮黑則專瀉三焦之火。及痞塊中火。最清胃脘之血。屈曲下行。能降火從小便中泄去。仲景治傷寒發汗吐下後。虛煩不得眠。心中懊憹。梔子豉湯主之。因其虛。故不用大黃。既亡血亡津。內生虛熱。非此不去也。治身黃發熱。用梔子柏皮湯。身黃腹滿。小便不利。用茵陳梔子大黃湯。取其利大小便而蠲濕熱也。古方治心痛。恆用梔子。此爲火氣上逆。氣不得下者設也。今人泥丹溪之說。不問寒熱通用。虛寒何以堪之。大苦寒能損伐胃氣。不無減食泄瀉之虞。故仲景云。病人舊有微溏者。不可與之。世人每用治血。不知血寒則凝。反爲敗症。治實火之吐血。順氣爲先。氣行則血自歸經。治虛火之吐血。養正爲主。氣壯則自能攝血。此治療之大法。不可稍違者也。

按梔子性涼而下行。故能清熱。而便溏者不可與。因本不便溏。得此能瀉故也。

傷寒吐下後。虛煩不得眠。心中懊憹。爲梔豉症。此最當注意。亦最難解。懊憹謂

癞白癞疮疡者，诸痛痒疮，皆属心火也。炮黑则专泻三焦之火，及痞块中火，最清胃脘之血，屈曲下行，能降火从小便中泄去。仲景治伤寒发汗吐下后，虚烦不得眠，心中懊憹，栀子豉汤主之。因其虚，故不用大黄，既亡血亡津，内生虚热，非此不去也。治身黄发热，用栀子柏皮汤。身黄腹满，小便不利，用茵陈栀子大黄汤。取其利大小便，而蠲湿热也。古方治心痛，恒用栀子，此为火气上逆，气不得下者设也。今人泥丹溪之说，不问寒热通用，虚寒何以堪之。大苦寒能损伐胃气，不无减食泄泻之虞。故仲景云，病人旧有微溏者，不可与之，世人每用治血，不知血寒则凝，反为败症。治实火之吐血，顺气为先，气行则血自归经。治虚火之吐血，养正为主，气壮则自能摄血，此治疗之大法，不可稍违者也。

【按】栀子性凉而下行，故能清热，而便溏者不可与。因本不便溏，得此能泻故也。伤寒吐下后，虚烦不得眠，心中懊憹，为栀豉症。此最当注意，亦最难解，懊憹谓

横直都不可，即虚烦之注脚，问何故虚烦不得眠？曰此吐下之反应也。凡药物去病，不能不损及正气，因食物在上而吐之，黏液胃酸随食物而出，不仅所停之食物也。食物在下因而下之，肠中黏液水分随之而出，不仅粪块也。今既吐且下，所损实多，体内骤空，而余热犹在。因是病体代偿作用不健全，骤遭许多损失，仓猝不及补偿，则似馈非馈，似痛非痛，莫名不适，即所谓虚烦懊侬也。吐则向上，泻则向下，吐下之后，而见懊侬，其藏气有乱意。栀子性凉，豆豉性散；栀子下降，豆豉上升；栀子消炎，豆豉散结。所以能收拨乱反正之功也。药物之公例，两力不相消，故升降并用，得奏调停之效。

豆豉

用黑豆淘净，伏天水浸一宿，蒸熟摊干，蒿覆三日，候黄色取晒，下瓮筑实。桑叶厚盖泥封，七日取出，又晒。酒拌入瓮，如此七次，主伤寒头痛寒热烦闷，温毒发

橫直都不可。卽虛煩之注腳。問何故虛煩不得眠。曰此吐下之反應也。凡藥物去病。不能不損及正氣。因食物在上而吐之。黏液胃酸隨食物而出。不僅所停之食物也。食物在下因而下之。腸中黏液水分隨之而出。不僅糞塊也。今旣吐且下。所損實多。體內驟空。而餘熱猶在。因是病體代償作用不健全。驟遭許多損失。倉猝不及補償。則似饋非饋。似痛非痛。莫名不適。卽所謂虛煩懊憹也。吐則向上。瀉則向下。吐下之後。而見懊憹。其藏氣有亂意。梔子性涼。豆豉性散。梔子下降。豆豉上升。梔子消炎。豆豉散結。所以能收撥亂反正之功也。藥物之公例。兩力不相消。故升降並用。得奏調停之效。

豆豉

用黑豆淘淨。伏天水浸一宿。蒸熟攤乾。蒿覆三日。候黃色取晒。下甕築實。桑葉厚蓋泥封。七日取出。又晒。酒拌入甕。如此七次。主傷寒頭痛寒熱煩悶。溫毒發

斑。瘴氣惡毒。入吐劑發汗。并治虛勞喘逆脚膝疼冷。大病後胸中虛煩。此爲聖藥。合梔子治心下懊憹。同葱白治温病頭痛。兼人中黄山梔臘茶治温熱疫癘。虛煩喘逆。同甘桔萎蕤。治風熱燥欬。皆香豉爲聖藥。蓋瓜蒂吐胸中寒實。豆豉吐虛熱懊憹。得葱則發汗。得鹽則湧吐。得酒則治風。得薤則治痢。得蒜則止血。生用則發散。炒熟則止汗。然必江右製者方堪入藥。入發散藥陳者爲勝。入湧吐藥。新者爲良。以水浸絞汁。治誤食鳥獸肝中毒。服數升愈。

附諸豆

大豆　大豆曰菽。色黄者入脾。瀉而不補。色黑者入腎。瀉中寓補。本經云。生研和醋塗癰腫。煎汁飲殺鬼毒止痛。日華云。製金石藥毒。時珍云。水浸擣汁。解礬石砒石烏附射罔甘遂巴豆芫青斑蝥百藥之毒。古方取用甚多。炒熟酒淋所謂豆淋酒。用治風毒。脚氣。筋脈拘攣。産後中風。口喎。頭風。破傷風等。

斑，瘴气恶毒，入吐剂发汗，并治虚劳喘逆，脚膝疼冷。大病后胸中虚烦，此为圣药。合栀子治心下懊侬，同葱白治温病头痛，兼人中黄、山栀、腊茶，治温热疫疠。虚烦喘逆，同甘桔、萎蕤，治风热燥欬，皆香豉为圣药。盖瓜蒂吐胸中寒实，豆豉吐虚热懊侬，得葱则发汗，得盐则涌吐，得酒则治风，得薤治痢，得蒜则止血。生用则发散，炒熟则止汗。然必江右制者方堪入药，入发散药陈者为胜。入涌吐药，新者为良，以水浸绞汁，治误食鸟兽肝中毒，服数升愈。

附诸豆

大豆　大豆曰菽，色黄者入脾。泻而不补，色黑者入肾，泻中寓补。《本经》云，生研和醋涂痈肿，煎汁饮杀鬼毒止痛。《日华》云：制金石药毒。时珍云：水浸捣汁，解矾石、砒石、乌附、射、罔、甘、遂、巴豆、芫青、斑蝥百药之毒。古方取用甚多，炒熟酒淋，所谓豆淋酒。用治风毒，脚气，筋脉拘挛，产后中风，口㖞，头风，破伤风等。

扁豆　入脾经气分，和中止呕，得木瓜治伤暑霍乱。扁豆花治下痢脓血，赤白带下。扁豆叶治霍乱吐泻，吐利后转筋，叶一握捣入醋少许，绞汁服。

大豆黄卷　黑大豆发芽是也，本经治温痹痉挛。金匮薯蓣丸用之，取其入脾胃，散湿热。

赤小豆　即小豆之赤小而黑暗者，俗名猪肝赤。其性下行，通利小肠，故能利水降火。久食令人枯燥，瓜蒂散用之以泄胸中寒实，正以利水清热也。生末敷痈肿，为伤寒发颐要药，发芽同当归治便血肠痈，取其能散蓄积之毒也。

绿豆　甘凉解毒，能明目，解附子、砒石诸药毒，而与榧子相反，误犯伤人。绿豆粉治痈疽，内托护心丹极言其效。真粉乃绿豆所作取，陈者蜜调敷疽毒，疽疮湿烂不结痂者，干扑之良。绿豆壳治疽生目翳。

蚕豆　性甘温，中气虚者，食之腹胀，积善堂方，言一女子误吞针入腹，诸医不

扁豆　入脾經氣分。和中止嘔。得木瓜治傷暑霍亂。　扁豆花治下痢膿血。赤白帶下。　扁豆葉治霍亂吐瀉。吐利後轉筋。葉一握搗入醋少許。絞汁服。

大豆黃卷　黑大豆發芽是也。本經治濕痺痙攣。金匱薯蕷丸用之。取其入脾胃。散濕熱。

赤小豆　即小豆之赤小而黑暗者。俗名豬肝赤。其性下行。通利小腸。故能利水降火。久食令人枯燥。瓜蒂散用之以泄胸中寒實。正以利水清熱也。生末敷癰腫。爲傷寒發頤要藥。發芽同當歸治便血腸癰。取其能散蓄積之毒也。

菉豆　甘涼解毒。能明目解附子砒石諸藥毒。而與榧子相反。誤犯傷人。　菉豆粉治癰疽。內托護心丹極言其效。　眞粉乃菉豆所作。取陳者蜜調敷疽毒。疽瘡溼爛不結痂者。乾撲之良。　菉豆殼治疽生目翳。

蠶豆　性甘溫。中氣虛者。食之腹脹。積善堂方言一女子誤吞針入腹。諸醫不

能治。有人致令煑蠶豆同韭莢服之。針自大便同出。誤吞金銀者。用之皆效。

刀豆子　治病後呃逆。燒灰存性。白湯調服二錢即止。按呃有多種。寒者用丁香柿蒂良。熱者犀角地黃良。因是橫膈膜痙攣。兼神經性。故屢見時醫用刀豆子無效。

瓜蒂

瓜蒂本經謂上品。味苦性寒。主治大水。身面四肢浮腫。下水穀蠱毒。欬逆上氣。及食諸果。病在胸膈吐下之。別錄云去鼻中瘜肉。療黃疸。大明謂吐風熱痰涎。治風眩頭痛。顛癇喉痺。頭目有濕氣。王好古云。得麝香細辛。治鼻不聞香臭。仲景云。病如桂枝證。頭不痛。項不强。寸脈微浮。胸中痞鞕。氣上衝。咽喉不得息者。此爲胸中有寒也。當吐之。太陽中暍。身熱頭痛而脈微弱。此夏月傷冷水。水行皮中也。宜吐之。少陽病頭痛發寒熱脈緊不大。是膈上有痰也。宜吐之。病胸上

能治。有人教令煮蚕豆同韭菜服之，针自大便同出。误吞金银者，用之皆效。

刀豆子　治病后呃逆，烧灰存性，白汤调服二钱即止。按呃有多种，寒者用丁香柿蒂良，热者犀角、地黄良。因是横膈膜痉挛，兼神经性，故屡见时医用刀豆子无效。

瓜蒂

瓜蒂本经谓上品，味苦性寒，主治大水，身面四肢浮肿。下水谷蛊毒，欬逆上气，及食诸果，病在胸膈吐下之。《别录》云：去鼻中瘜肉，疗黄疸。大明谓吐风热痰涎，治风眩头痛，颠痫喉痹，头目有湿气。王好古云：得麝香、细辛，治鼻不闻香臭。仲景云：病如桂枝证，头不痛，项不强，寸脉微浮，胸中痞鞕（鞕），气上冲，咽喉不得息者，此为胸中有寒也，当吐之。太阳中暍，身热头痛而脉微弱，此夏月伤冷水，水行皮中也，宜吐之。少阳病头痛、发寒热，脉紧不大，是膈上有痰也，宜吐之。病胸上

诸实，郁郁而痛，不能食，欲人按之，而反有浊涎下利，日十余行，寸口脉微弦者，当吐之。宿食在上脘者，当吐之，并宜以瓜蒂散主之。惟诸亡血家不可与瓜蒂散也。李东垣云：《难经》曰，上部有脉，下部无脉，其人当吐不吐者死。此饮食内伤，填塞胸中，食伤太阴，风木生发之气，伏于下，宜瓜蒂散吐之。《素问》所谓木郁则达之也，吐去上焦有形之物，则木得舒畅，天地交而万物通矣。若尺脉绝者，不宜用此，恐损本元，令人胃气不复也。按《内经》以五行配四时，以四时配五藏。春气主生，肝病恒当春发作，无病则意志愉快，故春配肝。春主生，木为代表，故有肝木之术语。其他详拙著《群经见智录》。所谓食伤太阴，谓脾也，在生理食物不直接伤脾，其说不确。然肝与胃实有密切关系，云吐去有形之食物，则肝得舒畅，却是事实。又食物不得停上膈，上膈是食道，食物如何能停食道中。凡云食停上膈者，皆在胃也。不过胃中停积，贲门闭，则食物不得入，入辄呕而膈间不

諸實。鬱鬱而痛。不能食。欲人按之。而反有濁涎下利。日十餘行。寸口脈微弦者。當吐之。宿食在上脘者。當吐之。並宜以瓜蒂散主之。惟諸亡血家不可與瓜蒂散也。李東垣云。難經曰。上部有脈。下部無脈。其人當吐不吐者死。此飲食內傷。填塞胸中。食傷太陰。風木生發之氣。伏於下。宜瓜蒂散吐之。素問所謂木鬱則達之也。吐去上焦有形之物。則木得舒暢。天地交而萬物通矣。若尺脈絕者。不宜用此。恐損本元。令人胃氣不復也。按內經以五行配四時。以四時配五藏。春氣主生。肝病恆當春發作。無病則意志愉快。故春配肝。春主生。木為代表。故有肝木之術語。其他詳拙著羣經見智錄。所謂食傷太陰。謂脾也。在生理食物不直接傷脾。其說不確。然肝與胃實有密切關係。云吐去有形之食物。則肝得舒暢。卻是事實。又食物不得停上膈。上膈是食道。食物如何能停食道中。凡云食停上膈者。皆在胃也。不過胃中停積。賁門閉則食物不得入。入輒嘔而膈間不

適。仲景謂病如桂枝症。不頭痛項强而胸中痞鞕。此最足爲用瓜蒂散之標準。此症小孩最多。用吐法亦最穩捷。余屢用之。惟不定能吐。藥後仍須雞羽探喉。但得吐數口。胃氣得伸。賁門開則幽門亦開。其餘積自能下行。從大便出。故藥後所吐者。僅十之二三。所下者乃十之七八。傷寒方用瓜蒂赤小豆香豉。余習用者。爲梔豉加瓜蒂。取山梔能瀉也。綱目謂須用甜瓜蒂。今藥肆中僅有南瓜蒂。其分量爲生山梔豆豉各三錢。南瓜蒂兩枚。

蘗皮

黃蘗之皮也。苦寒無毒。生用降實火。酒製治陰火上炎。鹽製治下焦之火。薑製治中焦痰火。薑汁炒黑。治濕熱。陰虛火盛。面赤戴陽。附子汁製。「本經」主五藏腸胃中結熱。黃癉。腸痔。止泄痢。女子漏下赤白。陰傷蝕瘡。逢源云。黃蘗苦燥。爲治濕熱之專藥。詳本經主治。皆濕熱傷陰之候。卽漏下赤白。亦必因熱邪傷陰。

适。仲景谓病如桂枝症，不头痛项强而胸中痞鞕（鞕），此最足为用瓜蒂散之标准。此病小孩最多，用吐法亦最稳捷。余屡用之，惟不定能吐，药后仍须鸡羽探喉，但得吐数口，胃气得伸，贲门开则幽门亦开，其余积自能下行，从大便出。故药后所吐者，仅十之二三，所下者乃十之七八。伤寒方用瓜蒂、赤小豆、香豉，余习用者，为栀豉加瓜蒂，取山栀能泻也。《纲目》谓：须用甜瓜蒂，今药肆中仅有南瓜蒂，其分量为生山栀、豆豉各三钱，南瓜蒂两枚。

檗皮

黄檗之皮也，苦寒无毒，生用降实火，酒制治阴火上炎，盐制治下焦之火，姜制治中焦痰火。姜汁炒黑，治湿热，阴虚火盛，面赤戴阳。附子汁制，《本经》主五藏肠胃中结热，黄瘅，肠痔，止泄痢，女子漏下赤白，阴伤蚀疮。《逢源》云，黄檗苦燥，为治湿热之专药，详本经主治，皆湿热伤阴之候，即漏下赤白，亦必因热邪伤阴，火气有余之患，非崩中久漏之比。仲景栀子檗皮治身黄发热，得其旨矣（按：发黄为胆汁不循轨道，混入血中之故。胆汁为消化要素，今不向下行，第二道消化病，第一道消化亦病，故患此者，恒见舌质绛而黄苔湿润，故当列之阳明经症之中，以胃热故也。旧说湿热亦甚确，凡患此者，溲必不利而舌则常润，是体中有过剩水分也。当是其人素有湿病，胃气不伸，热而上逆，胆汁从输胆管渗漏而出，因而混入血中。凡湿家虽发热，各组织亦无弹力，檗皮燥湿者，即是能使无弹力者增加弹力之故。《伤寒论》治黄之方凡三，曰栀子檗皮汤；曰茵陈蒿汤；曰麻黄连轺赤小豆汤。《论》中栀子檗皮汤条下有伤寒瘀热在里身，必黄之文。钱注云：瘀留蓄壅滞也，伤寒郁热，与胃之湿气互结，蒸湿如淖泽中之淤泥，黏泞不分也。此条只用栀子，不用大黄，可知积在胃，非大黄所宜。茵陈蒿汤云，身黄如橘子，小便不利，腹微满，是则兼及肠部，故用大黄。其麻黄连轺赤小

火氣有餘之患。非崩中久漏之比。仲景梔子蘗皮治身黃發熱得其旨矣（按發黃爲胆汁不循軌道。混入血中之故。胆汁爲消化要素。今不向下行。第二道消化病。第一道消化亦病。故患此者。恆見舌質絳而黃苔濕潤。故當列之陽明經症之中。以胃熱故也。舊說濕熱亦甚確。凡患此者。溲必不利而舌則常潤。是體中有過剩水分也。當是其人素有濕病。胃氣不伸。熱而上逆。胆汁從輸胆管滲漏而出。因而混入血中。凡濕家雖發熱。各組織亦無彈力。蘗皮燥濕者。即是能使無彈力者增加彈力之故。傷寒論治黃之方凡三。曰梔子蘗皮湯。曰茵陳蒿湯。曰麻黃連軺赤小豆湯。論中梔子蘗皮湯條下有傷寒瘀熱在裏身必黃之文。錢注云。瘀留蓄壅滯也。傷寒鬱熱。與胃之濕氣互結。蒸濕如淖澤中之淤泥。黏濘不分也。此條只用梔子。不用大黃。可知積在胃。非大黃所宜。茵陳蒿湯云。身黃如橘子。小便不利。腹微滿。是則兼及腸部。故用大黃。其麻黃連軺赤小

豆條。則因無汗。凡黃屬濕。當從汗與溲袪也。黃柏苦甚。亦燥甚。不能多用。以四分爲率。若用一錢以上。流弊甚大苦寒能化火。且戕腎也。

瀉心諸湯方藥論第七

黃連

黃連苦寒無毒。產川中者。中空色正黃。截開分瓣者爲上。生用瀉心火。豬膽汁炒。瀉肝胆虛火。治上焦熱用醋炒。中焦薑炒。下焦鹽水炒。氣分鬱結肝火。煎吳萸湯炒。血分癥塊中伏火。同乾漆末炒。解附子巴豆輕粉毒。忌豬肉。本經主熱氣目痛眥傷泣出明目。治腸澼腹痛下痢。婦人陰中腫痛。逢源云。川連性寒。味苦。氣薄。味厚。降多升少。入手少陰厥陰。苦入心。寒勝熱。黃連大黃之苦寒。以導心下之實熱。去心竅惡血。仲景九種心下痞。五等瀉心湯皆用之。瀉心者。其實瀉脾。實則瀉其子也。下痢胃呆虛熱口噤者。黃連人參煎湯時時呷之。如吐再

豆条，则因无汗。凡黄属湿，当从汗与溲祛也，黄柏苦甚，亦燥甚，不能多用，以四分为率。若用一钱以上，流弊甚大，苦寒能化火，且戕肾也。

泻心诸汤方药论第七

黄连

黄连苦寒无毒，产川中者，中空色正黄，截开分瓣者为上。生用泻心火，猪胆汁炒，泻肝胆虚火。治上焦热用醋炒，中焦姜炒，下焦盐水炒。气分郁结肝火，煎吴萸汤炒；血分癥块中伏火，同干漆末炒。解附子、巴豆、轻粉毒，忌猪肉。本经土热气目痛、眦伤泣出、明目，治肠澼、腹痛下痢，妇人阴中肿痛。《逢源》云：川连性寒，味苦，气薄，味厚，降多升少，入手少阴厥阴，苦入心，寒胜热，黄连大黄之苦寒，以导心下之实热，去心窍恶血。仲景九种心下痞，五等泻心汤皆用之。泻心者，其实泻脾，实则泻其子也。下痢胃呆、虚热、口噤者，黄连、人参煎汤时时呷之，如吐再

饮。但得一呷下咽便好，诸苦寒药多泻，惟黄连、芩、檗性寒而燥，能降火去湿、止泻痢，故血痢以之为君。今人但见肠虚渗泄，微似有血，不顾寒热多少，便用黄连，由是多致危殆。至于虚冷白痢，及先泻后痢之虚寒证，误用致死者多矣。诸痛疡疮皆属心火，眼暴赤肿，痛不可忍，亦属心火兼挟肝邪，俱宜黄连、当归，以能清头目，坚肠胃，祛湿热，故治痢及目疾为要药。妇人阴肿痛，亦是湿热为患，尤宜以苦燥之。古方治痢香连丸，用黄连、木香。姜连散用干姜、黄连。佐金丸用黄连、吴萸。治消渴用酒蒸黄连。治口疮用细辛、黄连。治下血用黄连、胡蒜。皆是寒因热用，热因寒用，而无偏胜之害。然苦寒之剂，中病即止。经有久服黄连、苦参反热之说，此性虽寒，其味至苦，入胃则先归于心，久而不已，心火偏胜，则热，乃其理也。黄连泻实火，若虚火妄投，反伤中气。故阴虚烦热，脾虚泄泻，妇人产后烦热，小儿痘疹气虚作泻，并行浆后泄泻，皆禁用。按《逢源》所举禁用黄连诸

飲。但得一呷下咽便好。諸苦寒藥多瀉。惟黃連芩檗性寒而燥。能降火去濕止瀉痢。故血痢以之爲君。今人但見腸虛滲泄。微似有血。不顧寒熱多少。便用黃連。由是多致危殆。至於虛冷白痢。及先瀉後痢之虛寒證。誤用致死者多矣。諸痛瘍瘡皆屬心火。眼暴赤腫痛不可忍。亦屬心火兼挾肝邪。俱宜黃連當歸。以能清頭目。堅腸胃。祛濕熱。故治痢及目疾爲要藥。婦人陰腫痛。亦是濕熱爲患。尤宜以苦燥之。古方治痢香連丸。用黃連木香。薑連散用乾薑黃連。佐金丸用黃連吳萸。治消渴用酒蒸黃連。治口瘡用細辛黃連。治下血用黃連胡蒜。皆是寒因熱用。熱因寒用。而無偏勝之害。然苦寒之劑。中病即止。經有久服黃連苦參反熱之說。此性雖寒。其味至苦。入胃則先歸於心。久而不已。心火偏勝。則熱。乃其理也。黃連瀉實火。若虛火妄投。反傷中氣。故陰虛煩熱。脾虛泄瀉。婦人產後煩熱。小兒痘疹氣虛作瀉。並行漿後泄瀉。皆禁用。按逢源所舉禁用黃連諸

條是也。然不明其所以然之故。聞一知一。不足以應付也。黄連之藥位在胸脘。每用不可過四分。若一次服至一錢以上。能令人胸中覺空。躁擾不甯。至手足無措。故云瀉心。若問何以如此。只從效力攷察。便可灼知其故。凡女人舊有滑胎之病者。佐金丸服至六分以上。可以墮胎。凡健體經阻。與桃仁四物。可以不應。加佐金丸其經卽行。可知此藥能破血。是則凡涉及血虛之病。皆在所當禁。故肝虛脾虛痘疹皆在當禁之列。此物藥位雖在胸脘。得吳萸則下行。身半以下主血者惟衝任。黄連下行。衝任當之。以故能墮胎行經。於此可以悟變更藥位之方法。茲附諸瀉心湯及方論於後。

瀉心湯者。芩連參半乾薑甘草棗也。傷寒論瀉心湯凡五。曰半夏瀉心湯。原方以半夏爲主。計半升。升謂藥升約當今之一立方寸 曰甘草瀉心湯。原方重用甘草至四兩。每兩當今量七分六厘世補齋有考 曰生薑瀉心湯。原方加生薑四兩。曰附子瀉心湯。其方爲大黃芩

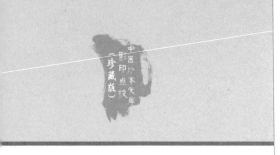

条是也。然不明其所以然之故，闻一知一，不足以应付也。黄连之药位在胸脘，每用不可过四分。若一次服至一钱以上，能令人胸中觉空，躁扰不宁，至手足无措，故云泻心。若问何以如此，只从效力考察，便可灼知其故。凡女人旧有滑胎之病者，佐金丸服至六分以上，可以堕胎。凡健体经阻，与桃仁四物，可以不应，加佐金丸其经即行，可知此药能破血。是则凡涉及血虚之病，皆在所当禁，故肝虚、脾虚、痘疹，皆在当禁之列。此物药位虽在胸脘，得吴萸则下。身半以下主血者，惟冲任。黄连下行，冲任当之，以故能堕胎行经。于此可以悟变更药位之方法，兹附诸泻心汤及方论于后。

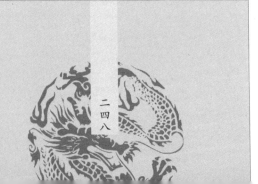

泻心汤者，芩、连、参、半、干姜、甘草、枣也，《伤寒论》泻心汤凡五：曰半夏泻心汤，原方以半夏为主，计半升升谓药升，约当今之一立方寸。曰甘草泻心汤，原方重用甘草至四两，每两当今量七分六厘，世补斋有考。曰生姜泻心汤。原方加生姜四两，曰附子泻心汤，其方为大黄、芩

连、附子四味，曰大黄泻心汤，其方为大黄、黄连两味。此五分均用黄连，无黄连不名为泻心也。《伤寒论·太阳篇》有四种病，皆当入阳明经症者，其一为吐下后虚烦不得眠，心中懊侬之栀子豉汤证。其二为表未解，医反下之，膈内拒痛，短气躁烦，心中懊侬，阳气内陷，心下因鞭（鞕）之结胸症。其三为如结胸状，饮食如故，时时下利，关脉细小沈紧，舌上白胎滑之藏结症。其四为胸脘但满不痛者为痞之泻心汤症。此四种皆胃病，皆可谓之阳明经症，而递深递重，为四个阶级。栀豉症为拨乱反正，说详前；痞为但满不痛，其病有寒有热，表未解而下之，热入里，因作痞，此由于反应而属热者，病发于阴而反下之，因作痞，此属反应而属寒者。伤寒五六日发热而呕，柴胡证具而以他药下之。若不汗出而解，胸下满而不痛者为痞，宜半夏泻心汤。《本论》云：此种虽下之不为逆，既非逆，何以痞。观用半夏泻心汤，则知有痰，当是其人本有痰湿，此即药以测症之法。用此法

連附子四味，曰大黃瀉心湯。其方爲大黃黃連兩味。此五方均用黃連。無黃連不名爲瀉心也。傷寒論太陽篇有四種病，皆當入陽明經症者。其一爲吐下後虛煩不得眠。心中懊憹之梔子豉湯證。其二爲表未解。醫反下之。膈內拒痛。短氣躁煩。心中懊憹，陽氣內陷。心下因鞕之結胸症。其三爲如結胸狀。飲食如故。時時下利。關脈細小沈緊。舌上白胎滑之藏結症。其四爲胸脘但滿不痛者爲痞之瀉心湯症。此四種皆胃病。皆可謂之陽明經症。而遞深遞重。爲四個階級。梔豉症爲撥亂反正。說詳前。痞爲但滿不痛。其病有寒有熱。表未解而下之。熱入裏。因作痞。此由於反應而屬熱者。病發於陰而反下之。因作痞。此屬反應而屬寒者。傷寒五六日發熱而嘔。柴胡證具而以他藥下之。若不汗出而解。胸下滿而不痛者爲痞。宜半夏瀉心湯。本論云。此種雖下之不爲逆。既非逆。何以痞。觀用半夏瀉心湯，則知有痰。當是其人本有痰濕。此即藥以測症之法。用此法

以例其餘。則知附子瀉心湯有附子。復有大黃。是寒積。大黃瀉心湯僅有大黃黃連。是熱積。生薑瀉心是寒濕。甘草瀉心是偏於虛者。凡用瀉心。以其人胸滿不拒按爲標準。若按之痛者。便是結胸。痞之理由。什九亦屬反應。吾輯義按中釋之甚詳。可以參看。但當時爲舊說所拘。不悟此種皆屬胃。皆當入陽明經。此層不了解。遂如隔一層膜。言之不能澈底。而總覺太陽篇頭緒紛繁。無從整理也。

陷胸丸方藥論第八

葶藶

葶藶辛苦寒。有小毒。酒浸焙用。療實水滿急。生用。本經主癥瘕、積聚、結氣、飲食、寒熱。破堅逐邪。通利水道。「發明」葶藶苦寒。不減硝黃。專泄肺中之氣。亦入手陽明足太陽。故仲景瀉肺湯用之。肺氣壅塞。則膀胱之氣化不通。水濕泛濫

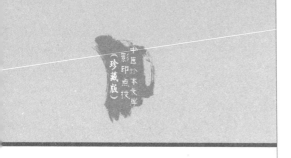

以例其余，则知附子泻心汤有附子，复有大黄，是寒积。大黄泻心汤仅有大黄、黄连，是热积。生姜泻心是寒湿，甘草泻心是偏于虚者。凡用泻心，以其人胸满不拒按为标准。若按之痛者，便是结胸。痞之理由，什九亦属反应。吾辑义按中释之甚详，可以参看。但当时为旧说所拘，不悟此种皆属胃，皆当入阳明经，此层不了解，遂如隔一层膜，言之不能澈底，而总觉太阳篇头绪纷繁，无从整理也。

陷胸丸方药论第八

葶苈

葶苈辛苦寒，有小毒，酒浸焙用，疗实水满急。生用，本经主癥瘕、积聚、结气、饮食、寒热，破坚逐邪，通利水道。《发明》：葶苈苦寒，不减硝黄，专泄肺中之气，亦入手阳明、足太阳，故仲景泻肺汤用之。肺气壅塞，则膀胱之气化不通，水湿泛滥

为喘满，为肿胀，为积聚种种。辛能散，苦能泄，大寒沈降，能下行逐水，亦能泄大便，为其体轻性沈降，引肺气下走大肠。又主肺痈喘逆，痰气结聚，通身水气，脾胃虚者宜远之。大戟去水，葶苈愈胀，用之不节，反乃成病。葶苈有甘苦二种，缓急不同，大抵甜者性缓，虽泄肺而不伤胃。然肺之水气病势急者，非此不能除。水去则止，不可过剂。

【按】葶苈性甚悍，凡用此须辨是闭是水，是水可用，是闭不可用。沪上儿科，对于小孩痧子，气急、剧欬、鼻扇之急性肺炎，往往用葶苈八分一钱，乃至钱半，此误也。痧子前驱症之气急鼻扇，乃是痧不得出之故，是闭不是水。无汗者，当用麻杏发汗，以开肺气；有汗者，当清肺胃之热，佐以透发痧子之药，如葛根、升麻之类，而监以苏子降气。一面更用芫荽外熨，无价散外达，方是根治之法。若用葶苈，此药泻肺之力量甚峻，等于伤寒太阳未罢而反下之，或且加甚，表热入里，

爲喘滿。爲腫脹。爲積聚種種。辛能散。苦能泄。大寒沈降。能下行逐水。亦能泄大便。爲其體輕性沈降。引肺氣下走大腸。又主肺癰喘逆。痰氣結聚。通身水氣。脾胃虛者宜遠之。大戟去水。葶藶愈脹。用之不節。反乃成病。葶藶有甘苦二種。緩急不同。大抵甜者性緩。雖泄肺而不傷胃。然肺之水氣病勢急者。非此不能除。水去則止。不可過劑。

按葶藶性甚悍。凡用此須辨是閉是水。是水可用。是閉不可用。滬上兒科。對於小孩痧子。氣急、劇欬、鼻扇之急性肺炎。往往用葶藶八分一錢。乃至錢半。此誤也。痧子前驅症之氣急鼻扇。乃是痧不得出之故。是閉不是水。無汗者。當用麻杏發汗。以開肺氣。有汗者。當淸肺胃之熱。佐以透發痧子之藥。如葛根升麻之類。而監以蘇子降氣。一面更用芫荽外熨。無價散外達。方是根治之法。若用葶藶。此藥瀉肺之力量甚峻。等於傷寒太陽未罷而反下之。或且加甚表熱入裏。

必作結胸。而肺炎仍在。肺氣則因藥而虛。此其危險程度。思之可怖。雖有十之一二幸得挽救。更有其他原因。斷斷乎不可以此藥爲法也。欲知閉與水之辨。仍不能不注意於證。凡有汗者。過剩之水分。得從汗出。溲暢者。過剩之水分。得從溲出。如此而欬而喘。可以斷言決非因水。凡肺水爲患之病有餘者。方可用葶藶。虛者決不可用葶藶。則肺萎不可用。肺癰方可用。癰與萎之辨。固甚易易也。萎則面色蒼白。癰則面赤。萎者欬無力。脈弱氣短。癰則欬有力。脈滑大。氣粗。萎屬陰。癰屬陽。萎必惡寒。癰必惡熱。無論眼下有無臥蠶。手脚有無浮腫。汗溲均少者爲水。均多者非是。如此各方考察。則病無遁形。然尤有不可不知者。肺虛之極。其欬反大有力。刻不得寧。又一種眞肺病。大虛將死而惡熱異常。面色亦不蒼白。然實是假象。吾曾見傖醫用細辛錢半乃至三錢治欬。其人藥後劇欬竟無休息時。余以麥冬五味子救之而愈。又曾治勞病吐血。冬月病者。單衣

必作结胸，而肺炎仍在。肺气则因药而虚，此其危险程度，思之可怖。虽有十之一二幸得挽救，更有其他原因，断断乎不可以此药为法也。欲知闭与水之辨，仍不能不注意于证。凡有汗者，过剩之水分，得从汗出。溲畅者，过剩之水分，得从溲出。如此而欬而喘，可以断言决非因水。凡肺水为患之病有余者，方可用葶苈，虚者决不可用葶苈，则肺萎不可用，肺痈方可用。痈与萎之辨，固甚易易也，萎则面色苍白，痈则面赤。萎者咳无力，脉弱气短。痈则咳有力，脉滑大，气粗。萎属阴，痈属阳，萎必恶寒，痈必恶热。无论眼下有无卧蚕，手脚有无浮肿，汗溲均少者为水，均多者非是。如此各方考察，则病无遁形。然尤有不可不知者，肺虚之极，其咳反大有力，刻不得宁。又一种真肺病，大虚将死而恶热异常，面色亦不苍白，然实是假象。吾曾见伧医用细辛钱半乃至三钱治欬，其人药后剧咳竟无休息时。余以麦冬、五味子救之而愈。又曾治劳病吐血，冬月病者，单衣

尚叫热不已，前者为肺气不敛，后者为真阳外越，皆大虚之盛候也。此种最难辨别，所以须合色脉证，病历，综合参考。若大虚之盛候而误用葶苈，祸不旋踵，可不慎哉。大陷胸丸之用葶苈，乃偏于治水者。

甘遂

甘遂色白味苦，先升后降，乃泻水之峻药，本经治大腹疝瘕，面目浮肿，留饮宿食等病，取其苦寒迅利，疏通十二经，攻坚破结，直达水气所结之处。仲景大陷胸汤，《金匮》甘遂半夏汤用之。但大泻元气，且有毒，不可轻用。肾主水，凝则为痰饮，甘遂能泄肾经湿气，治痰之本也。不可过服，中病即止。仲景治心下留饮，与甘草同用，取其相反而立功也。《肘后方》治身面浮肿，甘遂末二钱，雄猪肾一枚，分七片，入末，拌匀，湿纸裹煨，令熟，每日服一片，至四五服，当腹鸣小便利，是其效也。然水肿鼓胀，类多脾阴不足，土虚不能制水，法当辛温补脾，实水兼利小

尙叫熱不已。前者爲肺氣不斂。後者爲眞陽外越。皆大虛之盛候也。此種最難辨別。所以須合色脈。證病歷。綜合參考。若大虛之盛候而誤用葶藶。禍不旋踵。可不愼哉。大陷胸丸之用葶藶。乃偏於治水者。

甘遂

甘遂色白味苦。先升後降。乃瀉水之峻藥。本經治大腹疝瘕。面目浮腫。留飮宿食等病。取其苦寒迅利。疏通十二經。攻堅破結。直達水氣所結之處。仲景大陷胸湯。金匱甘遂半夏湯用之。但大瀉元氣。且有毒。不可輕用。腎主水。凝則爲痰飮。甘遂能泄腎經濕氣。治痰之本也。不可過服。中病卽止。仲景治心下留飮。與甘草同用。取其相反而立功也。肘後方治身面浮腫。甘遂末二錢。雄豬腎一枚。分七片。入末。拌勻。濕紙裹煨。令熟。每日服一片。至四五服。當腹鳴小便利。是其效也。然水腫鼓脹。類多脾陰不足。土虛不能制水。法當辛溫補脾。實水兼利小

便。若誤用甘遂大戟商陸牽牛等味。禍不旋踵。顚癇心風血邪。甘遂二錢爲末。以豬心管血。和藥入心內縛定。濕紙裹。煨熟取藥。入辰砂末一錢。分四圓。每服一圓。以豬心煎湯下。大便利下惡物爲效。未下更服一圓。凡水腫未全消者。以甘遂末塗腹繞臍令滿。內服甘草湯。其腫便去。二物相反。而感應如此。塗腫毒如上法。亦得散。又治肥人猝耳聾。甘遂一枚。綿裹塞耳中。口嚼甘草。耳卒然自通也。

傷寒輯義。日醫丹波元堅引周禮釋云。上地夫一廛夫間有遂遂上有徑十夫有溝鄭注溝遂皆所以通水於川也。此甘遂之所以得名。故知此爲利水之主要藥。按此物有大毒。且其力量非常。余中歲曾服耆婆丸。此丸瀉利之力量甚猛悍。爲藥共三十味。下藥僅甘遂。且祇一分。固知耆婆丸是總和力。不能謂全是甘遂。然此等悍藥。不可嘗試。甚爲顯著。且此等藥宜於大風蠱毒。傷寒結胸

便。若误用甘遂、大戟、商陆、牵牛等味，祸不旋踵。颠痫心风血邪，甘遂二钱为末，以猪心管血，和药入心内缚定，湿纸裹，煨熟取药，入辰砂末一钱，分四圆，每服一圆，以猪心煎汤下，大便利下恶物为效。未下更服一圆。凡水肿未全消者，以甘遂末涂腹，绕脐令满，内服甘草汤，其肿便去。二物相反，而感应如此，涂肿毒如上法，亦得散。又治肥人猝耳聋，甘遂一枚，绵裹塞耳中，口嚼甘草，耳卒然自通也。

《伤寒辑义》，日医丹波元坚引《周礼》释云，上地夫一尘夫间有遂遂上有径十夫有沟。郑注：沟遂皆所以通水于川也。此甘遂之所以得名，故知此为利水之主要药。

【按】此物有大毒，且其力量非常，余中岁曾服耆婆丸，此丸泻利之力量甚猛悍，为药共三十味，下药仅甘遂，且只一分，固知耆婆丸是总和力，不能谓全是甘遂。然此等悍药不可尝试，其为显著。且此等药宜于大风蛊毒，伤寒结胸

症。不过太阳误下，亦非此不可耶。凡此均不能无疑义，余曾求用大陷胸汤经验，亦无有应者，是当从盖阙之列。

括蒌实

括蒌实甘寒无毒，去壳纸包，压去油用，反乌附。《逢源》谓：括蒌实润燥，宜其为治嗽、消痰、止渴之要药，以能洗涤胸中垢腻郁热耳。仲景治喉痹，痛引心肾，欬吐喘息，及结胸满痛，皆用括蒌实。取其甘寒不犯胃气，能降上焦之火，使痰气下降也。其性较括蒌根稍平而无寒郁之患，但脾胃虚及呕吐自利者不可用。

半夏

半夏辛温有毒，汤浸，同皂荚、白矾煮熟。姜汁拌焙干用，或皂荚、白矾、姜汁、竹沥四制尤妙。咽痛醋炒用。小儿惊痰发搐，及胆虚不得眠，猪胆汁炒。入脾胃丸剂，为细末，姜汁拌盦作曲候陈炒用，反乌附。以辛燥鼓激悍烈之性也，忌羊血、海

症。不過太陽誤下。亦非此不可耶。凡此均不能無疑義。余曾求用大陷胸湯經驗。亦無有應者。是當從蓋闕之列。

括蔞實

括蔞實甘寒無毒。去殼紙包。壓去油用。反烏附。逢源謂括蔞實潤燥。宜其爲治嗽消痰止渴之要藥。以能洗滌胸中垢膩鬱熱耳。仲景治喉痺。痛引心腎。欬吐喘息。及結胸滿痛。皆用括蔞實。取其甘寒不犯胃氣。能降上焦之火。使痰氣下降也。其性較括蔞根稍平而無寒鬱之患。但脾胃虛及嘔吐自利者不可用。

半夏

半夏辛溫有毒。湯浸。同皂莢白礬煮熟。薑汁拌焙乾用。或皂莢白礬薑汁竹瀝四製尤妙。咽痛醋炒用。小兒驚痰發搐。及膽虛不得眠。豬胆汁炒。入脾胃丸劑。爲細末。薑汁拌盦作麴候陳炒用。反烏附。以辛燥鼓激悍烈之性也。忌羊血海

藻飴糖。以甘鹹凝滯開發之力也。逢源謂半夏爲足少陽藥。兼入足陽明。太陰虛而有痰氣。宜加用之。胃冷嘔噦方藥之最要者。止嘔爲足陽明。除痰爲足太陰。柴胡爲之使。小柴胡湯用之。雖爲止嘔。亦助柴胡黃芩止往來寒熱也。本經治傷寒寒熱。非取其辛溫散結之力歟。治心下堅胸脹。非取其攻堅消痞之力歟。治欬逆頭眩。非取其滌痰散邪之力歟。治咽腫痛。非取其分解陰火之力歟。治腸鳴下氣止汗。非取其利水開痰之力歟。同蒼朮茯苓治濕痰。同括蔞黃芩治熱痰。同南星前胡治風痰。同白芥子薑汁治寒痰。惟燥痰宜括蔞貝母。非半夏所能治也。半夏性燥。能去濕豁痰健脾。今人惟知半夏去痰。不言益脾利水。脾無留濕。則不生痰。故脾爲生痰之源。肺爲貯痰之器。半夏能治痰飲及腹脹者。爲其體滑而味辛性溫也。二陳湯能使大便潤而小便長。世俗皆以半夏南星爲性燥矣。濕去則土燥。痰涎不生。非二物之性燥也。古方治咽痛喉痺。吐血

藻、饴糖，以甘咸凝滞开发之力也。《逢源》谓：半夏为足少阳药，兼入足阳明，太阴虚而有痰气，宜加用之。胃冷呕哕方药之最要者，止呕为足阳明，除痰为足太阴。柴胡为之使，小柴胡汤用之，虽为止呕，亦助柴胡、黄芩止往来寒热也。本经治伤寒寒热，非取其辛温散结之力欤。治心下坚胸胀，非取其攻坚消痞之力欤。治欬逆头眩，非取其涤痰散邪之力欤。治咽肿痛，非取其分解阴火之力欤。治肠鸣下气止汗，非取其利水开痰之力欤。同苍术、茯苓治湿痰，同括蒌、黄芩治热痰，同南星、前胡治风痰，同白芥子、姜汁治寒痰。惟燥痰宜括蒌、贝母，非半夏所能治也。半夏性燥，能去湿、豁痰、健脾，今人惟知半夏去痰，不言益脾利水。脾无留湿，则不生痰，故脾为生痰之源，肺为贮痰之器。半夏能治痰饮及腹胀者，为其体滑而味辛性温也。二陈汤能使大便润而小便长，世俗皆以半夏、南星为性燥矣。湿去则土燥，痰涎不生，非二物之性燥也。古方治咽痛喉痹，吐血

下血，多用二物，非禁剂也。《灵枢》云：阳气满则阳跻盛，不得入于阴，阴燥则目不瞑，饮以半夏汤一剂，通其阴阳，其卧立至。半夏得括蒌实、黄连，名小陷胸汤，治伤寒小结胸证。得鸡子清、苦酒（即醋）名苦酒汤，治少阴咽痛生疮，语声不出。得生姜名小半夏汤，治支饮作呕。得人参、白蜜名大半夏汤，治呕吐反胃。得麻黄蜜丸，治心下悸忪。得茯苓、甘草，以醋煮半夏，共为末，姜汁糊丸，名消暑丸，治伏暑引饮，脾胃不和，此皆得半夏之妙用。惟阴虚羸瘦，骨蒸汗泄，火郁头痛，热作欬嗽，及消渴肺萎，欬逆失血，肢体羸瘦禁用。以非湿热之邪而用利窍行湿之药，重竭其津，医之罪也，岂药之咎哉！

【按】半夏、括蒌实皆治痰，括蒌与黄连药位皆在中脘，半夏之药位在胃，小结胸之鞭（鞕）而拒按处，正在心下，得此即解，故曰小陷胸。小陷胸与诸泻心汤略相似，而用处更多，热病无有不胸闷者，往往痞与结不甚分明，此方用为副药，尚无

下血。多用二物。非禁劑也。靈樞云。陽氣滿則陽蹻盛。不得入於陰。陰燥則目不瞑。飲以半夏湯一劑。通其陰陽。其臥立至。半夏得括蔞實黃連名小陷胸湯。治傷寒小結胸證。得鷄子清苦酒（卽醋）名苦酒湯。治少陰咽痛生瘡。語聲不出。得生薑名小半夏湯。治支飲作嘔。得人參白蜜名大半夏湯。治嘔吐反胃。得麻黃蜜丸。治心下悸忪。得茯苓甘草。以醋煑半夏。共爲末。薑汁糊丸。名消暑丸。治伏暑引飲。脾胃不和。此皆得半夏之妙用。惟陰虛羸瘦。骨蒸汗泄。火鬱頭痛。熱傷欬嗽。及消渴肺萎。欬逆失血。肢體羸瘦禁用。以非濕熱之邪而用利竅行濕之藥。重竭其津。醫之罪也。豈藥之咎哉。

按半夏括蔞實皆治痰。括蔞與黃連藥位皆在中脘。半夏之藥位在胃。小結胸之鞕而拒按處。正在心下。得此卽解。故曰小陷胸。小陷胸與諸瀉心湯略相似。而用處更多。熱病無有不胸悶者。往往痞與結不甚分明。此方用爲副藥。尚無

流弊。惟限於傷寒。其伏暑秋邪而見白瘖者不效。即石頑所謂陰虛禁用者也。

茵陳蒿湯方藥論第九

茵陳蒿

茵陳蒿苦平微寒無毒。本經除風濕寒熱邪氣熱結黃疸。逢源云。茵陳有二種。一種葉細如青蒿者。名綿茵陳。專於利水。爲濕熱黃疸要藥。一種生子如鈴者。名山茵陳。又名角蒿。其味辛苦有小毒。專於殺蟲。治口齒瘡絕勝。並入足太陽。本經主風濕寒熱。熱結黃疸。濕伏陽明所生之病。皆指綿茵陳而言。仲景茵陳蒿湯以之爲君。治濕熱發黃。梔子蘗皮湯以之爲佐。治燥熱發黃。其麻黃連軺赤小豆方。以之爲使。治瘀熱在裏而身黃。此三方分治陽黃也。其治陰黃。則有茵陳附子湯。蓄血發黃。則非此能治也。外臺治齒齦宣露。千金治口瘡齒蝕。並燒灰塗之。有汁吐去一宿即效。

流弊。惟限于伤寒，其伏暑秋邪而见白瘖者不效，即石顽所谓阴虚禁用者也。

茵陈蒿汤方药论第九

茵陈蒿

茵陈蒿苦平，微寒，无毒，本经除风湿寒热，邪气热结黄疸。《逢源》云：茵陈有二种：一种叶细如青蒿者，名绵茵陈，专于利水，为湿热黄疸要药；一种生子如铃者，名山茵陈，又名角蒿，其味辛、苦，有小毒，专于杀虫，治口齿疮绝胜，并入足太阳。本经主风、湿、寒、热，热结黄疸，湿伏阳明所生之病，皆指绵茵陈而言。仲景茵陈蒿汤以之为君，治湿热发黄。栀子檗皮汤以之为佐，治燥热发黄。其麻黄连轺赤小豆方，以之为使，治瘀热在里而身黄。此三方分治阳黄也。其治阴黄，则有茵陈附子汤，蓄血发黄，则非此能治也。《外台》治齿龈宣露。《千金》治口疮齿蚀，并烧灰涂之，有汁吐去一宿，即效。

【按】凡黄皆胆汁混入血中，阳黄如此，阴黄亦如此。所以分阴阳者，为虚实也。大都实者皆属热，虚则属寒，阳黄色如橘子。阴黄则作淡姜黄色，然不仅辨之于色泽，阳黄唇舌必绛，苔必黄，肤必热，溲必赤。阴黄则无论有汗无汗，肤必冷，四肢面目必有肿意，不必显然发肿，眼下有卧蚕，脚背或踝间微浮皆是也。所以然之故，凡阴黄其癥结是寒湿，脾藏受创，然后黄色见之于外。无论虚实寒热，茵陈总是特效药。妇人血崩之后发黄者，谓之血疸，其面部必肿，冲任及内肾受伤也，女子冲任伤则面肿。男子肾藏伤则脚肿，此种类于大病之后见之，奇难治，幸而得愈，其人亦必不久于人世。故江浙有男怕穿靴，女怕戴帽之谚。血瘅乃血中色素坏变，故非茵陈所能治。其胆汁入血之黄，乃与消化系有密切关系之病，故当入之阳胆经病中。

阳明府证药第十

按凡黃皆膽汁混入血中。陽黃如此。陰黃亦如此。所以分陰陽者。爲虛實也。大都實者皆屬熱。虛則屬寒。陽黃色如橘子。陰黃則作淡薑黃色。然不僅辨之於色澤。陽黃脣舌必絳。苔必黃。膚必熱。溲必赤。陰黃則無論有汗無汗。膚必冷。四肢面目必有腫意。不必顯然發腫。眼下有臥蠶。脚背或踝間微浮皆是也。所以然之故。凡陰黃其癥結是寒濕。脾藏受創。然後黃色見之於外。無論虛實寒熱。茵陳總是特效藥。婦人血崩之後發黃者。謂之血疸。其面部必腫。衝任及內腎受傷也。女子衝任傷則面腫。男子腎藏傷則脚腫。此種類於大病之後見之。奇難治。幸而得愈。其人亦必不久於人世。故江浙有男怕穿靴女怕戴帽之諺。血瘅乃血中色素壞變。故非茵陳所能治。其膽汁入血之黃。乃與消化系有密切關係之病。故當入之陽明經病中。

陽明府證藥第十

大黃

大黃味苦氣寒。主下瘀血。血閉寒熱。破癥瘕積聚。留飲宿食。蕩滌腸胃。推陳致新。通利水穀。調中化食。黃芩爲之使。無所畏。忌冷水。惡乾漆。徐之才云。得芍藥黃芩牡蠣細辛茯苓療驚恐恚怒心下悸。得硝石紫石英桃仁療女子血閉。朱丹溪云。大黃乃足太陰手足陽明手足厥陰五經之藥。凡病在五經血分者宜用之。若用於氣分。是誅伐無過矣。瀉心湯治心氣不足。吐血衄血者。手厥陰心包絡足厥陰肝足太陰脾足陽明胃之邪火有餘也。雖瀉心。實瀉血中四經之伏火也。又仲景治心下痞滿。按之軟者用大黃黃連瀉心湯。此亦瀉脾胃之濕熱。非瀉心也。病發於陰而反下之。則作痞。乃寒傷營血。邪氣乘虛結於上焦。胃之上脘在於心。故曰瀉心實瀉脾也。素問云。太陰所至爲痞滿。又云濁氣在上則生䐜脹是矣。病發於陽而反下之。則成結胸。乃熱邪陷入血分。亦在上脘分

大黄

大黄味苦，气寒，主下瘀血，血闭寒热，破癥瘕积聚，留饮宿食，荡涤肠胃，推陈致新，通利水谷。调中化食，黄芩为之使，无所畏，忌冷水，恶干漆。徐之才云：得芍药、黄芩、牡蛎、细辛、茯苓，疗惊恐恚怒，心下悸；得硝石、紫石英、桃仁，疗女子血闭。朱丹溪云，大黄乃足太阴，手足阳明，手足厥阴五经之药，凡病在五经血分者宜用之。若用于气分，是诛伐无过矣。泻心汤治心气不足，吐血衄血者，手厥阴心包络，足厥阴肝，足太阴脾，足阳明胃之邪火有余也。虽泻心，实泻血中四经之伏火也。又仲景治心下痞满，按之软者，用大黄黄连泻心汤，此亦泻脾胃之湿热，非泻心也。病发于阴而反下之，则作痞，乃寒伤营血，邪气乘虚结于上焦。胃之上脘在于心，故曰泻心实泻脾也。《素问》云：太阴所至为痞满。又云：浊气在上则生䐜胀是矣。病发于阳而反下之，则成结胸，乃热邪陷入血分，亦在上脘分

野。仲景大陷胸汤丸皆用大黄，亦泻脾胃血分之邪，而降其浊气也。若结胸在气分，则只用小陷胸汤，痞满在血分，则用半夏泻心汤矣。成无己云：热淫所胜，以苦泄之，大黄之苦，以荡涤瘀热，下燥结而泄胃阳。苏颂云：梁武帝病热，欲服大黄，姚僧垣以为不可，帝不从，几殆。梁元帝有心腹疾，诸医用平剂，僧垣以为脉洪实，有宿食，非大黄不可，帝从之，遂愈。然则后世用一毒药偶中，谓此方神奇，其差误则不言，所失多矣。

【按】大黄下积，用之当乃效。若服之大便不行，即是误服，内部必伤。时医用二三钱，见无大便，以为药力未及彀，此大谬也。吾常治至重之阳明府证两人：其一三十余女人，所见满屋皆鬼，用大承气大黄一钱半，分两次服，药后鬼魅全消。又尝治一小孩脉伏、耳聋、昏不知人，伏枕作叩头状，其叩头作机械式，如此者三日夜，满舌厚腻灰苔。余见其动而不静，合之舌苔，断为阳明府证，亦予大承

野。仲景大陷胸湯丸皆用大黃。亦瀉脾胃血分之邪。而降其濁氣也。若結胸在氣分。則只用小陷胸湯。痞滿在血分。則用半夏瀉心湯矣。成無己云。熱淫所勝。以苦泄之。大黃之苦。以蕩滌瘀熱。下燥結而泄胃陽。蘇頌云。梁武帝病熱。欲服大黃。姚僧垣以爲不可。帝不從。幾殆。梁元帝有心腹疾。諸醫用平劑。僧垣以爲脈洪實。有宿食。非大黃不可。帝從之。遂愈。然則後世用一毒藥偶中。謂此方神奇。其差誤則不言。所失多矣。

按大黃下積。用之當乃效。若服之大便不行。卽是誤服。內部必傷。時醫用二三錢。見無大便。以爲藥力未及彀。此大謬也。吾常治至重之陽明府證兩人。其一三十餘女人。所見滿屋皆鬼。用大承氣大黃一錢半。分兩次服。藥後鬼魅全消。又嘗治一小孩脈伏、耳聾、昏不知人。伏枕作叩頭狀。其叩頭作機械式。如此者三日夜。滿舌厚膩灰苔。余見其動而不靜。合之舌苔。斷爲陽明府證。亦予大承

氣。大黃亦一錢半。頓服。遂得安寐。翌日下宿糞半圓桶。更予以麻仁丸三錢。又下多許。七日乃能言。然後知大黃最重劑。不得過一錢半。又此物得甘草則緩。得芒硝則悍。其猛悍與否。不在分量而在副藥。則與芒硝同用。眞非可輕易嘗試者矣。三承氣皆下腸積。調胃承氣名雖調胃。亦是攻腸中宿垢。他如大柴胡湯。茵陳蒿湯。大黃瀉心湯。皆是攻腸。一言以蔽之。腸無積。不得用大黃。蓋此物藥位在腸故也。故三承氣爲陽明府證藥。積是否在腸。辨之之法如下。舌苔黃者。爲積在腸。吳又可謂苔黃者。爲溫邪已到胃。所謂到胃。實是到腸。然但云黃。尚不足以明其分際。須黃厚微潤者。爲可攻之候。若燥甚。則胃腸兩部均無液。漫然攻之。必創其內部。此其重心在胃燥熱。不是腸中矢燥。矢燥舌苔不定燥。如前所述之小孩。舌苔灰厚膩潤。是承氣證。并不必黃。又若乾黃苔緊砌。舌面如一層薄漆。此種是虛證。當補不當攻。攻之則死。更有黃厚苔帶黑。其厚非常。

气，大黄亦一钱半，顿服，遂得安寐。翌日下宿粪半圆桶，更予以麻仁丸三钱，又下多许，七日乃能言。然后和大黄最重剂，不得过一钱半。又此物得甘草则缓，得芒硝则悍，其猛悍与否，不在分量而在副药，则与芒硝同用，真非可轻易尝试者矣。三承气皆下肠积，调胃承气名虽调胃，亦是攻肠中宿垢。他如大柴胡汤，茵陈蒿汤，大黄泻心汤，皆是攻肠，一言以蔽之，肠无积，不得用大黄。盖此物药位在肠故也，故三承气为阳明府证药。积是否在肠，辨之之法如下：舌苔黄者，为积在肠。吴又可谓：苔黄者，为温邪已到胃。所谓到胃，实是到肠，然但云黄，尚不足以明其分际，须黄厚微润者，为可攻之候。若燥甚，则胃肠两部均无液，漫然攻之，必创其内部，此其重心在胃燥热，不是肠中矢燥。矢燥舌苔不定燥，如前所述之小孩，舌苔灰厚腻润，是承气证，并不必黄。又若干黄苔紧砌，舌面如一层薄漆，此种是虚证，当补不当攻，攻之则死。更有黄厚苔带黑，其厚非常，如锅焦状，是胃败不救症，所谓舌苔大虚之盛候也。辨舌之外，更须辨之以证，绕脐痛其一；转矢气其二；拒按其三；手足漐漐汗出其四。凡此皆属燥矢已结，可以攻下之证据，虽自利粪水，亦属热结可攻之候。又吐血衄血，古人虽言可以用大黄，然其理不可通，殊未可漫然尝试。妇人不月，属瘀属实，有可用之理。惟轻者桃仁四物，加黄连、川楝子已足济事；重者用虫蚁搜剔法，或䗪虫丸较稳，可以不用，宁不冒险也。

芒硝

芒硝在朴硝条上，其硝石另是一物。余常用玄明粉，玄明粉即朴硝所提炼者。王好古曰：玄明粉治阴毒，非伏阳在内不可用。若用治真阴毒，杀人甚速。丹溪云：玄明粉火煅而成，其性当温，久服轻身驻颜等说，岂理也哉。予亲见一二朋友，不信余言而亡，故书以为戒。时珍云：本经朴硝炼饵轻身神仙，盖方士窜入

如鍋焦狀。是胃敗不救症。所謂舌苔大虛之盛候也。辨舌之外。更須辨之以證。繞臍痛其一。轉矢氣其二。拒按其三。手足漐漐汗出其四。凡此皆屬燥矢已結。可以攻下之證據。雖自利糞水。亦屬熱結可攻之候。又吐血衄血。古人雖言可以用大黄。然其理不可通。殊未可漫然嘗試。婦人不月。屬瘀屬實。有可用之理。惟輕者桃仁四物加黄連川楝子已足濟事。重者用虫蟻搜剔法。或䗪蟲丸較穩。可以不用。寧不冒險也。

芒硝

芒硝在朴硝條下。其硝石另是一物。余常用玄明粉。玄明粉即朴硝所提煉者。王好古曰。玄明粉治陰毒。非伏陽在內不可用。若用治眞陰毒。殺人甚速。丹溪云。玄明粉火煅而成。其性當溫。久服輕身駐顏等說。豈理也哉。予親見一二朋友。不信余言而亡。故書以爲戒。時珍云。本經朴硝煉餌輕身神仙。蓋方士竄入

之言。此藥腸胃實熱積滯。年少氣壯者。量予服之。亦有速效，若脾胃虛冷及虛火動者。是速其咎矣。其主治心熱煩燥。并五藏宿滯癥結。明目。退膈上虛熱。消腫毒，

馬牙硝

馬牙硝甘大寒無毒。除五藏積熱。伏氣。末篩點眼赤。去赤腫障翳濇淚痛。亦入點眼藥中用。功同芒硝。內經云。鹹味下泄爲陰。又云鹹以軟之。熱淫於內。治以鹹寒。氣堅者。以鹹軟之。熱盛者。以寒消之。故仲景三承氣皆用芒硝。以軟堅去實熱。結不至堅者不可用也。馬牙硝芒硝皆朴硝提煉之精者。朴硝濇甚質濁。不堪使用。

少陽證藥第十一

柴胡

之言。此药肠胃实热积滞，年少气壮者，量予服之，亦有速效。若脾胃虚冷及虚火动者，是速其咎矣。其主治心热烦燥（躁），并五藏宿滞癥结，明目，退膈上虚热，消肿毒。

马牙硝

马牙硝甘，大寒无毒，除五藏积热，伏气，末筛点眼赤，去赤肿障翳涩泪痛，亦入点眼药中用，功同芒硝。《内经》云：咸味下泄为阴。又云：咸以软之。热淫于内，治以咸寒，气坚者，以咸软之。热盛者，以寒消之，故仲景三承气皆用芒硝，以软坚去实热，结不至坚者不可用也。马牙硝、芒硝皆朴硝提炼之精者，朴硝涩甚质浊，不堪使用。

少阳证药第十一

柴胡

柴胡，《本草经疏下》云：仲景小柴胡汤同人参、半夏、黄芩治伤寒往来寒热，口苦耳聋，胸胁痛，无汗。又治少阳经疟往来寒热，亦治似疟非疟，大便不实，邪不在阳明者，在大柴胡汤，治伤寒表里俱急，伤寒百合证有柴胡百合汤。东垣治元气劳伤，精神倦怠，用参、耆、白术、炙甘草、当归，佐以柴胡、升麻，引脾胃之气行阳道，名补中益气汤。此方去当归，加茯苓、猪苓、泽泻、干葛、神曲，名清暑益气汤。同四物去当归，加泽兰、益母草、青蒿，能治热入血室。同升麻、干葛等能升阳散火。同生地黄、黄连、黄檗、甘草、甘菊、玄参、连翘、羌活、荆芥穗，治暴眼赤。柴胡性升而发散，病人虚而气升者忌之，呕吐及阴虚火炽炎上者，法所同忌。疟非少阳经者勿入，治疟必用柴胡，其说误甚，不可久服，亦无益精明目之理。尽信书，则不如无书，此之谓也。今柴胡俗用有二种：色白黄而大者曰银柴胡，用以治劳热骨蒸；色微黑而小者，用以解表发散，本经并无二种之说，功用亦无分别。但云

柴胡本草經疏下云。仲景小柴胡湯同人參半夏黄芩治傷寒往來寒熱。口苦耳聾。胸脅痛。無汗。又治少陽經瘧往來寒熱。亦治似瘧非瘧。大便不實。邪不在陽明者。在大柴胡湯。治傷寒表裏俱急。傷寒百合證有柴胡百合湯。東垣治元氣勞傷精神倦怠用參耆白朮炙甘草當歸。佐以柴胡升麻引脾胃之氣行陽道。名補中益氣湯。此方去當歸加茯苓豬苓澤瀉乾葛神麯名清暑益氣湯。同四物去當歸。加澤蘭益母草青蒿能治熱入血室。同升麻乾葛等能升陽散火。同生地黄黄連黄檗甘草甘菊玄參連翹羌活荆芥穗治暴眼赤。柴胡性升而發散。病人虛而氣升者忌之。嘔吐及陰虛火熾炎上者。法所同忌。瘧非少陽經者勿入治瘧必用柴胡。其說誤甚。不可久服。亦無益精明目之理。盡信書。則不如無書。此之謂也。今柴胡俗用有二種。色白黄而大者曰銀柴胡。用以治勞熱骨蒸。色微黑而小者。用以解表發散。本經並無二種之說。功用亦無分別。但云

銀州者爲最。則知其優於升散而非除虛熱之藥明矣。衍義所載甚詳。故并錄之。

冠宗奭衍義曰。柴胡本經並無一字治勞。今人方中。鮮有不用者。嗚呼。凡此誤世甚多。嘗原病勞。有一種眞藏虛損。復受邪熱。當須斟酌用之。如經驗方中治勞熱。青蒿煎之用柴胡正合宜耳。服之無不效。熱去即須急已。若或無表熱。得此愈甚。雖至死人亦不悟。目擊甚多。可不戒哉。日華子又謂補五勞七傷。藥性論亦謂治勞乏羸瘦。若此等苟病無實熱。醫者執而用之。不死何待。注釋本草一字不可忽。萬世之後。所誤無窮也。

按今之習用者有銀柴胡北柴胡。又有書竹柴胡者。謂竹葉柴胡。即銀柴胡也。時醫認銀柴胡爲調理藥。當即本藥性論。曾見用此殺人者屢屢。故吾於此藥。敬而遠之。惟小孩傷寒系風溫。欬而將作痧子者。柴胡葛根同用。頗能收透發

银州者为最，则知其优于升散而非除虚热之药明矣。《衍义》所载甚详，故并录之。

冠（寇）宗奭《衍义》曰：柴胡本经并无一字治劳，今人方中，鲜有不用者。呜呼！凡此误世甚多，尝原病劳，有一种真藏虚损，复受邪热，当须斟酌用之。如经验方中治劳热，青蒿煎之有柴胡正合宜耳，服之无不效，热去即须急已。若或无表热，得此愈甚，虽至死人亦不悟，目击甚多，可不戒哉。《日华子》又谓：补五劳七伤，《药性论》亦谓：治劳乏羸瘦。若此等苟病无实热，医者执而用之，不死何待。注释本草，一字不可忽，万世之后，所误无穷也。

【按】今之习用者，有银柴胡、北柴胡，又有书竹柴胡者，谓竹叶柴胡，即银柴胡也。时医认银柴胡为调理药，当即本药性论。曾见用此杀人者屡屡，故吾于此药，敬而远之。惟小孩伤寒系风温，欬而将作痧子者，柴胡、葛根同用，颇能收透发

之效。见气急者不可用。女人经行淋沥不净，见潮热为虚，柴胡、鳖甲、青蒿同用，为效颇良。若暑、湿、温用之，为祸最烈。通常所见疟疾，皆兼暑湿者，用小柴胡治之，不但无效，且变症百出。若用常山三两剂即愈，熟读《伤寒论》者，往往泥古，虽与力争，亦不信，可慨也。

常山

常山本经主伤寒寒热、温疟、鬼毒、胸中痰结、吐逆。《逢源》须发散表邪及提出阳分之后服之，生用多用，则上行必吐。若酒浸炒透，则气稍缓，用钱许亦不致吐也。得甘草则吐，得大黄则痢。盖无痰不作疟，常山专在驱痰逐水。杨某云：常山治疟，人多薄之，疟家多蓄痰液黄水，或停储心下，或结癖胁间，乃生寒热。法当吐涎逐水，常山岂容不用。所以本经专主寒热温疟，痰结吐逆，以疟病多由伤寒寒热，或时气湿痰，而致痰水蓄聚心下也。蕴热内实之症，投以常山，大便点

之效。見氣急者不可用。女人經行淋瀝不淨。見潮熱爲虛。柴胡鼈甲青蒿同用。爲效頗良。若暑濕溫用之。爲禍最烈。通常所見瘧疾。皆兼暑濕者。用小柴胡治之不但無效。且變症百出。若用常山三兩劑即愈。熟讀傷寒論者。往往泥古。雖與力爭。亦不信。可慨也。

常山

常山本經主傷寒寒熱、溫瘧、鬼毒、胸中痰結、吐逆。逢源須發散表邪及提出陽分之後服之。生用多用。則上行必吐。若酒浸炒透。則氣稍緩。用錢許亦不致吐也。得甘草則吐。得大黃則痢。蓋無痰不作瘧。常山專在驅痰逐水。楊某云。常山治瘧。人多薄之。瘧家多蓄痰液黃水。或停儲心下。或結癖脅間。乃生寒熱。法當吐涎逐水。常山豈容不用。所以本經專主寒熱溫瘧痰結吐逆。以瘧病多由傷寒寒熱。或時氣濕痰。而致痰水蓄聚心下也。蘊熱內實之症。投以常山。大便點

滴而下。似泄非泄。用大黄爲佐。瀉利數行。然後獲愈。常山陰毒之草。性悍損眞氣。夏傷於暑。秋爲痎瘧。及瘧在三陰。元氣虛寒人。常山穿山甲皆爲戈戟。

按常山治瘧。確優於柴胡不與甘草大黄同用。並不吐瀉。輕者用四分許。重者用八分許。爲效甚良。雖虛人亦效。凡虛羸之極者。可以副藥補之。如歸身生地之類。凡用常山之標準。須先寒後熱。發有定時。熱退能淸。否則不適用。

三陽界說并方藥總論第十二

太陽之爲病。頭項强痛而惡寒。此爲傷寒論第一節。古人所謂太陽證提綱。本文雖無發熱字樣。又後文有或已發熱或未發熱必惡寒之文。然傷寒是熱病。不發熱不名爲傷寒。如今爲容易明白計。可云太陽病脈浮頭項强痛發熱而惡寒。此有有汗無汗之辨。有汗者脈緩。爲風傷衞。桂枝湯主之。無汗者脈緊。爲寒傷營。麻黄湯主之。

滴而下，似泄非泄；用大黄为佐，泻利数行，然后获愈。常山阴毒之草，性悍损真气，夏伤于暑，秋为痎疟，及疟在三阴，元气虚寒人，常山、穿山甲皆为戈戟。

【按】常山治疟，确优于柴胡，不与甘草、大黄同用，并不吐泻。轻者四分许，重者用八分许，为效甚良，虽虚人亦效。凡虚羸之极者，可以副药补之，如归身、生地之类。凡用常山之标准，须先寒后热，发有定时，热退能清，否则不适用。

三阳界说并方药总论第十二

太阳之为病，头项强痛而恶寒，此为《伤寒论》第一节。古人所谓太阳证提纲，本文虽无发热字样，又后文有或已发热，或未发热，必恶寒之文，然伤寒是热病，不发热不名为伤寒。如今为容易明白计，可云太阳病脉浮，头项强痛，发热而恶寒，此有有汗无汗之辨。有汗者脉缓，为风伤卫，桂枝汤主之。无汗者脉紧，为寒伤营，麻黄汤主之。

伤寒之例，有一症，斯有一药，兹列举各条如下。

桂枝症毕具，项背几几者，桂枝汤加葛根。

喘家，桂枝汤加厚朴、杏仁。

汗后汗漏不止，小便难，四肢微急，桂枝汤加附子。

下后脉促胸满，桂枝去芍药。

若下后脉促胸满，更微恶寒者，桂枝去芍药，加附子。

病八九日如疟状，面反有热色，身痒，桂枝麻黄各半汤。

服桂枝，大汗，脉洪大，形似疟，一日再发，桂枝二麻黄一汤。

桂枝症热多寒少，脉微弱，桂枝二越脾一汤。

汗下后，太阳症不解，无汗，心下满，微痛，小便不利，桂枝去桂加茯苓白术汤。

太阳病下之微喘者，桂枝加厚朴杏仁汤。

傷寒之例，有一症斯有一藥。茲列舉各條如下。

桂枝症畢具。項背几几者。桂枝湯加葛根。

喘家。桂枝湯加厚朴杏仁。

汗後汗漏不止。小便難。四肢微急。桂枝湯加附子。

下後脈促胸滿。桂枝去芍藥。

若下後脈促胸滿，更微惡寒者。桂枝去芍藥加附子。

病八九日如瘧狀。面反有熱色。身癢。桂枝麻黃各半湯。

服桂枝。大汗。脈洪大。形似瘧。一日再發。桂枝二麻黃一湯。

桂枝症熱多寒少。脈微弱。桂枝二越婢一湯。

汗下後。太陽症不解。無汗。心下滿，微痛。小便不利。桂枝去桂加茯苓白朮湯。

太陽病下之微喘者。桂枝加厚朴杏仁湯。

汗後身疼痛。脈沈遲。新加湯主之。
發汗過多。叉手自冒。心下悸。欲得按。桂枝甘草湯主之。
汗後臍下悸。欲作奔豚。桂苓甘棗湯主之。
吐下後。心下逆滿。氣上衝。頭眩。脈沈緊。身振振搖。桂苓朮甘湯。
汗後。脈浮微熱。消渴。主五苓散。
不欬主茯苓甘草湯。
傷寒陽脈濇。陰脈弦。腹中急痛。予小建中湯。
傷寒被火刼。亡陽。驚狂。臥起不安。桂枝去芍藥加蜀漆牡蠣龍骨救逆湯。
燒針起核。氣從少腹上衝心。與桂枝加桂湯。
火逆下之。因燒針煩躁者。桂枝甘草龍骨牡蠣湯。
傷寒六七日。發熱微惡寒。支節煩疼。微嘔。心下支結。柴胡桂枝湯。

汗后身疼痛，脉沈迟，新加汤主之。

发汗过多，叉手自冒，心下悸，欲得按，桂枝甘草汤主之。

汗后脐下悸，欲作奔豚，桂苓甘枣汤主之。

吐下后，心下逆满，气上冲，头眩，脉沈紧，身振振摇，桂苓术甘汤。

汗后，脉浮微热，消渴，主五苓散。

不欬，主茯苓甘草汤。

伤寒，阳脉涩，阴脉弦，腹中急痛，予小建中汤。

伤寒被火劫，亡阳，惊狂，卧起不安，桂枝去芍药，加蜀漆牡蛎龙骨救逆汤。

烧针起核，气从少腹上冲心，与桂枝加桂汤。

火逆下之，因烧针烦躁者，桂枝甘草龙骨牡蛎汤。

伤寒六七日，发热微恶寒，支节烦疼，微呕，心下支结，柴胡桂枝汤。

外症未除，数下之，遂协热利，心下痞鞕，表里不解者，桂枝人参汤。

伤寒八九日，身体疼烦，不能自转侧，不呕不渴，脉虚浮而涩者，桂枝附子汤。

风湿相搏，骨节疼烦，掣痛不得屈伸，近之则痛剧，汗出短气，小便不利，恶风不欲去衣，或身微肿者，甘草附子汤。

太阳病下后，腹满痛，属太阴，桂枝芍药汤。大实痛者，桂枝加大黄汤。

以上并当存疑者一节，凡二十五方，皆桂枝为主药，风湿相搏两条，桂枝、附子处同等地位，等桂麻各半，亦是君药，故连类及之。凡此二十五方，统名为桂枝系，《本论》尚有桃核承气汤，柴胡加龙骨牡蛎汤，柴胡桂枝干姜汤，黄连汤，炙甘草汤五方。桂枝处宾位为副药，不在此例（少阴篇，半夏散一方，半夏、桂枝、甘草治咽痛）。

太阳症具，恶风无汗而喘者，麻黄汤。

太阳症具，不汗出而烦躁者，大青龙汤。

外症未除。數下之。遂協熱利。心下痞鞕。表裏不解者。桂枝人參湯。

傷寒八九日。身體疼煩。不能自轉側。不嘔不渴。脈虛浮而濇者。桂枝附子湯。

風濕相搏。骨節疼煩。掣痛不得屈伸。近之則痛劇。汗出短氣。小便不利。惡風不欲去衣。或身微腫者。甘草附子湯。

太陽病下後。腹滿痛。屬太陰。桂枝芍藥湯。大實痛者。桂枝加大黃湯。

以上并當存疑者一節。凡二十五方。皆桂枝爲主藥。風濕相搏兩條。桂枝附子處同等地位。等桂麻各半。亦是君藥。故連類及之。凡此二十五方。統名爲桂枝系。本論尙有桃核承氣湯。柴胡加龍骨牡蠣湯。柴胡桂枝乾薑湯。黃連湯。炙甘草湯五方。桂枝處賓位爲副藥。不在此例。（少陰篇半夏散一方半夏桂枝甘草治咽痛）

太陽症具。惡風無汗而喘者。麻黃湯。

太陽症具。不汗出而煩躁者。大青龍湯。

傷寒表不解。心下有水氣。乾嘔發熱而欬喘者。小青龍湯。

發汗後表不解。無汗而喘。可與麻杏石甘湯。（此條經文爲『汗出而喘。無大熱者。可與麻黃杏仁甘草石膏湯』與病理不合。疑有訛誤。今以意改正。詳說在輯義按中。）

傷寒瘀熱在裏。身必黃。麻黃連軺赤小豆湯。（按有汗或小便自利者。雖有瘀熱亦不發黃。不過麻黃並非治黃之藥。本條經文挈症雖只瘀熱在裏。身必黃七字。準卽藥可以知症之例。此必表不解而無汗者。故麻黃爲主藥。）

少陰病始得之。發熱脈沈者。麻黃附子細辛湯。

少陰病得之二三日。麻黃附子甘草湯。微發汗。

傷寒六七日。大下後。寸脈沈遲。手足厥逆。咽喉不利。唾膿血。泄不止者。爲難治。麻黃升麻湯主之。

伤寒表不解，心下有水气，干呕发热而欬喘者，小青龙汤。

发汗后表不解，无汗而喘，可与麻杏石甘汤（此条经文为“汗出而喘，无大热者，可与麻黄杏仁甘草石膏汤”。与病理不合，疑有讹误，今以意改正，详说在《辑义》按中）。

伤寒瘀热在里，身必黄，麻黄连轺赤小豆汤（按：有汗或小便自利者，虽有瘀热亦不发黄，不过麻黄并非治黄之药。本条经文，挈症虽只瘀热在里，身必黄七字，准即药可以知症之例。此必表不解而无汗者，故麻黄为主药）。

少阴病始得之，发热脉沈者，麻黄附子细辛汤。

少阴病得之二三日，麻黄附子甘草汤，微发汗。

伤寒六七日，大下后，寸脉沈迟，手足厥逆，咽喉不利，唾脓血，泄不止者，为难治，麻黄升麻汤主之。

以上凡八方，麻黄处主药地位，是为麻黄系。其桂麻各半，桂二麻一，见桂枝系者，不重出，葛根汤虽有麻黄，葛根为主，列入葛根系，兹亦不赘。

太阳病项背强几几，无汗恶风，葛根汤主之。

太阳、阳明合病，下不利，但呕者，葛根加半夏汤主之。

太阳病桂枝症，医反下之，利遂不止，脉促者，表未解也。喘而汗出者，葛根黄芩黄连汤主之。

以上三方，葛根为主药，是为葛根系。第一方为病在太阳兼见阳明，第三方为已是化热之阳明，而太阳未罢，两阳合病药也。

太阳中风，脉浮紧，发热恶寒，身疼痛不汗出而烦躁者，大青龙汤主之。

发汗后，无汗而喘，里热者，可与麻黄杏仁甘草石膏汤。

伤寒若吐若下后，七八日不解，热结在里，表里俱热，时时恶风，大渴舌上干

以上凡八方。麻黃處主藥地位。是爲麻黃系。其桂麻各半。桂二麻一。見桂枝系者。不重出。葛根湯雖有麻黃。葛根爲主。列入葛根系。茲亦不贅。

太陽病項背强几几。無汗惡風。葛根湯主之。

太陽陽明合病。不下利。但嘔者。葛根加半夏湯主之。

太陽病桂枝症。醫反下之。利遂不止。脈促者。表未解也。喘而汗出者。葛根黃芩黃連湯主之。

以上三方。葛根爲主藥。是爲葛根系。第一方爲病在太陽兼見陽明。第三方爲已是化熱之陽明。而太陽未罷。兩陽合病藥也。

太陽中風。脈浮緊。發熱惡寒。身疼痛不汗出而煩躁者。大青龍湯主之。

發汗後。無汗而喘。裏熱者。可與麻黃杏仁甘草石膏湯。

傷寒若吐若下後。七八日不解。熱結在裏。表裏俱熱。時時惡風。大渴舌上乾

燥而煩。欲飲水數升者。白虎加人參湯主之。

傷寒脈浮滑。此以表有熱。裏有寒。（按此寒字誤。裏寒、非白虎證。說詳輯義按）白虎湯主之。

以上用石膏者。凡四方謂之石膏系。石膏專能治熱。熱在胃而液乾者。是其所主。胃熱而燥。故煩躁。大汗奪液。故燥。以故大熱口渴引飲。大汗躁煩。爲用石膏之標準。少陰篇麻黃升麻湯中亦有石膏。則居副藥地位。不在此例。前列數方乃陽明初步化燥症。其大青龍則兼見太陽者也。

發汗吐下後。虛煩不得眠。若劇者。必反覆顛倒。心中懊憹。梔子豉湯主之。

若少氣者。梔子甘草豉湯主之。若嘔者。梔子生薑豉湯主之。

下後心煩腹滿。起臥不安者。梔子厚朴湯主之。

傷寒醫以丸藥大下之。身熱不去。微煩者。梔子乾薑湯主之。

燥而烦，欲饮水数升者，白虎加人参汤主之。

伤寒脉浮滑，此以表有热，里有寒（按：此寒字误，里寒，非白虎证，说详《辑义》按）。白虎汤主之。

以上用石膏者，凡四方谓之石膏系。石膏专能治热，热在胃而液干者，是其所主。胃热而燥，故烦躁。大汗夺液，故燥。以故大热口渴引饮，大汗躁烦，为用石膏之标准。少阴篇麻黄升麻汤中亦有石膏，则居副药地位，不在此例。前列数方乃阳明初步化燥症，其大青龙则兼见太阳者也。

发汗吐下后，虚烦不得眠，若剧者，必反覆颠倒，心中懊侬，栀子豉汤主之。

若少气者，栀子甘草豉汤主之。若呕者，栀子生姜豉汤主之。

下后心烦腹满，起卧不安者，栀子厚朴汤主之。

伤寒医以丸药大下之，身热不去，微烦者，栀子干姜汤主之。

右五方皆栀豉为主，谓之栀豉系。后两方不用豉，乃从栀豉本方加减也。尚有栀子檗皮汤，所以入之茵陈系者。因治湿热之黄，无茵陈不效，疑其方本有茵陈也。

伤寒七八日，身黄如橘子色，小便不利，腹微满者，茵陈蒿汤主之。

伤寒身黄发热，栀子檗皮汤主之。

伤寒瘀热在里，身必黄，麻黄连轺赤小豆汤主之。

右三方皆所以治黄，疑皆当有茵陈，故列为茵陈系。

伤寒五六日，呕而发热，胸满而不痛，此为痞，宜半夏泻心汤。

心下痞，按之濡，其脉关上者浮，大黄黄连泻心汤。

心下痞，而复恶寒汗出者，附子泻心汤。

汗出解之后，胃中不和，心下痞鞕（鞭），干噫食臭，胁下有水气，腹中雷鸣下利者。

右五方皆梔豉爲主。謂之梔豉系。後兩方不用豉。乃從梔豉本方加減也。尙有梔子檗皮湯。所以入之茵陳系者。因治濕熱之黃。無茵陳不效。疑其方本有茵陳也。

傷寒七八日。身黃如橘子色。小便不利。腹微滿者。茵陳蒿湯主之。

傷寒身黃發熱。梔子檗皮湯主之。

傷寒瘀熱在裏。身必黃。麻黃連軺赤小豆湯主之。

右三方皆所以治黃。疑皆當有茵陳。故列爲茵陳系。

傷寒五六日。嘔而發熱。胸滿而不痛。此爲痞。宜半夏瀉心湯。

心下痞。按之濡。其脈關上者浮。大黃黃連瀉心湯。

心下痞。而復惡寒汗出者。附子瀉心湯。

汗出解之後。胃中不和。心下痞鞕。乾噫食臭。脅下有水氣。腹中雷鳴下利者。

生理試之於動物有效。藥物之服食後所得結果。禽畜與人。仍有不同。例如木鱉子犬得之即死。人服之並不死也。我國醫學有甚悠久之歷史。絕非他國所能及。凡古人所記。皆其經驗所得。極可寶貴。惜乎二千餘年之中。有醫政時甚少。而放任時甚多。藥物之採取泡製。醫生既不過問。又復無藥劑師專任其事。是今後當注意者一。古人所記。自是實錄。然往往苦於界說不明。不難於某病之用某藥。難在於某病至某候宜用某藥。某病兼某症時不宜用某藥。是則病理方面有不容不澈底研究者。近有創爲異議。以爲舊說不可通。皆當廢棄。專事研求本草即得。此非是也。是今後所當注意者二。西國現在所注意者爲特效藥。此事不足效法。須知生理此呼彼應。一處病則他處隨之而呈變異。故病決不單純。有先病肝胆而後病胃者。有先病神經而後病血者。有先病腎而後病肺者。有重要藏器三五處同時並病者。有先病之處爲急性病。其繼起之處

生姜泻心汤。

伤寒中风，医反下之，其人下利日数十行，腹中雷鸣，心中痞鞕（鞭）而满，干呕心烦不得安。医见心下痞，谓病不尽，复下之，其痞益甚，此非热结，但以胃中虚，客气上逆，故使鞕（鞭）也，甘草泻心汤主之。

右五泻心汤，皆所以治痞，黄连为主药，谓之泻心系。本太阳病，医反下之，热入因作痞，痞者，但满不痛，不拒按者也。所谓客气上逆，即指体工之反应救济，因不当聚而聚，故谓之客气，字出《左传》，余详《辑义》按。

病如桂枝症，头不痛，项不强，寸脉微浮，胸中痞鞕（鞭），气上冲咽喉，不得息者。此为胸有寒也，当吐之，宜瓜蒂散（按：此条寒字，有疑义，胸中虚，不可吐，寒亦不可吐，《辑义》按中有详细说明，宜参看）。

结胸者，项亦强，如柔痉状，下之则和，宜大陷胸丸。

太阳病，脉浮而动数，头痛发热，微盗汗出，而反恶寒者，表未解也。医反下之，膈内拒痛，胃中空虚，客气动膈，短气躁烦，心中懊侬，阳气内陷，心下因鞭（鞕），则为结胸，大陷胸汤主之。

小陷胸病，正在心下，按之则痛，小陷胸汤主之。

右瓜蒂散、大小陷胸共四方，为陷胸系。瓜蒂散主吐，陷胸汤主下，本不同科，因结胸之症，为胸中有物拒按，瓜蒂症亦然。不过其地位较高，在上者，因而越之，此所以主吐，其病则与结胸同类也。

伤寒五六日，中风，往来寒热，胸胁左满，嘿嘿不欲饮食，心烦喜呕，小柴胡汤主之。

太阳病过经十余日，二三下之，后四五日，柴胡证仍在者，先与小柴胡。呕不止，心下急，郁郁微烦者，为未解也，与大柴胡汤下之则愈。

太陽病。脈浮而動數。頭痛發熱。微盜汗出。而反惡寒者。表未解也。醫反下之。膈內拒痛。胃中空虛。客氣動膈。短氣躁煩。心中懊憹。陽氣內陷。心下因鞕。則爲結胸。大陷胸湯主之。

小陷胸病。正在心下。按之則痛。小陷胸湯主之。

右瓜蒂散大小陷胸共四方。爲陷胸系。瓜蒂散主吐。陷胸湯主下。本不同科。因結胸之症。爲胸中有物拒按。瓜蒂症亦然。不過其地位較高。在上者。因而越之。此所以主吐。其病則與結胸同類也。

傷寒五六日。中風。往來寒熱。胸脅苦滿。嘿嘿不欲飲食。心煩喜嘔。小柴胡湯主之。

太陽病過經十餘日。二三下之。後四五日。柴胡證仍在者。先與小柴胡。嘔不止。心下急。鬱鬱微煩者。爲未解也。與大柴胡湯下之則愈。

傷寒十三日不解。胸脅滿而嘔。日晡所發潮熱。已而微利。此本柴胡證。下之以不得利。今反利者。知醫以丸藥下之。此非其治也。潮熱者實也。先宜服小柴胡湯以解外。後以柴胡加芒硝湯主之。

傷寒八九日。胸滿煩驚。小便不利。譫語。一身盡重。不可轉側者。柴胡加龍骨牡蠣湯主之。

右四方。柴胡爲主藥。謂之柴胡系。其實而當攻者。所謂少陽陽明者也。

發汗後。其人臍下悸欲作奔豚。茯苓桂枝甘草大棗湯主之。

傷寒吐下後。心下逆滿。氣上衝胸。起則頭眩。脈沈緊。發汗則動經。身爲振振搖者。茯苓桂枝白朮甘草湯主之。

發汗若下之。病仍不解。煩躁者。茯苓四逆湯主之。

太陽病發汗後。大汗出。胃中乾。煩躁不得眠。欲得飲水者。稍稍與飲之。令胃

伤寒十三日不解，胸胁满而呕，日晡所发潮热，已而微利，此本柴胡证。下之以不得利，今反利者，知医以丸药下之，此非其治也。潮热者实也，先宜服小柴胡汤以解外，后以柴胡加芒硝汤主之。

伤寒八九日，胸满烦惊，小便不利，谵语，一身尽重，不可转侧者，柴胡加龙骨牡蛎汤主之。

右四方，柴胡为主药，谓之柴胡系，其实而当攻者，所谓少阳阳明者也。

发汗后，其人脐下悸欲作奔豚，茯苓桂枝甘草大枣汤主之。

伤寒吐下后，心下逆满，气上冲胸，起则头眩，脉沈紧，发汗则动经，身为振振摇者，茯苓桂枝白术甘草汤主之。

发汗若下之，病仍不解，烦躁者，茯苓四逆汤主之。

太阳病发汗后，大汗出，胃中干，烦躁不得眠，欲得饮水者，稍稍与饮之，令胃

气和则愈。若脉浮小便不利，微热消渴者，五苓散主之。

伤寒汗出而渴者，五苓散主之。不渴者，茯苓甘草汤主之。

右五方茯苓为主药，皆从五苓散化出，谓之五苓系。按茯苓为本经上品，无病亦可服，不过一种副药，似不能与麻桂、石膏等同科，不足自成一系。然荣卫瘀湿，寒热燥能病人，而聚水尤足以病人。茯苓能治水，自居极重要地位，故此系看似闰位，其实不可少也。

伤寒自汗出，小便数，心烦，胃气不和，谵语者，少与调胃承气汤。

阳明病，脉迟，虽汗出不恶寒者，其身必重，短气腹满而喘。有潮热者，此外欲解，可攻里也。手足戢然汗出者，此大便已鞭（鞕）也，大承气汤主之。若汗多微发热恶寒者，外未解也，其热不潮，未可与承气汤。若腹大满不通者，可与小承气汤微和胃气，勿令至大泄下。

氣和則愈。若脈浮小便不利。微熱消渴者。五苓散主之。

傷寒汗出而渴者。五苓散主之。不渴者。茯苓甘草湯主之。

右五方茯苓爲主藥。皆從五苓散化出。謂之五苓系。按茯苓爲本經上品。無病亦可服。不過一種副藥。似不能與麻桂石膏等同科。不足自成一系。然榮衛瘀濕。寒熱燥能病人。而聚水尤足以病人。茯苓能治水。自居極重要地位。故此系看似閏位。其實不可少也。

傷寒自汗出。小便數。心煩。胃氣不和。譫語者。少與調胃承氣湯。

陽明病。脈遲。雖汗出不惡寒者。其身必重。短氣腹滿而喘。有潮熱者。此外欲解。可攻裏也。手足戢然汗出者。此大便已鞕也。大承氣湯主之。若汗多微發熱惡寒者。外未解也。其熱不潮。未可與承氣湯。若腹大滿不通者。可與小承氣湯微和胃氣。勿令至大泄下。

右三方卽所謂三承氣。皆大黃爲主藥。今謂之承氣系。陽明府證藥也。

傷寒論曰「病有太陽陽明。有正陽陽明。有少陽陽明。何謂也。答曰。太陽陽明者。脾約是也。正陽陽明者。胃家實是也。少陽陽明者。發汗利小便已。胃中燥煩實。大便難是也。」注家皆主太陽傳入陽明者。爲太陽陽明。由少陽誤治而入陽明者。爲少陽陽明。然仲景之答語爲脾約。爲胃中燥煩實與注家之言。頗有逕庭。且脾約。胃家實。胃中燥煩實。有無分別。亦都未能言之。故陸九芝陽明病釋。又有巨陽微陽之說。謂此處之太陽少陽。非六經之太陽少陽。則轉說轉遠矣。今按大論雖有麻仁丸一方。然脾約之爲病。實不更衣無所苦。今試一推敲。何故不更衣無所苦。則知胃不消化。食物不入腸中。推陳致新之功用雖停止。而腸中無物增益。故無所苦。既如此。則脾約云者。病在胃。不在腸也。少陽陽明。既是發汗利小便。耗其津液因而致燥。因燥而煩。因燥而實。煩當在胃。實當在

右三方即所谓三承气，皆大黄为主药，今谓之承气系，阳明府证药也。

《伤寒论》曰：“病有太阳阳明，有正阳阳明，有少阳阳明，何谓也？答曰：太阳阳明者，脾约是也。正阳阳明者，胃家实是也。少阳阳明者，发汗利小便已，胃中燥烦实，大便难是也。”注家皆主太阳传入阳明者，为太阳阳明，由少阳误治而入阳明者，为少阳阳明。然仲景之答语为脾约，为胃中燥烦实，与注家之言，颇有迳庭。且脾约，胃家实，胃中燥烦实，有无分别，亦都未能言之。故陆九芝阳明病释，又有巨阳微阳之说，谓此处之太阳少阳，非六经之太阳少阳，则转说转远矣。今按大论虽有麻仁丸一方，然脾约之为病，实不更衣无所苦。今试一推敲，何故不更衣无所苦，则知胃不消化，食物不入肠中，推陈致新之功用虽停止，而肠中无物增益，故无所苦。既如此，则脾约云者，病在胃，不在肠也。少阳阳明，既是发汗利小便，耗其津液因而致燥，因燥而烦，因燥而实，烦当在胃，实当在

肠。是少阳阳明肠胃均病，以少阳与太阳对勘，则知其一从火化，其一从寒化，惟其从寒化，故曰太阳。然则结胸胸痞等症，乃太阳阳明茵陈蒿证，大黄泻心症，乃少阳阳明。面（而）三承气为正阳阳明，如此解释，实为比较心安理得也。前列诸方，麻桂为纯粹太阳症，大青龙、桂枝、白虎、桂枝二越脾一汤，葛根汤，太阳阳明合病症也。白虎、阳明燥症也；栀豉、虚烦客热也；茵陈、阳明热化兼有湿邪也。泻心、客气动膈虚痞症也；陷胸、客气动膈寒实结聚也。瓜蒂为结胸同类而地位较高者也；五苓因燥热消渴，因消渴停水症也；柴胡所谓少阳阳明也，口苦咽干，胁下痞满，痛而呕，往来寒热，为少阳，为小柴胡症。而大论少阳篇仅云，不可汗、吐、下，其小柴胡则列入太阳篇中。是殆无所谓纯少阳症，有之亦少阳阳明合病症也。凡以上所谓阳明，皆阳明经症，皆属胃部之事。三承气乃阳明府症，肠部事也，病至于阳明府可下而已，故阳明府仅有三承气。

腸。是少陽陽明腸胃均病。以少陽與太陽對勘。則知其一從火化。其一從寒化。惟其從寒化。故曰太陽。然則結胸胸痞等症。乃太陽陽明茵陳蒿證。大黃瀉心症。乃少陽陽明。面三承氣爲正陽陽明。如此解釋。實爲比較心安理得也。前列諸方。麻桂爲純粹太陽症。大青龍、桂枝、白虎、桂枝二越脾一湯。葛根湯。太陽陽明合病症也。白虎、陽明燥症也。梔豉、虛煩客熱也。茵陳陽明熱化兼有濕邪也。瀉心、客氣動膈虛痞症也。陷胸、客氣動膈寒實結聚也。瓜蒂爲結胸同類而地位較高者也。五苓因燥熱消渴。因消渴停水症也。柴胡、所謂少陽陽明也。口苦咽乾。脅下痞滿。痛而嘔。往來寒熱。爲少陽。爲小柴胡症。而大論少陽篇僅云。不可汗吐下。其小柴胡則列入太陽篇中。是殆無所謂純少陽症。有之亦少陽陽明合病症也。凡以上所謂陽明。皆陽明經症。皆屬胃部之事。三承氣乃陽明府症。腸部事也。病至於陽明府可下而已。故陽明府僅有三承氣。

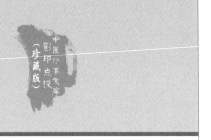

三陰界說第十三

大論云。少陰之爲病。脈微細。但欲寐也。舒馳遠以此爲提綱。按僅據此六字。不足以認識少陰症。本論此下一節云。少陰病。欲吐不吐心煩。但欲寐。五六日自利而渴者。屬少陰也。虛故引水自救。又脈陰陽俱緊。反汗出者。亡陽也。此屬少陰。法當咽痛而復吐利。又脈暴微。手足反溫。爲欲解也。若利自止。惡寒而踡臥。手足溫者可治。惡寒而踡。時自煩。欲去衣被者可治。手足不逆冷。反發熱者。不死。一身手足盡熱者以熱在膀胱。必便血。惡寒身踡而利。手足逆冷者不治。吐利煩躁四逆者。死。下利止而頭眩時自冒者。死。四逆惡寒而身踡。脈不至。不煩而躁者。死。息高者。死。少陰症具。吐利躁煩不得臥寐者。死。綜以上各條觀之。乃可知少陰症。

脈陰陽俱緊。則不當有汗。假使脈緊無汗。其人惡寒。則是太陽症。麻黃爲對症

三阴界说第十三

《大论》云：少阴之为病，脉微细，但欲寐也。舒驰远以此为提纲，按仅据此六字，不足以认识少阴症。《本论》此下一节云：少阴病，欲吐不吐心烦，但欲寐，五六日自利而渴者，属少阴也，虚故引水自救。又脉阴阳俱紧，反汗出者，亡阳也，此属少阴法。法当咽痛而复吐利。又脉暴微，手足反温，为欲解也。若利自止，恶寒而蜷卧，手足温者可治。恶寒而蜷，时自烦，欲去衣被者可治。手足不逆冷，反发热者，不死。一身手足尽热者，以热在膀胱，必便血，恶寒身蜷而利，手足逆冷者不治；吐利烦躁四逆者，死；下利止而头眩时自冒者，死；四逆恶寒而身蜷，脉不至，不烦而躁者，死；息高者，死；少阴症具，吐利躁烦不得卧寐者，死。综以上各条观之，乃可知少阴症。

脉阴阳俱紧，则不当有汗，假使脉紧无汗，其人恶寒，则是太阳症，麻黄为对症

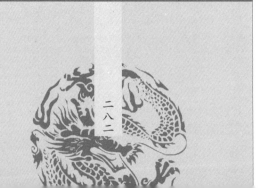

之药。脉紧而反汗出，此不名为汗，乃是亡阳，属少阴矣。何以故？太阳麻桂证为荣卫病，荣气为汗之源，汗腺为汗之门户，脉之紧缓，乃脉管壁之纤维神经与司汗腺之纤维神经变化之所著。病在表层，但治得表层，其病即已。脉紧反汗出，则不是荣卫病，乃藏器病，内藏所蕴之热力外散，血行无向心力，皮毛不能固，是以汗出。此非当汗而汗，亦非疏泄体温而汗，因是热力外散，故云亡阳。既是内藏受病，血行无向心力，则各组织当无弹力，何以脉紧。曰紧者，鞭（鞕）化之谓也。惟其组织无弹力，故其人但欲寐。鞭（鞕）化之脉，亦是纤维神经起救济。凡病初一步体工起救济，病象则随救济工能而呈变化，此时其病虽重亦浅。继一步体工虽起救济，病象不随救济工能而呈变化，则其病虽轻亦深。少阴症见鞭（鞕）化之脉，其一端也。热病之病位，分表里上下，通常表病者里不病，上病者下不病，以故伤寒传里。恶寒之太阳症纵未罢，其势即杀，旋且自罢。若泄泻或滞下，

之藥。脈緊而反汗出。此不名爲汗。乃是亡陽。屬少陰矣。何以故。太陽麻桂證爲榮衛病。榮氣爲汗之源。汗腺爲汗之門戶。脈之緊緩。乃脈管壁之纖維神經與司汗腺之纖維神經變化之所著。病在表層。但治得表層。其病卽已。脈緊反汗出。則不是榮衛病。乃藏器病。內藏所蘊之熱力外散。血行無向心力。皮毛不能固。是以汗出。此非當汗而汗。亦非疏泄體溫而汗。因是熱力外散。故云亡陽。旣是內藏受病。血行無向心力。則各組織當無彈力。何以脈緊。曰緊者。鞕化之謂也。惟其組織無彈力。故其人但欲寐。鞕化之脈。亦是纖維神經起救濟。凡病初一步體工起救濟。病象則隨救濟工能而呈變化。此時其病雖重亦淺。繼一步體工雖起救濟。病象不隨救濟工能而呈變化。則其病雖輕亦深。少陰症見鞕化之脈。其一端也。熱病之病位。分表裏上下。通常表病者裏不病。上病者下不病。以故傷寒傳裏。惡寒之太陽症縱未罷。其勢卽殺。旋且自罷。若泄瀉或滯下。

則頭不眩痛。胃不吐逆。若表熱陷裏。內部卽格拒。氣血聚於胸脘而痞鞕。肝胆氣逆則頭眩痛。胃氣不降則溫溫欲吐。如此則身半以下無病。縱有腹滿腹痛。其勢必不甚。居於副症之列。其主要症在身半以上也。今少陰症咽痛吐利並見。咽之地位甚高。吐則在中。利則在下。故云咽痛而復吐利。是上中下並見病症也。此當是內藏陰陽不相順接之故。寸口脈鞕。乃其見端。其內藏神經亦必化鞕。故陰陽不相順接。按陰陽不相順接。本是厥陰症。少陰而有此者。三陰之症。本多兼見。絕不單純也。咽痛是形能上事。陽擾於外。陰爭於內。吐利並見。則有咽痛之病能。舊說少陰之絡系於舌本。生理學上如何。則所未詳。所可知者。此時之咽痛。絕非陽明症可同日而語。陽明屬胃熱。鬱熱上蒸而咽喉紅腫。其痛爲由胃熱來。其他見症。皆屬陽明。脈必洪滑。症必有餘。少陰之咽痛。吐利汗出而外。其脈鞕而不洪滑。其兼見者必爲但欲寐蜷臥諸不足症。陽明咽痛。當

则头不眩痛，胃不吐逆。若表热陷里，内部即格拒，气血聚于胸脘而痞鞕（鞕），肝胆气逆则头眩痛，胃气不降则温温欲吐，如此则身半以下无病。纵有腹满腹痛，其势必不甚，居于副症之列，其主要症在身半以上也。今少阴症咽痛吐利并见，咽之地位甚高，吐则在中，利则在下，故云咽痛而复吐利，是上、中、下并见病症也。此当是内藏阴阳不相顺接之故，寸口脉鞕（鞕），乃其见端。其内藏神经亦必化鞕（鞕），故阴阳不相顺接。按阴阳不相顺接，本是厥阴症，少阴而有此者，三阴之症，本多兼见，绝不单纯也。咽痛是形能上事，阳扰于外，阴争于内，吐利并见，则有咽痛之病能。旧说少阴之络系于舌本，生理学上如何，则所未详。所可知者，此时之咽痛，绝非阳明症可同日而语。阳明属胃热，郁热上蒸而咽喉红肿，其痛为由胃热来。其他见症，皆属阳明，脉必洪滑，症必有余。少阴之咽痛，吐利汗出而外，其脉鞕（鞕）而不洪滑，其兼见者必为但欲寐蜷卧诸不足症。阳明咽痛，当

主石膏，以寒凉之药清热，所谓正治。少阴之咽痛当主附子、猺桂，引火归原，所谓从治。两种治法，截然不同，不得误投也。其云脉暴微手足反温为欲解，此为病之机转，本是脉鞭（鞕）化而紧，鞭（鞕）化而紧为内藏神经起救济作用。若暴微则必内部能自调和，无须此种救济。然必手足温，乃可断言是内藏自和，何以言之？凡脉微乃心房衰弱之标著，心藏衰弱至于脉微，血行必缓，组织无弹力，血行无向心力，肌表必不能自固，汗出肤津，四肢逆冷，乃必然之势。今手足温，则不亡阳，不汗已在言外，故知此脉微是鞭（鞕）化转和之故，不是心房衰弱之故，故云为欲解。其云恶寒身蜷而利，手足逆冷者，不治，正是与此相发。身蜷，神经酸痛故蜷，其最著者，为两脚蜷曲，即俗所谓扯篷。此与脉紧为同一神经鞭（鞕）化，曰恶寒身蜷而利，手足逆冷者，不治。恶寒蜷卧，手足温者，可治。是可治与否，全视四逆与否。盖肢温为藏器有权，体温能达四末，必不自利，四逆则无阳，吐利并作，

主石膏。以寒涼之藥清熱。所謂正治。少陰之咽痛當主附子猺桂。引火歸原。所謂從治。兩種治法。截然不同。不得誤投也。其云脈暴微手足反温爲欲解。此爲病之機轉。本是脈鞭化而緊。鞭化而緊爲內藏神經起救濟作用。若暴微則必內部能自調和。無須此種救濟。然必手足温。乃可斷言是內藏自和。何以言之。凡脈微乃心房衰弱之標著。心藏衰弱至於脈微。血行必緩。組織無彈力。血行無向心力。肌表必不能自固。汗出膚津。四肢逆冷。乃必然之勢。今手足温。則不亡陽。不汗已在言外。故知此脈微是鞭化轉和之故。不是心房衰弱之故。故云爲欲解。其云惡寒身踡而利。手足逆冷者。不治。正是與此相發。身踡。神經痠痛故踡。其最著者。爲兩脚踡曲。即俗所謂扯篷。此與脈緊爲同一神經鞭化。曰惡寒身踡而利。手足逆冷者。不治。惡寒踡臥。手足温者。可治。是可治與否。全視四逆與否。蓋肢温爲藏器有權。體温能達四末。必不自利。四逆則無陽。吐利並作。

內藏神經亦必輭化。體工雖起救濟。而陰陽不相順接。故當死也。曰利自止。惡寒而踡臥。手足温者可治。下利止而頭眩時自冒者。死。同是利止惡寒踡臥。則其人靜。手足温。則藏氣有權。靜而藏氣有權。利自止。是病之機轉顯然可見。故是可治。自冒則不止躁煩。藏氣恐慌已甚。利止並非利止。乃虛極無物可利。少陰屬腎。腎氣竭絕。孤陽上燔。然後自冒。其下已無根。故當死。息高亦是無根。乃肺腎離決之象。故亦主死。煩者畏光惡聞聲。躁則手足無安處。陽亡常靜。陰竭斯躁。云不煩而躁。並非不煩。陰涸心寂。躁擾不甯而無脈。不但煩不足言。病人亦并不能煩也。

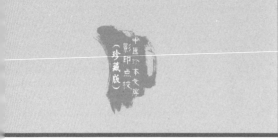

三陰爲虛證。凡所著證象與陽症不同。然有似是而非者數端。陽明有譫語。少陰亦有譫語。陽明之譫語。如狂見鬼。少陰之譫語無力重言。故古人謂少陰之譫語爲鄭聲。然陰症而至於戴陽。其譫語亦復如狂而聲高。陽明且躁煩。少陰

内藏神经亦必鞭（鞕）化。体工虽起救济，而阴阳不相顺接，故当死也。曰利自止，恶寒而蜷卧，手足温者，可治。下利止而头眩时自冒者，死。同是利止恶寒蜷卧，则其人静，手足温，则藏气有权，静而藏气有权，利自止，是病之极转显然可见，故是可治。自冒则不止躁烦，藏气恐慌已甚，利止并非利止，乃虚极无物可利。少阴属肾，肾气竭绝，孤阳上燔，然后自冒，其下已无根，故当死。息高亦是无根，乃肺肾离决之象，故亦主死。烦者畏光恶闻声，躁则手足无安处，阳亡常静，阴竭斯躁，云不烦而躁，并非不烦，阴涸心寂，躁扰不宁而无脉。不但烦不足言，病人亦并不能烦也。

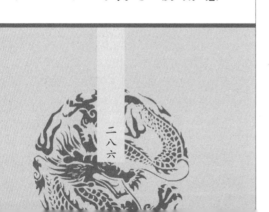

三阴为虚证，凡所著证象与阳症不同，然有似是而非者数端。阳明有谵语，少阴亦有谵语。阳明之谵语，如狂见鬼。少阴之谵语无力重言，故古人谓少阴之谵语为郑声。然阴症而至于戴阳，其谵语亦复如狂而声高，阳明且躁烦。少阴

亦有躁烦，阳明常动，少阴常静。然阴症至阳亡阴涸之时，躁扰不宁，欲自去衣被，亦复动而不静。阳明常面赤，阴症有戴阳，阳明热盛则气粗，阴症肺气垂绝则息高，乃至阳明之旁流，阴症之自利。热深而厥深，亡阳而四逆，燥矢府气不通而脉伏亡阳心房寂而脉不至。阳明有黄厚舌苔，少阴亦有黄厚粗苔，皆极相似极难辨，所谓大虚有盛候也。然若色脉证合并考虑，则相似之中，自有其显然明白不可混淆之处。仲景举一症，必举他证，有时举证言脉，有时举症言时日，是即合并考虑。《内经》言能合色脉，可以万全。色字包括病症病候言也。

《大论》云，太阴之为病，腹满而吐，食不下，自利益甚，时腹自痛，若下之必胸下结鞕（鞕）。又云：自利不渴者属太阴，以其藏有寒故也，当温之，宜服四逆辈。上所举者，可谓太阴之定义，太阴病在腹部，症则自利，原因是寒，治法当温。旧说太阴属脾，然自利是肠部事，腹部亦肠之地位。吐则胃家之病，食不下而腹满，正因寒

亦有躁煩。陽明常動。少陰常靜。然陰症至陽亡陰涸之時。躁擾不寧。欲自去衣被。亦復動而不靜。陽明常面赤。陰症有戴陽。陽明熱盛則氣粗。陰症肺氣垂絕則息高。乃至陽明之旁流。陰症之自利。熱深而厥深。亡陽而四逆。燥矢府氣不通而脈伏亡陽心房寂而脈不至。陽明有黃厚舌苔。少陰亦有黃厚粗苔。皆極相似極難辨。所謂大虛有盛候也。然若色脈證合併考慮。則相似之中。自有其顯然明白不可混淆之處。仲景舉一症必舉他證。有時舉證言脈。有時舉症言時日。是即合併考慮。內經言能合色脈。可以萬全。色字包括病症病候言也。

大論云。太陰之爲病。腹滿而吐。食不下。自利益甚。時腹自痛。若下之必胸下結鞕。又云。自利不渴者屬太陰。以其藏有寒故也。當溫之。宜服四逆輩。上所舉者。可謂太陰之定義。太陰病在腹部。症則自利。原因是寒。治法當溫。舊說太陰屬脾。然自利是腸部事。腹部亦腸之地位。吐則胃家之病。食不下而腹滿。正因寒

不殺穀。虛無彈力。用附子乾薑溫之。一則溫性袪寒。一則刺激組織。使無彈力者興奮。則其病當已。若攻之。是虛虛。故起反應而胸下結鞕。乾薑無定位。附子之藥位在身半以下。附子協乾薑亦腸部事。太陰篇中有大實痛者桂枝加大黃湯主之一節。此雖在太陰篇。其實是陽明府。乃化熱以後事。惟其熱。方可用大黃。能自化熱。則不虛。故可攻。否則犯虛虛之禁。胸下必結鞕矣。大論太陰篇甚簡單者。三陰以少陰爲主。太陰只在兼症之列故也。病至於虛。三陰無有不兼見者。

傷寒論六經。太陽寒化。陽明燥化。少陽火化。少陰熱化。太陰濕化。厥陰風化。此所謂氣化也。本論厥陰篇多不可解。所可知者。爲厥陰之爲病。爲陰陽不相順接。陰陽不相順接。卽風化之症也。何以云然。內經之定例。肝屬風。肝之變動爲握。詳握之意義。實是痙攣。乃神經方面事。是神經系之病屬肝也。凡血之運行。

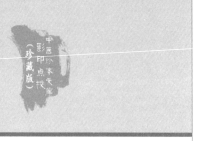

不杀谷，虚无弹力，用附子、干姜温之。一则温性祛寒，一则刺激组织，使无弹力者兴奋，则其病当已。若攻之，是虚虚，故起反应而胸下结鞕（鞕）。干姜无定位，附子之药位在身半以下，附子协干姜亦肠部事。太阴篇中有大实痛者，桂枝加大黄汤主之一节，此虽在太阴篇，其实是阳明府，乃化热以后事，惟其热，方可用大黄，能自化热，则不虚，故可攻。否则犯虚虚之禁，胸下必结鞕（鞕）矣。《大论》太阴篇甚简单者，三阴以少阴为主，太阴只在兼症之列故也。病至于虚，三阴无有不兼见者。

《伤寒论》六经，太阳寒化，阳明燥化，少阳火化，少阴热化，太阴湿化，厥阴风化，此所谓气化也。《本论》厥阴篇多不可解，所可知者，为厥阴之为病，为阴阳不相顺接。阴阳不相顺接，即风化之症也。何以云然？《内经》之定例，肝属风，肝之变动为握，详握之意义，实是痉挛，乃神经方面事，是神经系之病属肝也。凡血之运行，胃肠之蠕动，皆神经为之调节。今厥阴厥逆而利，肠胃及诸藏器不复能相协调，故谓之阴阳不相顺接。就形能考察，合之生理学言之，实是内藏神经鞭（鞕）化。由此言之，风化二字之意义，可以洞澈中边。故全厥阴篇之提纲是阴阳不相顺接，而阴阳不相顺接之真确解释，是内藏神经鞭（鞕）化也。《大论》厥阴各条详细之解释详《辑义》按，兹不赘。厥阴症亦与太阴症同为少阴，兼见之副症。若单纯厥阴症乃痉病，单纯太阴症为湿病，其寒邪直中太阴，吐利并作者为霍乱，皆在伤寒范围外也。

三阴证方药第十四

附子

附子其有四种，皆一本所生，异名而殊功，其母根曰乌头，以形似得名。细长三四寸者名天雄；附母根而生者为附子；其旁连生者为侧子；又母根形两歧者

胃腸之蠕動。皆神經爲之調節。今厥陰厥逆而利。腸胃及諸藏器不復能相協調。故謂之陰陽不相順接。就形能考察。合之生理學言之。實是內藏神經鞭化。由此言之。風化二字之意義。可以洞澈中邊。故全厥陰篇之提綱是陰陽不相順接。而陰陽不相順接之眞確解釋。是內藏神經鞭化也。大論厥陰各條詳細之解釋詳輯義按。茲不贅。厥陰症亦與太陰症同爲少陰兼見之副症。若單純厥陰症乃痙病。單純太陰症爲濕病。其寒邪直中太陰。吐利並作者爲霍亂。皆在傷寒範圍以外也。

三陰證方藥第十四

附子

附子共有四種。皆一本所生。異名而殊功。其母根曰烏頭。以形似得名。細長三四寸者名天雄。附母根而生者爲附子。其旁連生者爲側子。又母根形兩歧者

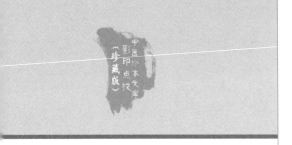

名烏喙。

附子味辛性熱。諸家本草皆云有大毒。王好古云。入手少陽三焦命門之劑。其性走而不守。非若乾薑止而不行。趙嗣眞曰。熟附配麻黃。發中有補。仲景麻黃附子細辛湯。麻黃附子甘草湯是也。生附配乾薑。補中有發。仲景乾薑附子湯。通脈四逆湯是也。戴原禮曰。附子無乾薑不熱。得甘草則性緩。得桂則補命門。（按附子不補。其云補者。謂能補火。體內無熱。得附則增熱之謂）附子得生薑則能發散。又導虛熱下行以除冷病。本草衍義云。補虛寒須用附子。風家即多用天雄。其烏頭烏喙側子則量其材而用之。時珍云。凡用烏附藥並宜冷服。蓋陰寒在下。虛陽上浮。治以寒。則陰氣益甚而病增。治以熱則拒格而不納。仲景治寒疝內結。用蜜煎烏頭。近效方治喉痺用蜜炙附子含咽。丹溪治疝氣用烏頭梔子。並熱因寒用也。李東垣治馬姓陰盛格陽傷寒。面赤目赤。煩渴引飲。

名乌喙。

附子味辛性热，诸家本草皆云有大毒。王好古云，入手少阳三焦命门之剂，其性走而不守，非若干姜止而不行。赵嗣真曰：熟附配麻黄，发中有补。仲景麻黄附子细辛汤，麻黄附子甘草汤是也。生附配干姜，补中有发。仲景干姜附子汤，通脉四逆汤是也。戴原礼曰：附子无干姜不热，得甘草则性缓，得桂则补命门（按：附子不补，其云补者，谓能补火。体内无热，得附则增热之谓）。附子得生姜则能发散，又导虚热下行以除冷病。《本草衍义》云：补虚寒须用附子，风家即多用天雄。其乌头、乌喙、侧子则量其材而用之。时珍云：凡用乌附药，并宜冷服。盖阴寒在下，虚阳上浮，治以寒，则阴气益甚而病增，治以热则拒格而不纳。仲景治寒疝内结，用蜜煎乌头，近效方治喉痹用蜜炙附子含咽。丹溪治疝气用乌头、栀子，并热因寒用也。李东垣治马姓阴盛格阳伤寒，面赤目赤，烦渴引饮，脉来七八至。但按之则散，用姜附汤加人参，投半斤，服之得汗而愈，此则神圣之妙也（按：阴盛格阳云者，即热力外散之谓，此种最难辨别。面赤目赤，烦渴引饮，脉七八至，完全与大热症同。仅凭此种种即投姜附，其道甚危。在诊断方面，不为健全，须合各方面考虑。既云服药得汗而愈，则未服药前无汗可知，用姜附则其人当见四逆。烦渴引饮，即仲景所谓虚故引水自救。此非荣卫病，故可用人参。是大虚盛候，故当用人参。烦则恶光恶声，是否自利，本文未言，无从测知。然就病理言，烦而四逆，真阳外越，纵不自利，亦且将作自利。就药效言，姜附所以治四逆，亦所以治自利，且外既无汗，阴寒在里，殆无不利之理。观汗出而愈，则可知阴液能作汗，阳越者则潜藏内守，已收拨乱反正之功。因人参、附子、干姜，均非发汗之品，得此药而汗，其理由是拨乱反正也。原文太简，所可知者仅此，此外无从推测，不过原理明白，则临床时有心思才力可用，不至如混

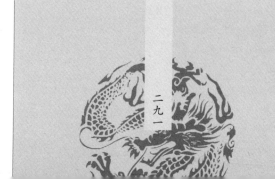

脈來七八至。但按之則散。用薑附湯加人參。投半斤。服之得汗而愈。此則神聖之妙也。（按陰盛格陽云者。卽熱力外散之謂。此種最難辨別。面赤目赤。煩渴引飲。脈七八至。完全與大熱症同。僅憑此種種卽投薑附。其道甚危。在診斷方面。不爲健全。須合各方面考慮。旣云服藥得汗而愈。則未服藥前無汗可知。用薑附則其人當見四逆。煩渴引飲。卽仲景所謂虛故引水自救。此非榮衞病。故可用人參。是大虛盛候。故當用人參。煩則惡光惡聲。是否自利。本文未言。無從測知。然就病理言。煩而四逆。眞陽外越。縱不自利。亦且將作自利。就藥效言。薑附所以治四逆。亦所以治自利。且外旣無汗。陰寒在裏。殆無不利之理。觀汗出而愈。則可知陰液能作汗。陽越者則潛藏內守。已收撥亂反正之功。因人參附子乾薑。均非發汗之品。得此藥而汗。其理由是撥亂反正也。原文太簡。所可知者僅此。此外無從推測。不過原理明白。則臨床時有心思才力可用。不至如混

沌無竅。抑就余之經驗言之。凡陰盛格陽大虛盛候之病。色脈症三項。皆有異乎尋常之現象。與其病候。輒不相應。例如陽明面赤。脈則洪滑。色與脈相應也。神氣則見有餘。戴陽爲病。色如妝朱。脈數甚。無圓滑意。色與脈均異常。而神色則若明若昧。色與脈不相應矣。當衰弱而見衰弱症象爲相應。當衰弱而見有餘症象。且有餘異常。卽是不相應。不相應大虛之盛候也）吳綬曰。附子乃陰症要藥。凡傷寒傳變三陰。及中寒夾陰。雖身大熱而脈沈者。必用之。或厥冷腹痛脈沈細甚則脣靑囊縮者。急須用之。有退陰回陽之力。起死回生之功。近世陰症傷寒。往往疑似不敢用附子。直待陰極陽竭而用之。已遲矣。且夾陰傷寒。內外皆陰。陽氣頓衰。必須急用人參健脈以益其源。佐以附子溫經散寒。捨此不用。尚何以救之。（按三陰用附一語。容易了解。所難者在辨認若何是三陰。凡猶豫不敢用者。皆因此故。辨症最難。前文所載少陰諸條。明其原理。益以經

沌无窍。抑就余之经验言之，凡阴盛格阳大虚盛候之病，色脉症三项，皆有异乎寻常之现象。与其病候，辄不相应。例如阳明面赤，脉则洪滑，色与脉相应也。神气则见有余，戴阳为病，色如妆朱，脉数甚，无圆滑意，色与脉均异常，而神色则若明若昧，色与脉不相应矣。当衰弱而见衰弱症象为相应，当衰弱而见有余症象，且有余异常，即是不相应。不相应大虚之盛候也）。吴绶曰：附子乃阴症要药，凡伤寒传变三阴，及中寒夹阴，虽身大热而脉沈者，必用之。或厥冷腹痛脉沈细甚则唇青囊缩者，急须用之。有退阳回阳之力，起死回生之功，近世阴症伤寒，往往疑似不敢用附子，直待阴极阳竭而用之，已迟矣。且夹阴伤寒，内外皆阴，阳气顿衰，必须急用人参健脉以益其源，佐以附子温经散寒，舍此不用，尚何以救之（按：三阴用附一语，容易了解，所难者在辨认若何是三阴。凡犹豫不敢用者，皆因此故，辨症最难，前文所载少阴诸条，明其原理，益以经

验差堪寡过。所谓中寒者，寒邪直中也。伤寒由太阳传变，虚甚而见阴症，由必病少阴。纵有太阴、厥阴，亦不过兼症。少阴为之主，直中则多属太阴，其病在中枢失职，恒兼胃肠两部，吐泻并作。其初一步为胸脘不适，面无血色，环唇陷青，唇色隐黑，手指冷。继一步则呕，继之以泻，其呕必频，其泻必洞泄，顷刻三数次，目眶乃下陷，全体水分急速下逼故也。继眶陷而见者，为汗出转筋四逆，汗出与寻常不同，面部、额部颗粒如珠，转筋即手足痉挛。所谓四逆，手冷至肘，脚冷至膝，此即所谓真霍乱。直中就病源言，霍乱就症状言也。现在经验所得，初一步辟瘟丹最良，麝香开中脘之闭，姜、桂、附子祛胃部之寒，羚羊、犀角、蜈蚣使神经不化鞭（鞕）。既见洞泄眶陷，则非用大剂姜附不能止。见转筋之后，便难投矣。厥冷腹痛、脉沈细、唇青、囊缩者，俗名干霍乱。厥阴症之一种症状甚明瞭，用大剂附子，囊缩者当复出。所谓夹阴症者，《病源》为房后引冷，或房后局部感寒，其见

驗差堪寡過。所謂中寒者。寒邪直中也。傷寒由太陽傳變。虛甚而見陰症。則必病少陰。縱有太陰厥陰。亦不過兼症。少陰爲之主。直中則多屬太陰。其病在中樞失職。恆兼胃腸兩部。吐瀉並作。其初一步爲胸脘不適。面無血色。環脣隱靑。脣色隱黑。手指冷。繼一步則嘔。繼之以瀉。其嘔必頻。其瀉必洞泄。頃刻三數次。目眶乃下陷。全體水分急速下逼故也。繼眶陷而見者。爲汗出轉筋四逆。汗出與尋常不同。面部額部顆粒如珠。轉筋卽手足痙攣。所謂四逆。手冷至肘。脚冷至膝。此卽所謂眞霍亂。直中就病源言。霍亂就症狀言也。現在經驗所得。初一步辟瘟丹最良。麝香開中脘之閉。薑桂附子祛胃部之寒。羚羊犀角蜈蚣使神經不化鞕。既見洞泄眶陷。則非用大劑薑附不能止。見轉筋之後。便難投矣。厥冷腹痛脈沈細脣靑囊縮者。俗名乾霍亂。厥陰症之一種症狀甚明瞭。用大劑附子。囊縮者當復出。所謂夾陰症者。病源爲房後引冷。或房後局部感寒。其見

症爲發熱如傷寒狀。而有一特異之點。小腹痛是也。此在病理。當麻黃附子細辛。然江浙兩省。此藥不宜。輕者小腹帖陽和膏。重者用麝香鴿子並良）張元素曰。附子以白朮爲佐。乃除寒濕之聖藥。又云。益火之原以消陰翳。則便溺有節。烏附是也。時珍曰。烏附毒藥。非危病不用。而補藥中略加引導。其功甚捷。

就以上所錄者觀之。附子之用法。可以明其大概。此藥爲最有用。亦最難用。假使病理能洞澈中邊。則能辨症眞確。而附子之藥效與其弊害亦須洞澈中邊。如此自能運用無誤。

附子有大毒。然治病本非恃本經上中品藥可以濟事。又此中有一祕密。附子雖毒。用之不當。當時並不致有甚顯著之惡現象。以故胆怯者畏之如虎。孟浪者却敢於嘗試。甚且以能用附子自矜詡。或竟因此得名。而冥冥中不知不覺殺人無算。是亦醫家亟須注意之一事也。以我所知。此物能袪寒濕。能使自下

症为发热如伤寒状，而有一特异之点，小腹痛是也。此在病理，当麻黄、附子、细辛，然江浙两省，此药不宜。轻者小腹帖阳和膏，重者用麝香鸽子并良）。张元素曰：附子以白术为佐，乃除寒湿之圣药。又云：益火之原以消阴翳，则使溺有节，乌附是也。时珍曰：乌附毒药，非危病不用，而补药中略加引导，其功甚捷。

就以上所录者观之，附子之用法，可以明其大概，此药为最有用，亦最难用。假使病理能洞澈中边，则能辨症真确，而附子之药效与其弊害亦须洞澈中边，如此自能运用无误。

附子有大毒，然治病本非恃《本经》上中品药可以济事，又此中有一秘密，附子虽毒，用之不当，当时并不致用甚显著之恶现象。以故胆怯者畏之如虎，孟浪者却敢于尝试。甚且以能用附子自矜诩，或竟因此得名，而冥冥中不知不觉杀人无算，是亦医家及须注意之一事也。以我所知，此物能祛寒湿，能使自下

而上之寒湿症重复下行。脚气之用萸附是也，药位在小腹，兼治脾肾，治脾实治肠。《大论》中与姜同用，与大黄同用诸方，皆是也，治肾则诸少阴症皆是也。其性温，走而不守，并如古人所言，其效力在刺激神经，兴奋组织，服之过当，则神经麻痹而痉挛。近日东国谓之中毒症状，余所经验而得者，中毒症状有两种：热病妄予大剂附子，病人见痉，目赤而舌润，不过三数日即死。若与黑锡丹同用，反见头汗，汗出发润诸症，医者见但头汗出且发润舌润，辄误认附子未及毂，常迷不知返。不知因悍药之故，冲任已坏，故汗出发润，何以知冲任已坏，因其人面部颜色灰死，肿且喘，此路是急性的。又有人服大剂附子一二百剂，别无所苦，惟精神不爽慧，面色黄暗如吸鸦片有大瘾者。此种是慢性中毒，不知者以为附子服之不当，必七窍流血而死。其实何尝有此事，阳明府症误服附子，病人则反侧不宁，或发狂，急用大黄下之可救。阳明经症误用附子，则面色

而上之寒濕症重復下行。脚氣之用萸附是也。藥位在小腹。兼治脾腎。治脾實治腸。大論中與薑同用與大黃同用諸方皆是也。治腎則諸少陰症皆是也。其性溫。走而不守。並如古人所言。其效力在刺激神經。興奮組織。服之過當。則神經痲痹而痙攣。近日東國謂之中毒症狀。余所經驗而得者。中毒症狀有兩種。熱病妄予大劑附子。病人見痙。目赤而舌潤。不過三數日即死。若與黑錫丹同用。反見頭汗。汗出髮潤諸症。醫者見但頭汗出且髮潤舌潤。輒誤認附子未及轂。常迷不知返。不知因悍藥之故。衝任已壞。故汗出髮潤。何以知衝任已壞。因其人面部顏色灰死。腫且喘。此種是急性的。又有人服大劑附子一二百劑。別無所苦。惟精神不爽慧。面色黃暗如吸鴉片有大癮者。此種是慢性中毒。不知者以爲附子服之不當。必七竅流血而死。其實何嘗有此事。陽明府症誤服附子。病人則反側不甯。或發狂。急用大黃下之可救。陽明經症誤用附子。則面色

隱青。齒衄舌衄不可救。在胃之壞病。關涉之藏器較多。在腸則較少故也。

細辛

張元素云。細辛味大辛。氣溫。入足厥陰少陰血分。香味俱細。以獨活爲使。治少陰頭痛如神。亦止諸陽頭痛。溫少陰之經。散水氣以祛內寒。東垣云。膽氣不足。細辛補之。又治邪氣自裏之表。故仲景少陰症用麻黃附子細辛湯。（按細辛本經列之上品。謂久服明目。利九竅。輕身延年。別錄亦謂安五藏。益肝膽。通精氣。然此味實是奇悍之將藥。不可嘗試。治頭痛肺閉及寒疝僅用一分。其效捷於影響。治急性支氣管炎。必與五味子同用。若用之不當。過三分便能殺人。其作用略如麻黃而悍於麻黃倍蓰。

傷寒論用附子各方第十五

傷寒論曰。太陽病。發汗遂漏不止。其人惡風小便難。四肢微急難以屈伸者。桂

隐青，齿衄舌衄不可救。在胃之坏病，关涉之藏器较多，在肠则较少故也。

细辛

张元素云：细辛味大辛，气温，入足厥阴少阴血分，香味俱细，以独活为使，治少阴头痛如神，亦止诸阳头痛，温少阴之经，散水气以祛内寒。东垣云：胆所不足，细辛补之，又治邪气自里之表，故仲景少阴症用麻黄附子细辛汤（按：细辛《本经》列之上品，谓久服明目，利九窍，轻身延年。《别录》亦谓安五藏，益肝胆，通精气。然此味实是奇悍之将药，不可尝试。治头痛、肺闭及寒疝仅用一分，其效捷于影响。治急性支气管炎，必与五味子同用，若用之不当，过三分便能杀人。其作用略如麻黄，而悍于麻黄倍蓰。

伤寒论用附子各方第十五

《伤寒论》曰：太阳病，发汗遂漏不止，其人恶风，小便难，四肢微急，难以屈伸者，桂

枝加附子汤主之。

此为用附第一方，汗漏不止是桂枝症。四肢微急，难以屈伸是附子症。恶风因漏汗，小便难因汗漏不止，得桂附漏汗止，小便难自除，恶风亦罢，余详《辑义》按。太阳症，下之后，脉促胸满者，桂枝去芍药汤主之。若微恶寒者，桂枝去芍药加附子汤主之。

按此亦有汗者，与前条不同处在去芍药。

伤寒脉浮自汗出，小便数，心烦，微恶寒，脚挛急，反与桂枝欲攻其表，此误也。若重发汗，复加烧针者，四逆汤主之。

此条因原文有疑义，故摘要备考，详说在《辑义》按中。

下之后，复发汗，昼日烦躁不得眠，夜而安静，不呕不渴，无表证，脉沈微，身无大热者，干姜附子汤主之。

枝加附子湯主之。

此爲用附第一方。汗漏不止是桂枝症。四肢微急。難以屈伸是附子症。惡風因漏汗。小便難因汗漏不止。得桂附漏汗止。小便難自除。惡風亦罷。餘詳輯義按。

太陽病。下之後。脈促胸滿者。桂枝去芍藥湯主之。若微惡寒者。桂枝去芍藥加附子湯主之。

按此亦有汗者。與前條不同處在去芍藥。

傷寒脈浮自汗出。小便數。心煩。微惡寒。脚攣急。反與桂枝欲攻其表。此誤也。若重發汗復加燒針者。四逆湯主之。

此條因原文有疑義。故摘要備考。詳說在輯義按中。

下之後。復發汗。晝日煩躁不得眠。夜而安靜。不嘔不渴。無表證。脈沈微。身無大熱者。乾薑附子湯主之。

此節之用附在脈沈微。當注意者在既下復汗。蓋既下復汗之。脈沈微。然後身無大熱。是陽虛。非服附子乾薑不可。否則既無表症。身無大熱。復不嘔不渴。無須重藥也。

發熱。病不解。反惡寒者。虛故也。芍藥甘草附子湯主之。

本條之用附在虛而惡寒。用芍藥甘草是胸不滿而有汗者。所以必須用附。因病不解有汗惡寒。病不解與桂枝證同。所異者在發汗之後而云虛故也。可見病在陽者不虛。

發汗若下之。病仍不解。煩躁者。茯苓四逆湯主之。

此與前第三節重發汗復加燒針用四逆略同。用茯苓與論中苓桂朮甘用意同。(參閱後文苓桂朮甘湯一節。)且須與論中「發汗後惡寒者虛故也。不惡寒但熱者實也。與調胃承氣湯」一條。彼此互勘。

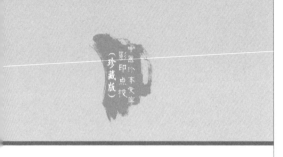

此节之用附在脉沈微，当注意者在既下复汗。盖既下复汗之，脉沈微，然后身无大热，是阳虚，非服附子、干姜不可。否则既无表症，身无大热，复不呕不渴，无须重药也。

发热，病不解，反恶寒者，虚故也，芍药甘草附子汤主之。

本条之用附在虚而恶寒，用芍药、甘草是胸不满而有汗者。所以必须用附，因病不解有汗恶寒，病不解与桂枝证同，所异者在发汗之后而云虚故也，可见病在阳者不虚。

发汗若下之，病仍不解，烦躁者，茯苓四逆汤主之。

此与前第三节重发汗复加烧针用四逆略同，用茯苓与《论》中苓桂术甘用意同（参阅后文苓桂术甘汤一节）。且须与《论》中“发汗后恶寒者虚故也，不恶寒但热者实也，与调胃承气汤”一条，彼此互勘。

太阳病发汗，汗出不解，其人仍发热，心下悸，头眩，身瞤动，振振欲擗地者，真武汤主之。

【按】 前朱鸟后玄武，左青龙右白虎，见《礼记》。此四种名色亦与四时相配，伤寒桂枝汤旧名朱雀汤。桂枝和营配春，白虎清热配秋，青龙比之云行雨施，为其能作汗也。真武即玄武，酸冬为北方镇水之神，由此言之，则真武乃治水之方。其药味为茯苓、白术、白芍、附子，苓术亦治水之药，与方名合，惟此方挈证有心下悸，头眩身瞤动，振振欲擗地之文，颇与他节不同。读者于他节不易记忆，此节则容易记忆，故谈及少阴症辄忆及真武。至于何以头眩身瞤动，振振欲擗地，则无从探讨其原理。惟有人云亦云，如此则不能运用。须知本节与苓、桂、术、甘不甚相远，与茯苓四逆亦不甚相远。

吐下后，心下逆满，气上冲胸，起则头眩，脉沈紧。发汗则动经，身为振振摇者，茯

太陽病發汗。汗出不解。其人仍發熱。心下悸。頭眩。身瞤動。振振欲擗地者。眞武湯主之。

按前朱鳥後玄武左青龍右白虎。見禮記。此四種名色亦與四時相配。傷寒桂枝湯舊名朱雀湯。桂枝和營配春。白虎淸熱配秋。青龍比之雲行雨施。爲其能作汗也。眞武卽玄武。配冬爲北方鎭水之神。由此言之。則眞武乃治水之方。其藥味爲茯苓白朮白芍附子。苓朮亦治水之藥。與方名合。惟此方挈證有心下悸頭眩身瞤動振振欲擗地之文。頗與他節不同。讀者於他節不易記憶。此節則容易記憶。故談及少陰症輒憶及眞武。至於何以頭眩身瞤動振振欲擗地。則無從探討其原理。惟有人云亦云。如此則不能運用。須知本節與苓桂朮甘不甚相遠。與茯苓四逆亦不甚相遠。

吐下後。心下逆滿。氣上衝胸。起則頭眩。脈沈緊。發汗則動經。身爲振振搖者。茯

苓桂枝白朮甘草湯主之。

按此節至脈沈緊爲止。以下接苓桂朮甘湯主之句。其發汗則動經兩句卽眞武湯之挈症。者字當是衍文。下後氣上衝本是可與桂枝之症。因心下逆滿白芍不適用。易以苓朮。是爲苓桂朮甘。當苓桂朮甘之症而復汗之。則身振振搖矣。是當眞武。欲擗地者。因振振搖欲附於不動之物以自固之謂。身瞤動振振搖者是眞武。不搖煩躁者是茯苓四逆。觀茯苓四逆用人參。則知其次於芍藥甘草附子下有意思。所謂虛故也。

傷寒醫下之。續得下利淸穀不止。身疼痛者。急當救裏。救裏宜四逆湯。

本條意義自明。

心下痞而復惡寒汗出者。附子瀉心湯主之。

本條用附在惡寒汗出。桂枝症亦是惡寒汗出。但心下痞而惡寒汗出則已非

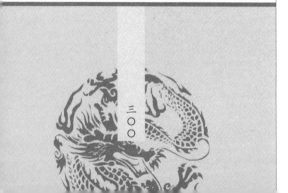

苓桂枝白术甘草汤主之。

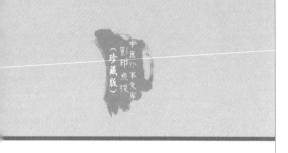

【按】此节至脉沈紧为止，以下接苓桂术甘汤主之句，其发汗则动经两句，即真武汤之挈症，者字当是衍文，下后气上冲本是可与桂枝之症。因心下逆满，白芍不适用，易以苓术，是为苓、桂、术、甘。当苓、桂、术、甘之症而复汗之，则身振振摇矣。是当真武，欲擗地者，因振振摇欲附于不动之物以自固之谓，身瞤动振振摇者是真武。不摇烦躁者是茯苓四逆，观茯苓四逆用人参，则知其次于芍药、甘草、附子下有意思，所谓虚故也。

伤寒医下之，续得下利清谷不止，身疼痛者，急当救里，救里宜四逆汤。

本条意义自明。

心下痞而复恶寒汗出者，附子泻心汤主之。

本条用附在恶寒汗出，桂枝症亦是恶寒汗出，但心下痞而恶寒汗出则已非

复太阳病。是阳明经病而兼见少阴之候，太阳汗出恶寒主桂枝，可知病在太阳，不得妄用附子。欲明白此等，全在无字处悟人，今之以用附自诩者，鲜能知此。

伤寒八九日，风湿相搏，身体疼烦，不能自转侧，不呕不渴，脉浮虚而涩者，桂枝附子汤主之。若其人大便鞕（鞭），小便自利者，去桂加白术汤主之。

此因风湿相搏，不能转侧而用附，不呕不渴脉虚浮而涩，及方后术附并走皮内，水气未得除故冒。均须注意，不呕病不在上中焦，不渴桂枝可以使之燥化。术附并走皮内，可知身体疼烦不能自转侧，均因湿在躯壳经络之故。是桂枝之用，驱邪从表出。附子之用，刺激经络使增弹力。术附相济，药位在病所，使湿得化。

风湿相搏，骨节疼烦掣疼，不得屈伸，近之则痛剧，汗出短气，小便不利，恶风不

復太陽病。是陽明經病而兼見少陰之候。太陽汗出惡寒主桂枝。可知病在太陽不得妄用附子。欲明白此等。全在無字處悟入今之以用附自詡者。鮮能知此。

傷寒八九日。風濕相搏。身體疼煩。不能自轉側。不嘔不渴。脈浮虛而濇者。桂枝附子湯主之。若其人大便鞕。小便自利者。去桂加白朮湯主之。

此因風濕相搏不能轉側而用附。不嘔不渴脈虛浮而濇。及方後朮附幷走皮內。水氣未得除故冒。均須注意。不嘔病不在上中焦。不渴桂枝可以使之燥化。朮附幷走皮內。可知身體疼煩不能自轉側。均因濕在軀殼經絡之故。是桂枝之用。驅邪從表出。附子之用刺激經絡使增彈力。朮附相濟。藥位在病所。使溼得化。

風濕相搏。骨節疼煩掣疼。不得屈伸。近之則痛劇。汗出短氣。小便不利。惡風不

欲去衣。或身微腫者。甘草附子湯主之。

骨節疼煩。不得屈伸。近之痛劇。皆風濕相搏證。汗出是附子證。短氣是甘草證。虛故也。小便不利因汗出。得附汗斂。小便自行。惡風不欲去衣。不必鑿解。當是汗出衣潤之故。風濕相搏仍主朮附。惟前節去桂字金匱直解謂恐汗多。殊不然。桂枝能斂汗也。是當存疑。

脈浮而遲。表熱裏寒。下利清穀者。四逆湯主之。

此用薑附以下利清穀之故。表面見熱證。裏面見寒證。則以寒爲主。

自利不渴者屬太陰。以其藏有寒故也。當温之。宜四逆輩。

自利不渴之爲內寒。其證易辨。

少陰病。始得之反發熱。脈沉者。麻黃細辛附子湯主之。

麻黃解表。附子温裏。細辛散腎經之寒。其細辛能治之頭痛亦屬少陰。病在下

欲去衣，或身微肿者，甘草附子汤主之。

骨节疼烦，不得屈伸，近之痛剧，皆风湿相搏证。汗出是附子证，短气是甘草证，虚故也。小便不利因汗出，得附汗敛，小便自行，恶风不欲去衣，不必凿解。当是汗出衣润之故，风湿相搏仍主术附。惟前节去桂字，《金匮》直解谓恐汗多，殊不然，桂枝能敛汗也，是当存疑。

脉浮而迟，表热里寒，下利清谷者，四逆汤主之。

此用姜附以下利清谷之故，表面见热证，里面见寒证，则以寒为主。

自利不渴者属太阴，以其藏有寒故也。当温之，宜四逆辈。

自利不渴之为内寒，其证易辨。

少阴病，始得之反发热，脉沉者，麻黄细辛附子汤主之。

麻黄解表，附子温里，细辛散肾经之寒，其细辛能治之头痛亦属少阴，病在下

见之于上，在上取之于下也。细辛之量不得过三分，此条药证，古人研究所得者可以为法。《辑义》按中所集《医贯》、《医经》会解《张氏医通》各注，均宜熟读潜玩。

少阴病得之二三日，麻黄附子甘草汤微发汗，以二三日无里证。故微发汗也，无里证则有表证在言外，麻黄治表，附子治少阴也。

脉沈微、但欲寐、蜷卧、背恶寒、口中和，附子条件异具。

少阴病，身体痛，手足寒，骨节痛，脉沈者，附子汤主之。

体痛脉沈，病不在表，此两节与真武汤、芍药甘草附子汤为类似症。

少阴病，下利，白通汤主之。

少阴病，下利，脉微者，与白通汤。利不止，厥逆，无脉，干呕烦者，白通加猪胆汁汤主之。服汤脉暴出者死，微续者生。

見之於上。在上取之於下也。細辛之量不得過三分。此條藥證。古人研究所得者可以爲法。輯義按中所集醫貫醫經會解張氏醫通各注。均宜熟讀潛玩。

少陰病得之二三日。麻黃附子甘草湯微發汗。以二三日無裏證。故微發汗也。無裏證則有表證在言外。麻黃治表。附子治少陰也。

少陰病。得之一二日。口中和。其背惡寒者。當灸之。附子湯主之。

脈沈微。但欲寐、踡臥、背惡寒。口中和。附子條件畢具。

少陰病。身體痛。手足寒。骨節痛。脈沈者。附子湯主之。

體痛脈沈。病不在表。此兩節與眞武湯、芍藥甘草附子湯爲類似症。

少陰病。下利。白通湯主之。

少陰病。下利。脈微者。與白通湯。利不止。厥逆。無脈。乾嘔煩者。白通加猪膽汁湯主之。服湯脈暴出者死。微續者生。

少陰病二三日不已。至四五日腹痛。小便不利。四肢沈重疼痛。自下利者。此爲有水氣。其人或欬或小便利或下利或嘔者。眞武湯主之。

少陰病。下利清穀。裏寒外熱。手足厥逆。脈微欲絕。身反不惡寒。其人面色赤。或腹痛。或乾嘔。或咽痛。或利止脈不出者。通脈四逆湯主之。

通脈四逆爲四逆加葱。脈不出爲主要症。故方名通脈四逆。

少陰病。脈沈者。急溫之。宜四逆湯。

少陰病。飲食入口則吐。心中溫溫欲吐。復不能吐。始得之手足寒。脈弦遲者。此胸中實。不可下也。當吐之。若膈上有寒飲。乾嘔者。不可吐也。當溫之。宜四逆湯。

手足寒是熱向裏攻。脈弦是內藏神經緊張。脈遲是藏氣被窒。吐之是助體工自然救濟。乾嘔只是胃逆。本無物可吐。吐之是增其逆。故不可吐。

大汗出。熱不去。內拘急。四肢疼。又下利。厥逆而惡寒者。四逆湯主之。

少阴病二三日不已，至四五日腹痛，小便不利，四肢沈重疼痛，自下利者，此为有水气。其人或欬或小便利，或下利或呕者，真武汤主之。

少阴病，下利清谷，里寒外热，手足厥逆，脉微欲绝，身反不恶寒。其人面色赤，或腹痛，或干呕，或咽痛，或利止脉不出者，通脉四逆汤主之。

通脉四逆为四逆加葱，脉不出为主要症，故方名通脉四逆。

少阴病，脉沈者，急温之，宜四逆汤。

少阴病，饮食入口则吐，心中温温欲吐，复不能吐，始得之手足寒，脉弦迟者，此胸中实，不可下也，当吐之。若膈上有寒饮，干呕者，不可吐也，当温之，宜四逆汤。手足寒是热向里攻，脉弦是内藏神经紧张，脉迟是藏气被窒，吐之是助体工自然救济，干呕只是胃逆，本无物可吐，吐之是增其逆，故不可吐。

大汗出，热不去，内拘急，四肢疼。又下利，厥逆而恶寒者，四逆汤主之。

大汗若大下利而厥冷者，四逆汤主之。

此与霍乱病理略同，《伤寒论》后文有下利清谷不可攻表汗出必胀满一节，皆可以明白汗与利之关系。

下利清谷，里寒外热，汗出而厥者，通脉四逆汤主之。

下利腹胀满，身体疼痛者，先温其里，乃攻其表，温里宜四逆汤，攻表宜桂枝汤。呕而脉弱小便复利，身有微热，见厥者，难治，四逆汤主之。

《伤寒》、《本论》用附子各方尽于此数，反复熟读，即题无剩义。其最显著者，为同是厥，脉滑而厥者为热，主白虎汤。脉微而厥者属寒，主附子。脉微而厥为体温不能达于四末，阳不足故也。脉滑而厥为热向里攻，有余为病非不足也。故热深厥深为热症，此其一。同是自利，自利而躁烦或干呕，或恶寒，或四逆皆寒症。故附子而外有时当灸。若自利而后重，热症也，故主白头翁汤。假使自利后重误

大汗若大下利而厥冷者。四逆湯主之。

此與霍亂病理略同。傷寒論後文有下利清穀不可攻表汗出必脹滿一節。皆可以明白汗與利之關係。

下利清穀。裏寒外熱。汗出而厥者。通脈四逆湯主之。

下利腹脹滿。身體疼痛者。先溫其裏。乃攻其表。溫裏宜四逆湯。攻表宜桂枝湯。嘔而脈弱小便復利。身有微熱。見厥者。難治。四逆湯主之。

傷寒本論用附子各方盡於此數。反復熟讀。即題無剩義。其最顯著者。爲同是厥。脈滑而厥者爲熱。主白虎湯。脈微而厥者屬寒。主附子。脈微而厥爲體溫不能達於四末。陽不足故也。脈滑而厥爲熱向裏攻。有餘爲病非不足也。故熱深厥深爲熱症。此其一。同是自利。自利而躁煩或乾嘔或惡寒或四逆皆寒症。故附子而外有時當灸。若自利而後重。熱症也。故主白頭翁湯。假使自利後重誤

用薑附。可以百無一生。惟末期至於滑脫。或經滌腸數次。致脾家無陽者。則可用附子。然此爲例外。且中途誤用附子。往往便血。終屬不救。不能不辨之於早也。此其二。同是汗出惡寒。有其他太陽症者。主桂枝。其傳入陽明之經。太陽已罷。而汗出惡寒者。以亡陽論。附子症也。此其三。詳察諸症。合之脈象。檢查病歷。計其日數。可以寡過矣。

諸嘔用藥標準第十六

傷寒論曰。太陽中風。陽浮而陰弱。陽浮者熱自發。陰弱者汗自出。嗇嗇惡寒。淅淅惡風。翕翕發熱。鼻鳴乾嘔者。桂枝湯主之。

此是純粹太陽中風症。太陽病。陽明少陽症不見者。爲不傳。乾嘔是胃家事。即所謂陽明症。見此者其病有傳陽明之傾向也。何以然。汗出與胃有關。表層司汗腺之神經與胃腺司分泌之神經互相呼應也。乾嘔是寒。何以知之。凡已化

用姜附，可以百无一生。惟末期至于滑脱，或经涤肠数次，致脾家无阳者，则可用附子。然此为例外，且中途误用附子，往往便血，终属不救，不能不辨之于早也，此其二。同是汗出恶寒，有其他太阳症者，主桂枝，其传入阳明之经，太阳已罢，而汗出恶寒者，以亡阳论，附子症也，此其三。详察诸症，合之脉象，检查病历，计其日数，可以寡过矣。

诸呕用药标准第十六

《伤寒论》曰：太阳中风，阳浮而阴弱，阳浮者热自发，阴弱者汗自出，啬啬恶寒，淅淅恶风，翕翕发热，鼻鸣干呕者，桂枝汤主之。

此是纯粹太阳中风症，太阳病，阳明、少阳症不见者，为不传。干呕是胃家事，即所谓阳明症，见此者其病有传阳明之倾向也。何以然？汗出与胃有关，表层司汗腺之神经与胃腺司分泌之神经互相呼应也。干呕是寒，何以知之，凡已化

燥之口干舌燥症为阳明，桂枝当禁。如其太阳未罢有桂枝症，亦须桂枝黄芩、桂枝白虎，若主桂枝汤，必其人口中和，胃中寒也。

若酒客病不可与桂枝汤，得之则呕，以酒客不喜甘故也。

欲明白此条，须先明白所谓酒家，西医籍只言酒客能容多量酒精，是生理上关系，不言何故。中医籍则谓酒家多湿，湿属脾。《内经》五味配五藏，以甘配脾，谓稼穑作甘，甘为脾之味，脾为太阴，该肠部而言。凡湿胜者，其腹部各组织弹力较弱，而躯体恒以肉胜，如此者其人恒能食而便溏，俗说谓之胃强脾弱，此类体格之人，都喜饮酒。盖因组织弹力弱，得酒精刺戟之则较舒适故也。若神经性之人感觉奇敏，得酒热化，气血皆上行，眩晕随作，故不能饮。然彼能饮酒之人，因常饮多饮而频醉，各种神经因受刺戟过当而麻痹，见之于外者为汗空疏而自汗。因热化亲上之故，头部尤易出汗，如此则为酒风，其司分泌之神经

燥之口乾舌燥症爲陽明。桂枝當禁。如其太陽未罷有桂枝症。亦須桂枝黄芩桂枝白虎。若主桂枝湯。必其人口中和。胃中寒也。

若酒客病不可與桂枝湯。得之則嘔。以酒客不喜甘故也。

欲明白此條。須先明白所謂酒家。西醫籍只言酒客能容多量酒精。是生理上關係。不言何故。中醫籍則謂酒家多濕。濕屬脾。內經五味配五藏。以甘配脾。謂稼穡作甘。甘爲脾之味。脾爲太陰。該腸部而言。凡濕勝者。其腹部各組織彈力較弱。而軀體恆以肉勝。如此者其人恆能食而便溏。俗說謂之胃強脾弱。此類體格之人。都喜飲酒。蓋因組織彈力弱得酒精刺戟之則較舒適故也。若神經性之人感覺奇敏。得酒熱化。氣血皆上行。眩暈隨作。故不能飲。然彼能飲酒之人因常飲多飲而頻醉。各種神經因受刺戟過當而麻痺。見之于外者爲汗空疏而自汗。因熱化親上之故。頭部尤易出汗。如此則爲酒風。其司分泌之神經

已中毒也。此亦有微甚。中毒淺者酒量小。中毒愈深。酒量愈大。神經麻痺愈甚。於是有兩事相因而至。其一因組織弛緩之故。淋巴不能充分吸收。皮下常有過剩之水分。聚而爲瘰。是爲濕瘡。其二神經受病。直接當其衝者爲肝藏。往往思想不健全。中年以後。則易病中風。此之謂酒家。所以不喜甘之故。生理上如何。余尙未能明其故。但濕勝者不能吃糖是事實。又酒家之濕勝多從熱化。除面有風色之外。其舌質多絳。桂枝湯既甜且熱。宜其得之則嘔也。

傷寒脈浮自汗出。小便數。心煩。微惡寒。腳攣急。反與桂枝湯。欲攻其表。此誤也。得之便厥。咽中乾。煩躁。吐逆者。作甘草乾薑湯與之。以復其陽。

自汗惡寒。心煩。腳攣急。是附子證。因無陽而病在裏。攻表則益虛其陽。故厥。煩躁吐逆是藏氣之亂。欲救濟而不暇應付。故氣亂。故與躁煩並見。云復其陽。意義自明。甘草乾薑有補虛意。

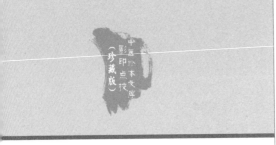

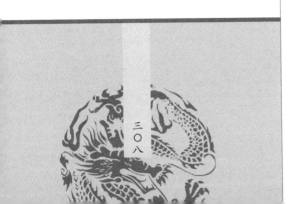

已中毒也。此亦有微甚，中毒浅者酒量小，中毒愈深，酒量愈大，神经麻痹愈甚，于是有两事相因而至。其一，因组织弛缓之故，淋巴不能充分吸收，皮下常有过剩之水分，聚而为瘰，是为湿疮。其二，神经受病，直接当其冲者为肝藏，往往思想不健全，中年以后，则易病中风，此之谓酒家，所以不喜甘之故。生理上如何，余尚未能明其故，但湿胜者不能吃糖是事实。又酒家之湿胜多从热化，除面有风色之外，其舌质多绛，桂枝汤既甜且热，宜其得之则呕也。

伤寒脉浮自汗出，小便数，心烦，微恶寒，脚挛急，反与桂枝汤，欲攻其表，此误也。得之便厥，咽中干，烦躁，吐逆者，作甘草干姜汤与之，以复其阳。

自汗恶寒，心烦，脚挛急，是附子证，因无阳而病在里，攻表则益虚其阳。故厥烦躁吐逆是藏气之乱，欲救济而不暇应付，故气乱，故与躁烦并见。云复其阳，意义自明，甘草干姜有补虚意。

太阳与阳明合病，不下利，但呕者，葛根加半夏汤主之。

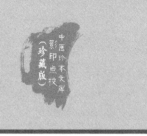

观本方并不用凉药，则知并非因热而呕，加半夏则知呕，因痰浊，生姜为止呕副药，亦是辟秽之意，不为温也。

伤寒表不解，心下有水气，干呕，发热，而咳喘者，小青龙汤主之。

观方中姜桂并用，则知干呕是寒，虽用半夏，已居副药之列，半夏治痰，寒则痰薄，故注家皆云是饮。饮是痰水喘，即因此，故用姜桂，青龙之名亦因此。

中风发热，六七日不解而烦，有表里症，渴欲饮水，水入即吐者，名曰水逆，五苓散主之。

此条之吐，病在不能消水，主五苓则知小便不利。柯氏、方氏注尚有可观。

发汗后，水药不得入口为逆。若更发汗，即吐下不止。

此条并未吐，吐与下皆肠胃中事，而其症结在发汗。然则大汗亡阳而致吐下

太陽與陽明合病。不下利。但嘔者。葛根加半夏湯主之。

觀本方並不用涼藥則知並非因熱而嘔。加半夏則知嘔因痰濁。生薑爲止嘔副藥。亦是辟穢之意。不爲溫也。

傷寒表不解。心下有水氣。乾嘔。發熱。而欬喘者。小青龍湯主之。

觀方中薑桂並用。則知乾嘔是寒。雖用半夏已居副藥之列。半夏治痰。寒則痰薄。故注家皆云是飲。飲是痰水。喘卽因此。故用薑桂。青龍之名亦因此。

中風發熱。六七日不解而煩。有表裏症。渴欲飲水。水入卽吐者。名曰水逆。五苓散主之。

此條之吐。病在不能消水。主五苓則知小便不利。柯氏方氏注尙有可觀。

發汗後。水藥不得入口爲逆。若更發汗。卽吐下不止。

此條並未吐。吐與下皆腸胃中事。而其癥結在發汗。然則大汗亡陽而致吐下

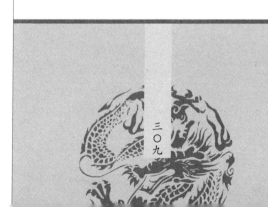

不止。生理上之變化豈不顯然。

發汗吐下後。虛煩不得眠。若劇者必反復顛倒。心中懊憹。梔子豉湯主之。若嘔者。梔子生薑豉湯主之。

病人有寒。復發汗。胃中冷。必吐蚘。

蚘不是盡人皆有。今云胃冷必吐蚘。豈蚘爲生理上應用之物。非病理方面事耶。此說可商。又熱病胃中熱甚而吐蚘。用涼劑消炎得愈者。乃常有之事。今云胃中冷必吐蚘。亦可商。惟陰症不可發汗。誤汗致胃中無陽。乾嘔躁煩。却是事實。

傷寒五六日中風。往來寒熱。胸脅苦滿。嘿嘿不飲食。心煩喜嘔。小柴胡湯主之。此爲少陽症嘔吐。所謂不可汗下者也。少陽爲膽府之經。古人以肝爲甲木。胆爲乙木。其經氣從火化。其提綱爲口苦咽乾脅痛。其見症爲寒熱往來。其地位

不止，生理上之变化岂不显然。

发汗、吐、下后，虚烦不得眠。若剧者必反复颠倒，心中懊侬，栀子豉汤主之。若呕者，栀子生姜豉汤主之。

病人有寒，复发汗，胃中冷，必吐蛔。

蛔不是尽人皆有，今云胃冷必吐蛔，岂蛔为生理上应用之物，非病理方面事耶，此说可商。又热病胃中热甚而吐蛔，用凉剂消炎得愈者，乃常有之事。今云胃中冷必吐蛔，亦可商。惟阴症不可发汗，误汗致胃中无阳，干呕躁烦，却是事实。

伤寒五六日中风，往来寒热，胸胁苦满，嘿嘿不饮食，心烦喜呕，小柴胡汤主之。此为少阳症呕吐，所谓不可汗下者也。少阳为胆府之经，古人以肝为甲木，胆为乙木，其经气从火化，其提纲为口苦咽干，胁痛，其见症为寒热往来，其地位

牵涉肝胃，因非太阳，故不可汗。肝胆都不受压抑，故不可下。脑症之所以可下，因胃积为之病源之故，所以呕。因胆府经气上逆，其病是化热症，热故上行，方中黄芩居重要地位，半夏、人参仍是胃药，柴胡能解此经之外感，亦是汗药，用之不当，辄因过汗之故而泄泻，亦能令人虚，与不当汗而汗致吐利同，故谓柴胡不发汗乃强作解人之语，不可为训也。此药于透发痧痘有特效，时人不明病理，往往用之不当，因致虚。既虚之后，复不知汗与自利同见即是少阴，仍向少阳方面求治法。病乃日见增剧，至于不救，嗣后遂畏柴胡如虎，皆非是也。

血弱气尽，腠理开，邪气因入与正气相搏，结于胁下，邪正分争，往来寒热，休作有时，嘿嘿不欲饮食，藏府相连，其痛必下。邪高痛下，故使呕也，小柴胡汤主之。藏府相连，藏指肝，府指胆，与首句血弱气尽相应。成无己云：当月廓空时则为血弱气尽，是血弱气尽指女人月事言。肝主藏血，与冲任相连，女人肝郁，月事

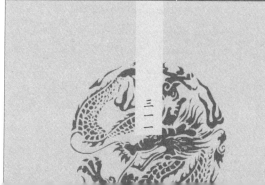

牽涉肝胃。因非太陽。故不可汗。肝胆都不受壓抑。故不可下。腦症之所以可下。因胃積爲之病源之故。所以嘔。因胆府經氣上逆。其病是化熱症。熱故上行。方中黃芩居重要地位。半夏人參仍是胃藥。柴胡能解此經之外感。亦是汗藥。用之不當。輒因過汗之故而泄瀉。亦能令人虛。與不當汗而汗致吐利同。故謂柴胡不發汗乃强作解人之語。不可爲訓也。此藥於透發痧痘有特效。時人不明病理。往往用之不當。因致虛。既虛之後。復不知汗與自利同見即是少陰。仍向少陽方面求治法。病乃日見增劇。至於不救。嗣後遂畏柴胡如虎。皆非是也。

血弱氣盡。腠理開。邪氣因入與正氣相搏。結於脅下。邪正分爭。往來寒熱。休作有時。嘿嘿不欲飲食。藏府相連。其痛必下。邪高痛下。故使嘔也。小柴胡湯主之。藏府相連。藏指肝。府指胆。與首句血弱氣盡相應。成無已云。當月廓空時則爲血弱氣盡。是血弱氣盡指女人月事言。肝主藏血。與衝任相連。女人肝鬱。月事

不以時下。卽因肝氣上逆之故。可以爲藏府相連句注脚。邪正相搏結於脅下。其處脈絡不通。血欲下行不得則痛。邪從腠理入。病少陽之經氣是陽。血因邪正相搏而結是陰。故云邪高痛下。脅下既結且痛。則胃氣不得下行。復有外邪病少陽之經。則胃不得安。此時自然力之救濟法。惟有作噁迫病邪上吐。此所以云邪高痛下故使嘔也。又觀腠理開邪氣因入句可以證明柴胡是汗藥。

得病六七日。脈遲浮弱。惡風寒。手足温。醫二三下之。不能食而脅下滿痛。面目及身黄。頸項强。小便黄者。與柴胡湯後必下重。本渴飲水而嘔者。柴胡不中與也。食穀者噦。

本渴飲水而嘔是水逆。乃五苓散症。餘詳輯義按。食穀者噦爲胃中事。重心在胃。故柴胡不中與。

太陽病過經十餘日。反二三下之。後四五日柴胡證仍在者。先予小柴胡。嘔不

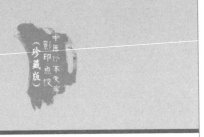

不以时下，即因肝气上逆之故，可以为藏府相连句注脚。邪正相搏结于胁下，其处脉络不通，血欲下行不得则痛，邪从腠理入。病少阳之经气是阳，血因邪正相搏而结是阴，故云邪高痛下。胁下既结且痛，则胃气不得下行，复有外邪病少阳之经，则胃不得安，此时自然力之救济法。惟有作恶迫病邪上吐，此所以云邪高痛下故使呕也。又观腠理开邪气因入句，可以证明柴胡是汗药。

得病六七日，脉迟浮弱，恶风寒，手足温，医二三下之，不能食而胁下满痛，面目及身黄，颈项强，小便黄者，与柴胡汤后必下重。本渴饮水而呕者，柴胡不中与也，食谷者哕。

本渴饮水而呕是水逆，乃五苓散症，余详《辑义》按，食谷者哕为胃中事，重心在胃，故柴胡不中与。

太阳病过经十余日，反二三下之，后四五日柴胡证仍在者，先予小柴胡。呕不

止，心下急，郁郁微烦者，为未解也，与大柴胡汤下之则愈。

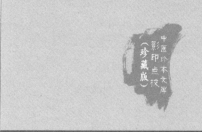

柴胡证仍在者，谓寒热往来发作有时，胁痛而呕，先予小柴胡解少阳之邪。呕不止，心下急，微烦，为胃中有积，大柴胡表里分疏，则虽下不碍少阳经气。前一节亦胃中事，而见茵陈五苓证，故柴胡不中与。此节亦胃中事，然是柴胡证，故兼顾其积，治痉病亦然。凡痉胃中有积者，与治痉之剂辄不应，稍久变为慢性脑炎，便不救。若初起时治痉之外，予以瓜蒂散，为效甚良。余所谓瓜蒂散，乃瓜蒂栀豉，不吐即下。

伤寒十三日不解，胸胁满而呕，日晡所发潮热，已而微利，此本柴胡症，下之以不得利。今反利者，知医以丸药下之，此非其治也。潮热者实也，先宜服小柴胡汤以解外，后以柴胡加芒硝汤主之。

下之以不得利句，谓因不得利而下之，故下文云今反利，胸胁满而呕是柴胡

止。心下急。鬱鬱微煩者。爲未解也。與大柴胡湯下之則愈。

柴胡證仍在者。謂寒熱往來發作有時。脅痛而嘔。先予小柴胡解少陽之邪。嘔不止。心下急。微煩。爲胃中有積。大柴胡表裏分疏。則雖下不礙少陽經氣。前一節亦胃中事。而見茵陳五苓證。故柴胡不中與。此節亦胃中事。然是柴胡證。故兼顧其積。治痙病亦然。凡痙胃中有積者。與治痙之劑輒不應。稍久變爲慢性腦炎。便不救。若初起時治痙之外。予以瓜蒂散。爲效甚良。余所謂瓜蒂散乃瓜蒂梔豉。不吐卽下。

傷寒十三日不解。胸脅滿而嘔。日晡所發潮熱。已而微利。此本柴胡症。下之以不得利。今反利者。知醫以丸藥下之。此非其治也。潮熱者實也。先宜服小柴胡湯以解外。後以柴胡加芒硝湯主之。

下之以不得利句。謂因不得利而下之。故下文云今反利。胸脅滿而嘔是柴胡

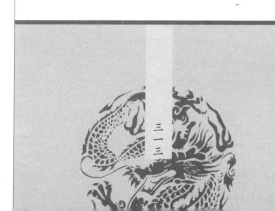

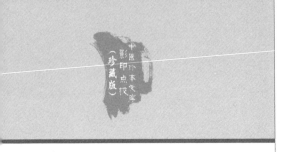

證。見潮熱而微利。是柴胡加芒硝症。其下一條。過經譫語。小便利。自利。脈和爲內實。主調胃。以無少陽症故也。

太陽病當惡寒發熱。今自汗出。反不惡寒發熱。關上脈細數者。以醫吐之過也。一二日吐之者。腹中飢。口不能食。三四日吐之者。不喜糜粥。欲食冷食。朝食暮吐。以醫吐之所致也。此爲小逆。

太陽病吐之。但太陽病當惡寒。今反不惡寒。不欲近衣。此爲吐之內煩也。

此兩節只是一節。吐之能使人內煩惡熱。欲食冷食。却又朝食暮吐。朝食暮吐之理。爲胃中無熱。是惡熱欲食冷內煩皆所謂客熱。非眞熱也。於是可知以病人喜熱飲冷飲候病之寒熱。其說粗而無理。

病人脈數。數爲熱。當消穀引食。而反吐者。此以發汗令陽氣微。膈氣虛。脈乃數也。數爲客熱。不能消穀。以胃中虛冷故吐也。

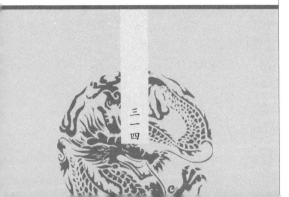

证。见潮热而微利，是柴胡加芒硝症。其下一条，过经谵语，小便利，自利，脉和为内实，主调胃，以无少阳症故也。

太阳病当恶寒发热，今自汗出，反不恶寒发热，关上脉细数者，以医吐之过也。一二日吐之者，腹中饥，口不能食。三四日吐之者，不喜糜粥，欲食冷食，朝食暮吐，以医吐之所致也，此为小逆。

太阳病吐之，但太阳病当恶寒，今反不恶寒，不欲近衣，此为吐之内烦也。

此两节只是一节，吐之能使人内烦恶热，欲食冷食，却又朝食暮吐，朝食暮吐之理，为胃中无热，是恶热欲食冷内烦皆所谓客热，非真热也。于是可知以病人喜热饮冷饮候病之寒热，其说粗而无理。

病人脉数，数为热，当消谷引食，而反吐者，此以发汗令阳气微，膈气虚，脉乃数也。数为客热，不能消谷，以胃中虚冷故吐也。

发汗令阳气微是一公例，发汗令阳微膈虚胃冷而吐，甚者肠冷而利，吐利并作而见四逆，则为姜附证，此其前一步事。

太阳病过经十余日，心下温温欲吐，而胸中痛，大便反溏，腹微满，郁郁微烦，先此时，自极吐下者，与调胃承气汤。若不尔者，不可与。但欲呕，胸中痛，微溏者，此非柴胡症，以呕故知极吐下也。

外热内攻，温温欲吐，肢必微厥，如此当从表解。不可下，吐下后虚烦，热与积有余，因而内结，可以微下，即是本条。从外之内者仍从外解，由里面自起反应者从里解故也，余详《辑义》按。

伤寒六七日，发热微恶寒，支节烦疼，微呕，心下支结，外症未去者，柴胡桂枝汤主之。

本条之呕与邪高痛下条同，彼条是少阳，故主柴胡。此条兼有太阳，故主桂枝、

發汗令陽氣微是一公例。發汗令陽微膈虛胃冷而吐。甚者腸冷而利。吐利並作而見四逆。則爲薑附證。此其前一步事。

太陽病過經十餘日。心下温温欲吐。而胸中痛。大便反溏。腹微滿。鬱鬱微煩。先此時。自極吐下者。與調胃承氣湯。若不爾者。不可與。但欲嘔。胸中痛。微溏者。此非柴胡症。以嘔故知極吐下也。

外熱內攻。温温欲吐。肢必微厥。如此當從表解。不可下。吐下後虛煩。熱與積有餘。因而內結。可以微下。卽是本條。從外之內者仍從外解。由裏面自起反應者從裏解故也。餘詳輯義按。

傷寒六七日。發熱微惡寒。支節煩疼。微嘔。心下支結。外症未去者。柴胡桂枝湯主之。

本條之嘔與邪高痛下條同。彼條是少陽。故主柴胡此條兼有太陽。故主桂枝

柴胡。

傷寒五六日。嘔而發熱者。柴胡湯證具。而以他藥下之。柴胡證仍在者。復與柴胡湯。此雖已下之。不爲逆。必蒸蒸而振。却發熱汗出而解。若心下滿而鞕痛者。此爲結胸也。大陷胸湯主之。但滿而不痛者。此爲痞。柴胡不中與之。宜半夏瀉心湯。

無少陽症。但滿不痛。柴胡並不能治滿。且是汗藥。不當汗而汗。亡陽動經。則增泄瀉。故云不中與。

太陽中風。下利嘔逆。表解者。乃可攻之。其人漐漐汗出。發作有時。頭痛。心下痞。鞕滿。引脅下痛。乾嘔。短氣。汗出不惡寒者。此表解裏未和也。十棗湯主之。

漐漐汗出發作有時是內部已結之證。頭痛、心下痞、鞕滿、引脅下痛、乾嘔、短氣、是結之地位甚高。在胃不在腸之症。據諸家皆言治水。醫學綱目言治痰。輯義

柴胡。

伤寒五六日，呕而发热者，柴胡汤证具，而以他药下之，柴胡证仍在者，复与柴胡汤。此虽已下之，不为逆，必蒸蒸而振，即发热汗出而解。若心下满而鞕（鞕）痛者，此为结胸也，大陷胸汤主之。但满而不痛者，上为痞，柴胡不中与之，宜半夏泻心汤。

无少阳症，但满不痛，柴胡并不能治满，且是汗药，不当汗而汗，亡阳动经，则增泄泻，故云不中与。

太阳中风，下利呕逆，表解者，乃可攻之。其人漐漐汗出，发作有时，头痛，心下痞，鞕（鞕）满，引胁下痛，干呕，短气，汗出不恶寒者，此表解里未和也，十枣汤主之。

漐漐汗出发作有时，是内部已结之证，头痛、心下痞、鞕（鞕）满、引胁下痛、干呕、短气，是结之地位甚高，在胃不在肠之症，据诸家皆言治水，医学纲目言治痰。《辑义》

按中所列各注均有研究价值。《宣明论》谓治小儿惊搐亦有价值，《活人书》谓服此不下者，遍身浮肿而死，并可见古人对于此方之审慎。又方后三物等分强人服一钱匙，羸者半钱匙，准《千金》用五铢钱，则分量亦不为多。半钱匙之药末用大枣十枚煎汁调服，较之《圣济总录》用大枣捣药末和丸为稳。因和丸则枣之力量等于虚设，惟古人泥于十枣汤治水，则于本条尚有疑义。按漐漐汗出为表解，云漐漐亦是里实之证，加以发作有时乃益证明里实。既漐漐汗出，水有出路，是心下痞鞭（鞕）满引胁下痛之结，亦非水结。其云下利呕逆，既结于内，决不能呕之使出。故下文云干呕，此条之结在胃，不是在肠。所云下利，亦不过粪水，则亦不能聚水。短气二字，有注意价值，既可峻剂攻下，自然非虚，因结在胸脘部分故短气，大约有积当攻之。攻须用快乐，三承气、陷胸、十枣都是快药，而力量有等差，各有所宜。承气是汤剂，药量以钱计，肠积宜之，十枣是散，陷胸丸

按中所列各注均有研究價值。宣明論謂治小兒驚搐亦有價值。活人書謂服此不下者。徧身浮腫而死。並可見古人對於此方之審慎。又方後三物等分强人服一錢匕。羸者半錢匕。準千金用五銖錢。則分量亦不爲多。半錢匕之藥末用大棗十枚煎汁調服。較之聖濟總錄用大棗搗藥末和丸爲穩。因和丸則棗之力量等于虛設。惟古人泥於十棗湯治水。則於本條尙有疑義。按漐漐汗出爲表解。云漐漐亦是裏實之證。加以發作有時乃益證明裏實。既漐漐汗出。水有出路。是心下痞鞕滿引脅下痛之結。亦非水結。其云下利嘔逆。既結於內。決不能嘔之使出。故下文云乾嘔。此條之結在胃。不是在腸。所云下利。亦不過糞水。則亦不能聚水。短氣二字。有注意價值。既可峻劑攻下。自然非虛。因結在胸脘部分故短氣。大約有積當攻之。攻須用快藥。三承氣陷胸十棗都是快藥。而力量有等差。各有所宜。承氣是湯劑。藥量以錢計。腸積宜之。十棗是散。陷胸丸

是丸。藥量以厘計。積停於胸脘者宜之。藥力猛悍程度與用量爲正比例。厘計與錢計其量相差百倍。十棗與三承氣其力亦相差百倍。猛悍少用。能開通道路。並不能使積全下。惟其以開通道路爲事。則非眞結者不可用。以開通道路爲事。則不傷及其他藏氣。既云開通道路。是不能將宿積悉數驅之使下。餘積由體工救濟力自行驅除。故得藥之後。糞水並下。糞是積。水是體工驅積之利器。乃軀體中本有之液體。此不但十棗如此。陷胸丸如此。即回春丹抱龍丸保赤散亦如此。然則謂十棗下水。其說非矣。由此可知非結不可用。誤用則傷藏氣。陰虛而熱者不可用。本身無液體以爲驅逐餘積之利器也。凡藏傷則腫。故誤服此藥無物可下者。腫滿而死。陷胸十棗。懷疑十餘年。今乃恍然明白。并回春丹抱龍丸之所以誤事及其用法。亦可以瞭然無疑。洵快事也。

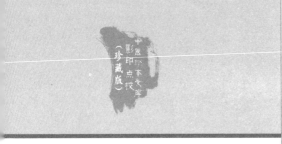

傷寒汗出解之後。胃中不和。心下痞鞕。乾噫食臭。脅下有水氣。腹中雷鳴下利

是丸，药量以厘计，积停于胸脘者宜之。药力猛悍程度与用量为正比例，厘计与钱计其量相差百倍。十枣与三承气其力亦相差百倍，猛悍少用，能开通道路，并不能使积全下。惟其以开通道路为事，则非真结者不可用，以开通道路为事，则不伤及其他藏气。既云开通道路，是不能将宿积悉数驱之使下，余积由体工救济力自行驱除。故得药之后，粪水并下，粪是积，水是体工驱积之利器，乃躯体中本有之液体。此不但十枣如此，陷胸丸如此，即回春丹、抱龙丸、保赤散亦如此。然则谓十枣下水，其说非矣。由此可知，非结不可用，误用则伤藏气，阴虚而热者不可用，本身无液体以为驱逐余积之利器也。凡藏伤则肿，故误服此药无物可下者，肿满而死。陷胸、十枣，怀疑十余年，今乃恍然明白，并回春丹、抱龙丸之所以误事及其用法，亦可以瞭然无疑，洵快事也。

伤寒汗出解之后，胃中不和，心下痞鞭（鞕），干噫食臭，胁下有水气，腹中雷鸣下利者，生姜泻心汤主之。

《续易简方》谓：此条是食复，干噫谓噫而无物，按此条是伤胃，胁下水气，腹中雷鸣下利是肠部寒。

伤寒中风，医反下之，其人下利日数十行，谷不化，腹中雷鸣，心下痞鞕（鞕）而满，干呕心烦不得安。医见心下痞，谓病不尽，复下之，其痞益甚，此非热结，但以胃中虚，客气上逆，故使鞕（鞕）也，甘草泻心汤主之。

此条干呕由于误下，亦是动经，但客气逆只痞，不呕下利，故呕动经故也。

伤寒发汗，若吐若下，解后心下痞鞕（鞕），噫气不除者，旋覆代赭汤主之。

汗、吐、下后而痞，亦是客气上逆，噫气既非呕，亦非呃，方中用人参、用姜，则知噫是虚是寒。旋覆、甘草质轻，方中皆用三两。代赭重，仅用一两，生姜用至五两，倘此药量不误，则知所重者不在代赭。近人用此三钱、五钱乃至一两，药后病者

者。生薑瀉心湯主之。
續易簡方謂此條是食復。乾噫謂噫而無物。按此條是傷胃。脅下水氣。腹中雷鳴下利是腸部寒。
傷寒中風。醫反下之。其人下利日數十行。穀不化。腹中雷鳴。心下痞鞕而滿。乾嘔心煩不得安。醫見心下痞。謂病不盡。復下之。其痞益甚。此非熱結。但以胃中虛。客氣上逆。故使鞕也。甘草瀉心湯主之。
此條乾嘔由於誤下。亦是動經。但客氣逆只痞。不嘔下利。故嘔動經故也。
傷寒發汗。若吐若下。解後心下痞鞕。噫氣不除者。旋覆代赭湯主之。
汗吐下後而痞。亦是客氣上逆。噫氣既非嘔。亦非呃。方中用人參用薑。則知噫是虛是寒。旋覆甘草質輕。方中皆用三兩。代赭重。僅用一兩。生薑用至五兩。倘此藥量不誤。則知所重者不在代赭。近人用此三錢五錢乃至一兩。藥後病者

輒見呃逆。呃為橫膈膜痙攣。乃藥力太暴。神經起反應。較之客氣動膈為尤甚。既見呃。遂不得止。一因虛甚。神經失養。一因中脘與腹部氣壓不得中和。兩者皆猝難恢復故也。寓意草治膈氣嘔吐得效。當是事實。惟說理則非是。

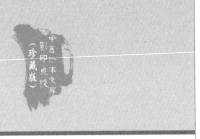

傷寒發熱汗出不解。心中痞鞕。嘔吐而下利者。大柴胡湯主之。

此少陽夾食之症。其病由外之內。故用大柴胡。若客氣動膈之痞鞕。由誤汗下反應。則附子瀉心症矣。嘔與小柴胡同。但多下利耳。

太陽與少陽合病。自下利者。與黃芩湯。若嘔者。黃芩加半夏生薑湯主之。

觀傷寒論凡用涼藥之痞滿吐利。皆未經汗下誤治者。蓋未經汗下。則其病屬實。汗下而不愈為誤治。誤治卽虛。任溫藥矣。此所謂三陽皆實。三陰皆虛也。

傷寒胸中有熱。胃中有邪氣。腹中痛欲嘔吐者。黃連湯主之。

凡言客氣。皆本身自起之反應。凡言邪氣。皆外來侵襲之風寒。本條言有邪氣。

辄见呃逆，呃为横膈膜痉挛，乃药力太暴，神经起反应，较之客气动膈为尤甚。既见呃，遂不得止，一因虚甚，神经失养。一因中脘与腹部气压不得中和，两者皆猝难恢复故也。《寓意草》治膈气呕吐得效，当是事实，惟说理则非是。

伤寒发热汗出不解，心中痞鞕（鞭），呕吐而下利者，大柴胡汤主之。

此少阳夹食之症，其病由外之内，故用大柴胡。若客气动膈之痞鞕（鞭），由误汗下反应，则附子泻心症矣。呕与小柴胡同，但多下利耳。

太阳与少阳合病，自下利者，与黄芩汤。若呕者，黄芩加半夏生姜汤主之。

观《伤寒论》，凡用凉药之痞满吐利，皆未经汗下误治者。盖未经汗下，则其病属实，汗下而不愈为误治。误治即虚，任温药矣。此所谓三阳皆实，三阴皆虚也。

伤寒胸中有热，胃中有邪气，腹中痛欲呕吐者，黄连汤主之。

凡言客气，皆本身自起之反应。凡言邪气，皆外来侵袭之风寒，本条言有邪气，故主桂枝。呕是热，故主黄连。痛是寒，故主干姜。所谓有一症有一药也，胃中字最乱人耳目，主桂枝，仍是从太阳解。因热向里攻，不得达表，故使呕。呕是胃家事，故云胃中有邪气。姜连之量，随痛与呕之多寡为加减，故喻嘉言有进退黄连汤之名。

伤寒发热无汗，呕不能食，而反汗出濈濈然者，是转属阳明也。

发热无汗是太阳症，呕不能食，连上句读，盖即太阳病而见阳明症，可决其必传之病，并未服药汗出濈濈然，故云而反。凡汗濈濈然，为已转属阳明也。

阳明病不能食，攻其热必哕。所以然者，胃中虚冷故也。以其人本虚，攻其热，必哕。

哕字释作呃逆，引《诗经》銮声哕哕，谓发声有序，甚有理致。本条之胃字，确是指胃，不是指肠，阳明病固然是化热，太阳已罢，病在胃肠。其人本虚，并无阴症，仍

故主桂枝。嘔是熱。故主黃連。痛是寒。故主乾薑。所謂有一症有一藥也。胃中字最亂人耳目。主桂枝仍是從太陽解。因熱向裏攻。不得達表。故使嘔。嘔是胃家事。故云胃中有邪氣。薑連之量。隨痛與嘔之多寡爲加減。故喻嘉言有進退黃連湯之名。

傷寒發熱無汗。嘔不能食。而反汗出濈濈然者。是轉屬陽明也。

發熱無汗是太陽症。嘔不能食連上句讀。蓋卽太陽病而見陽明症。可決其必傳之病。並未服藥汗出濈濈然。故云而反。凡汗濈濈然。爲已轉屬陽明也。

陽明病不能食。攻其熱必噦。所以然者。胃中虛冷故也。以其人本虛。攻其熱。必噦。

噦字釋作呃逆。引詩經鑾聲噦噦。謂發聲有序。甚有理致。本條之胃字。確是指胃。不是指腸。陽明病固然是化熱。太陽已罷。病在胃腸。其人本虛。並無陰症。仍

是陽明。在腸者是府症。在胃者是經症。氣壓不勻則呃逆。驟寒驟攻驟熱與液枯皆有之。本條未出方。然非附子理中。予丁香柿蒂當效。

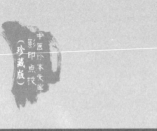

陽明病。反無汗而小便利。二三日嘔而欬。手足厥者。必苦頭痛。若不欬不吐手足不厥者。頭不痛。

嘔厥頭痛其理易明。反復言之。更明瞭。無汗小便利。水分下行。當令達表乃得。輯義按中各注皆非是。

傷寒嘔多。雖有陽明證。不可攻之。

是順生理爲治。輯義按中按語自明。惟本文陽明證三字。似專指府證。因府症當攻。故云。

若胃中虛冷不能食者。飲水則噦。

此承上節而言。上節是四逆湯。表熱裏寒。下利清穀。與下一節亦相屬。病理各

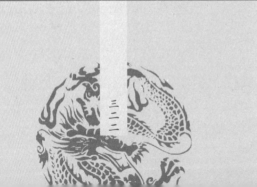

是阳明，在肠者是府症，在胃者是经症，气压不匀则呃逆。骤寒骤攻骤热与液枯皆有之，本条未出方，然非附子理中，予丁香、柿蒂当效。

阳明病，反无汗而小便利，二三日呕而咳，手足厥者，必苦头痛。若不欬不吐手足不厥者，头不痛。

呕厥头痛，其理易明，反复言之，更明瞭。无汗小便利，水分下行，当令达表乃得，《辑义》按中各注皆非是。

伤寒呕多，虽有阳明证，不可攻之。

是顺生理为治，《辑义》按中按语自明，惟本文明阳证三字，似专指府证，因府症当攻，故云。

若胃中虚冷不能食者，饮水则哕。

此承上节而言，上节是四逆汤。表热里寒，下利清谷，与下一节亦相属，病理各

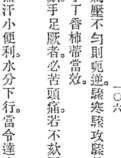

别文字相连也。

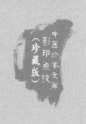

阳明病胁下鞕（鞭）满，不大便而呕，舌上白胎者，可与小柴胡汤。上焦得通，津液得下，胃气因和，身濈然汗出而解。

胎是胃气，白是表邪，可谓有表复有里，因鞕（鞭）满上焦不通而作呕，因津液不下，胃气不和而不汗，如此其热必弛张。是见柴胡证，予柴胡解表。大便当下，上焦得通，津液下行，因胃和汗出，因字宜玩。

阳明中风，脉弦浮大而短气，腹部满胁下及心痛，久按之，气不通，鼻干不得汗，嗜卧，一身及目悉黄，小便难，有潮热，时时哕，耳前后肿，刺之小差，外不解。病过十日，脉续浮者，与小柴胡汤。脉但浮无余症者，与麻黄汤，若不尿腹满加哕者不治。

按前此第五节，攻其热必哕，是冷呃，此条身黄、鼻干、耳肿、热潮、腹满、不尿，是热

別文字相連也。

陽明病脅下鞕滿。不大便而嘔。舌上白胎者。可與小柴胡湯。上焦得通。津液得下。胃氣因和。身濈然汗出而解。

胎是胃氣。白是表邪。可謂有表復有裏。因鞕滿上焦不通而作嘔。因津液不下胃氣不和而不汗。如此其熱必弛張。是見柴胡證。予柴胡解表。大便當下。上焦得通。津液下行。因胃利汗出。因字宜玩。

陽明中風。脈弦浮大而短氣。腹部滿脅下及心痛。久按之氣不通。鼻乾不得汗。嗜臥。一身及目悉黃。小便難。有潮熱。時時噦。耳前後腫。刺之小差。外不解。病過十日。脈續浮者。與小柴胡湯。脈但浮無餘症者。與麻黃湯。若不尿腹滿加噦者不治。

按前此第五節。攻其熱必噦。是冷呃。此條身黃、鼻乾、耳腫、熱潮、腹滿、不尿、是熱

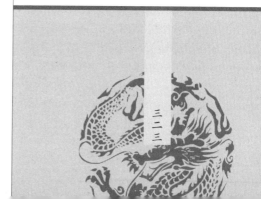

呃。當是燒針致壞之重者。輯義中柯注較佳。經謂不治。吾人固無從反對。然本文小柴胡湯麻黃湯都可疑。因如此病不是此等藥。須以無厚入有間。勿傷藏氣。然後砉然而解。

食穀欲嘔。屬陽明也。吳茱萸湯主之。得湯反劇者屬上焦也。

吳萸是熱藥。用此必有寒證。可知嘔是胃家事。本條可以證明胃是陽明經。腸是陽明府。不得泥于太陽已罷化熱者爲陽明。末兩語未詳其義。按吳萸藥位在胸脘。不可謂非上焦。縱使停食地位高於藥位。苟非寒熱誤認。亦不至得湯反劇。

本太陽病不解。轉入少陽者。脅下鞕滿。乾嘔不能食。往來寒熱。尚未吐下。脈沈緊者。與小柴胡湯。若已吐下發汗溫鍼。譫語。柴胡湯證罷。此爲壞病。知犯何逆。以法治之。

呃。当是烧针致坏之重者，《辑义》中柯注较佳，经谓不治。吾人固无从反对，然本文小柴胡汤、麻黄汤都可疑。因如此病不是此等药，须以无厚入有间，勿伤藏气，然后砉然而解。

食谷欲呕，属阳明也，吴茱萸汤主之。得汤反剧者属上焦也。

吴萸是热药，用此必有寒证，可知呕是胃家事。本条可以证明胃是阳明经，肠是阳明府，不得泥于太阳已罢化热者为阳明。末两语未详其义，按吴萸药位在胸脘，不可谓非上焦。纵使停食地位高于药位，苟非寒热误认，亦不至得汤反剧。

本太阳病不解，转入少阳者，胁下鞕（鞭）满，干呕不能食，往来寒热，尚未吐下，脉沈紧者，与小柴胡汤。若已吐下发汗温针，谵语，柴胡汤证罢。此为坏病，知犯何逆，以法治之。

呕吐多属热，干呕多属寒，故不能食。热甚虚甚，亦不能食。但不必干呕，其余语意自明。

太阴之为病，腹满而吐，食不下，自利益甚，时腹自痛，若下之必胸下结鞕（鞕）。

是中寒为病，准此与阳明府证比较，寒则胀，热则结，结可下，胀当温，本因中寒而胀，以寒药下之则益其寒。阴症本虚，攻之则虚，虚寒为病，增其虚寒，是益病非去病也。下之而胸下结鞕（鞕）者，病灶虽在腹，反应则在胸也。食不下而吐利，其属虚宁有疑义，吐利并作，中权失司，其内无阳，必然汗出，是皆可推理而得者。

少阴病欲吐不吐，心烦但欲寐。五六日自利而渴者，属少阴也，虚故引水自救。若小便色白者，少阴病形悉具。小便白者，以下焦虚有寒，不能制水，故令色白也。

嘔吐多屬熱。乾嘔多屬寒。故不能食。熱甚虛甚。亦不能食。但不必乾嘔。其餘語意自明。

太陰之爲病。腹滿而吐。食不下。自利益甚。時腹自痛。若下之必胸下結鞕。

是中寒爲病。準此與陽明府證比較。寒則脹。熱則結。結可下。脹當溫。本因中寒而脹。以寒藥下之則益其寒。陰症本虛。攻之則虛虛。虛寒爲病。增其虛寒。是益病非去病也。下之而胸下結鞕者。病竈雖在腹。反應則在胸也。食不下而吐利。其屬虛寗有疑義。吐利並作。中權失司。其內無陽。必然汗出。是皆可推理而得者。

少陰病欲吐不吐。心煩但欲寐。五六日自利而渴者。屬少陰也。虛故引水自救。若小便色白者。少陰病形悉具。小便白者。以下焦虛有寒。不能制水。故令色白也。

腹滿自利不渴者。屬太陰。自利而渴者。屬少陰。其所以然之故如何。曰自利不渴者。寒故也。自利而渴者。唾腺不能造津液故也。此其渴與陽明渴不同。陽明因熱而渴。與太陰因寒而不渴。恰恰成爲對待。固然一望可辨。少陰症脈沈微但欲寐。是不熱也。既不熱而又渴。其所以然之故。亦一望可知。此卽少陰屬腎之眞確意義。欲吐不吐。與乾嘔爲近。當是中焦有寒。

病人脈陰陽俱緊。反汗出者。亡陽也。此屬少陰。法當咽痛而復吐利。

此釋所以吐利之故。與上節互相發明。咽痛因腺病。當在扁桃體喉蛾之類也。舊謂不紅不腫。痛如刀割者非是。

少陰病吐利。手足不逆冷反發熱者。不死。脈不至者。灸少陰七壯。

蓋言吐利發熱脈不至者可灸。脈不至手足必逆冷。輯義按中語。當是既吐利亦是中寒。不逆冷未逆冷耳。

腹满自利不渴者，属太阴。自利而渴者，属少阴。其所以然之故如何？曰自利不渴者，寒故也。自利而渴者，唾腺不能造津液故也。此其渴与阳明渴不同，阳明因热而渴，与太阴因寒而不渴，恰恰成为对待，固然一望可辨。少阴症脉沈微但欲寐，是不热也，既不热而又渴，其所以然之故，亦一望可知。此即少阴属肾之真确意义，欲吐不吐，与干呕为近，当是中焦有寒。

病人脉阴阳俱紧，反汗出者，亡阳也。此属少阴，法当咽痛而复吐利。

此释所以吐利之故，与上节互相发明，咽痛因腺病，当在扁桃体喉蛾之类也。旧谓不红不肿，痛如刀割者非是。

少阴病吐利，手足不逆冷反发热者，不死。脉不至者，灸少阴七壮。

盖言吐利发热，脉不至者可灸，脉不至手足必逆冷，《辑义》按中语。当是既吐利，亦是中寒，不逆冷未逆冷耳。

少阴病吐利躁烦四逆者死。

四逆与手足逆冷，亦有微甚之辨。

少阴病，脉微细沈，但欲卧，汗出不烦，自欲吐。至五六日自利，复烦躁不得卧寐者死。

少阴病，下利脉微者，与白通汤，利不止，厥逆，无脉，干呕，烦者，白通加猪胆汁汤主之。服汤已，脉暴出者死，微续者生。

少阴病，下利清谷，里寒外热，手足厥逆，脉微欲绝，身反不恶寒，其人面色赤，或腹痛，或干呕，或咽痛，或利止脉不出者，通脉四逆汤主之。

少阴病，下利六七日，咳而呕渴，心烦不得眠者，猪苓汤主之。

咳则不用温药，是可注意之点。此条用猪苓是欬为水逆，猪苓戕肾，大虚症宜慎。

少陰病吐利躁煩四逆者死。

四逆與手足逆冷。亦有微甚之辨。

少陰病。脈微細沈。但欲臥。汗出不煩。自欲吐。至五六日自利。復煩躁不得臥寐者。死。

少陰病。下利脈微者。與白通湯。利不止。厥逆。無脈。乾嘔。煩者。白通加猪膽汁湯主之。服湯已。脈暴出者死。微續者生。

少陰病。下利清穀。裏寒外熱。手足厥逆。脈微欲絕。身反不惡寒。其人面色赤。或腹痛。或乾嘔。或咽痛。或利止脈不出者。通脈四逆湯主之。

少陰病。下利六七日。欬而嘔渴。心煩不得眠者。豬苓湯主之。

欬則不用温藥。是可注意之點。此條用豬苓是欬爲水逆。豬苓戕腎。大虛症宜慎。

少陰病。飲食入口則吐。心中溫溫欲吐。復不能吐。始得之。手足寒。弦遲者。此胸中實。不可下也。當吐之。若膈上有寒飲。乾嘔者。不可嘔也。當溫之。宜四逆湯。

厥陰之爲病。消渴氣上衝心。心中疼熱。飢而不欲食。食則吐蚘。下之利不止。

傷寒脈微而厥。至七八日膚冷。其人躁。無暫安時者。此爲藏厥。非蚘厥也。蚘厥者。其人當吐蚘。令病者靜而復時煩者。此爲藏寒。蚘上入其膈。故煩。須臾復止得食而嘔又煩者。蚘聞食臭出。其人當自吐蚘。蚘厥者。烏梅丸主之。又主久痢。此兩條皆言吐蚘。第二條本文有訛字。吐蚘之義。不能澈底明瞭。蚘非生理上事。當然非人人所必有。吐蚘之病。今所見者皆屬熱。其屬寒者未曾見過。所可知者。亦是腸胃病。而屬風化兼神經性者。

傷寒熱少微厥。指頭寒。嘿嘿不欲食。煩躁數日。小便利色白者。此熱除也。欲得

少阴病，饮食入口则吐，心中温温欲吐。复不能吐，始得之，手足寒。

弦迟者，此胸中实，不可下也，当吐之。若膈上有寒饮，干呕者，不可呕也，当温之，宜四逆汤。

厥阴之为病，消渴气上冲心，心中疼热，饥而不欲食，食则吐蛔，下之利不止。

伤寒脉微而厥，至七八日肤冷，其人躁，无暂安时者，此为藏厥，非蛔厥也。蛔厥者，其人当吐蛔，令病者静而复时烦者，此为藏寒。蛔上入其膈故烦，须臾复止得食而呕又烦者，蛔闻食臭出，其人当自吐蛔，蛔厥者，乌梅丸主之。又主久痢，此两条皆言吐蛔。第二条本文有讹字，吐蛔之义，不能澈底明瞭，蛔非生理上事，当然非人人所必有。吐蛔之病，今所见者，皆属热，其属寒者，未曾见过。所可知者，亦是肠胃病，而属风化兼神经性者。

伤寒热少微厥，指头寒，嘿嘿不欲食，烦躁数日，小便利色白者，此热除也，欲得

食其病为愈。若厥而呕，胸胁烦满者，其后必便血。

厥而呕胁满，是热厥兼肝症，便血有其理。惟是否即后文之白头翁症，未能确言，《辑义》按谓是尿血，义亦未妥。

伤寒本自寒下，医复吐下之，寒格更逆吐下。若食入口即吐者，干姜黄芩黄连人参汤主之。

本条意义自明。

呕家有痈脓者不可治呕，脓尽自愈。

呕而脉弱，小便复利，身有微热，见厥者，难治，四逆汤主之。

干呕，吐涎沫，头痛者，吴茱萸汤主之。

呕而发热者，小柴胡汤主之。

伤寒大吐大下之极虚，复极汗者，其人外气怫郁，复与之水，以发其汗。因得哕。

食其病爲愈。若厥而嘔。胸脅煩滿者。其後必便血。

厥而嘔脅滿。是熱厥兼肝症。便血有其理。惟是否卽後文之白頭翁症。未能確言。輯義按謂是尿血。義亦未妥。

傷寒本自寒下。醫復吐下之。寒格更逆吐下。若食入口卽吐者。乾薑黃芩黃連人參湯主之。

本條意義自明。

嘔家有癰膿者不可治嘔。膿盡自愈。

嘔而脈弱。小便復利。身有微熱。見厥者。難治。四逆湯主之。

乾嘔。吐涎沫。頭痛者。吳茱萸湯主之。

嘔而發熱者。小柴胡湯主之。

傷寒大吐大下之極虛。復極汗者。其人外氣怫鬱。復與之水。以發其汗。因得噦。

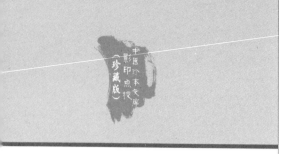

所以然者。胃中寒冷故也。

外陽虛竭。則生內寒。噦之理由。詳輯義按。

巨膺敬按。先師研治藥物。悉本大論。其唐宋以後發明之藥。非理論確鑿效能顯著者不用。尤深痛惡時方俗藥。如天將殼路路通等。目爲魔道藥。單方流傳民間沿用之僻藥。更非所取。嘗謂用冷僻之藥。以矜奇立異。試之病人。甚非恕道。若欲試病。須先自服。辨其性味作用。絕不以傳聞所得而輕率用之。故其用藥範圍不廣。雖著述等身。貢獻於醫學者至偉且大。而於藥物則尠發明。良以此故。蓋氏著述。不以抄胥爲能事。否則不難以本草爲藍本。羅輯百千味藥。鋪陳性味產地功效。以成巨帙。號稱惲氏藥物學。誰曰不宜。氏之功力不在是。此篇但摭陳大論中用藥之法度。願後之人致功力於此。不以炫怪羣目爲能。故題曰論藥集。示人以規矩準繩而已。

論藥集終

所以然者，胃中寒冷故也。

外阳虚竭，则生内寒，哕之理由，详《辑义》按。

巨膺敬按：先师研治药物，悉本《大论》，其唐宋以后发明之药，非理论确凿效能显著者不用。尤深痛恶时方俗药，如天将壳路路通等，目为魔道药，单方流传民间沿用之僻药，更非所取。尝谓用冷僻之药，以矜奇立异，试之病人，甚非恕道。若欲试病，须先自服，辨其性味作用，绝不以传闻所得而轻率用之。故其用药范围不广，虽著述等身，贡献于医学者至伟且大，而于药物则尠发明，良以此故。盖氏著述，不以抄胥为能事，否则不难以本草为蓝本，罗辑百千味药，铺陈性味产地功效，以成巨帙，号称恽氏药物学。谁曰不宜，氏之功力不在是，此篇但摭陈《大论》中用药之法度，愿后之人致功力于此，不以炫怪群目为能，故题曰《论药集》，示人以规矩准绳而已。

论药集终

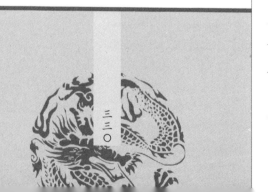

附

一、古今重量换算

（一）古称以黍、铢、两、斤计量而无分名

汉、晋：1 斤 =16 两，1 两 =4 分，1 分 =6 铢，1 铢 =10 黍。

宋代：1 斤 =16 两，1 两 =10 钱，1 钱 =10 分，1 分 =10 厘，1 厘 =10 毫。

元、明、清沿用宋制，很少变动。

古代药物质量与市制、法定计量单位换算表解

时代	古代用量	折合市制	法定计量
秦代	一两	0.5165 市两	16.14 克
西汉	一两	0.5165 市两	16.14 克
东汉	一两	0.4455 市两	13.92 克
魏晋	一两	0.4455 市两	13.92 克
北周	一两	0.5011 市两	15.66 克
隋唐	一两	0.0075 市两	31.48 克
宋代	一两	1.1936 市两	37.3 克
明代	一两	1.1936 市两	37.3 克
清代	一两	1.194 市两	37.31 克

注：以上换算数据系近似值。

（二）市制（十六进制）重量与法定计量的换算

1 斤（16 市两）=0.5 千克 =500 克

1 市两 =31.25 克

1 市钱 =3.125 克

1 市分 =0.3125 克

1 市厘 =0.03125 克

（注：换算时的尾数可以舍去）

（三）其他与重量有关的名词及非法定计量

古方中“等分”的意思是指各药量的数量多少全相等，大多用于丸、散剂中，在汤剂、酒剂中很少使用。其中，1 市担 =100 市斤 =50 千克，1 公担 =2 担 =100 千克。

二、古今容量换算

（一）古代容量与市制的换算

古代容量与市制、法定计量单位换算表解

时代	古代用量	折合市制	法定计量
秦代	一升	0.34 市升	0.34 升
西汉	一升	0.34 市升	0.34 升
东汉	一升	0.20 市升	0.20 升
魏晋	一升	0.21 市升	0.21 升
北周	一升	0.21 市升	0.21 升
隋唐	一升	0.58 市升	0.58 升
宋代	一升	0.66 市升	0.66 升
明代	一升	1.07 市升	1.07 升
清代	一升	1.0355 市升	1.0355 升

注：以上换算数据仅系近似值。

（二）市制容量单位与法定计量单位的换算

市制容量与法定计量单位的换算表解

市制	市撮	市勺	市合	市升	市斗	市石
换算		10 市撮	10 市勺	10 市合	10 市升	10 市斗
法定计量	1 毫升	1 厘升	1 公升	1 升	10 升	100 升

（三）其他与容量有关的非法定计量

如刀圭、钱匕、方寸匕、一字等。刀圭、钱匕、方寸匕、一字等名称主要用于散剂。方寸匕，作匕正方一寸，以抄散不落为度；钱匕是以汉五铢钱抄取药末，以不落为度；半钱匕则为抄取一半；一字即以四字铜钱作为工具，药末遮住铜钱上的一个字的量；刀圭即十分之一方寸匕。

1 方寸匕≈2 克（矿物药末）≈1 克（动植物药末）≈2.5 毫升（药液）

1 刀圭≈1/10 方寸匕

1 钱匕≈3/5 方寸匕